Ziegler / Metzger / Fischer
Formularium paediatricum

Ziegler / Metzger / Fischer

Formularium paediatricum

Kinderrezepturen für die Praxis

Herausgegeben von
Dr. Andreas S. Ziegler, Großhabersdorf
Dipl.-Pharm. Nadine M. Metzger, Tübingen
Prof. Dr. Dagmar Fischer, Erlangen

Unter Mitarbeit von
Prof. Dr. Peter Langguth, Mainz
Dr. Norbert Ohem, Frankfurt (Oder)
Dr. Stefan Seyferth, Erlangen

Mit 2 Abbildungen und 76 Tabellen

Deutscher Apotheker Verlag

Zuschriften an
lektorat@dav-medien.de

Anschriften der Herausgeber
Dr. rer. nat. Andreas S. Ziegler
90613 Großhabersdorf

Prof. Dr. Dagmar Fischer
91054 Erlangen

Dipl.-Pharm. Nadine M. Metzger
72076 Tübingen

Hinweis: Um die Lesbarkeit dieses Buches zu verbessern, verzichten wir auf die gleichzeitige Nennung männlicher und weiblicher Sprachformen. Alle personenbezogenen Begriffe beziehen sich auf Menschen jeglichen Geschlechts.

Bibliografische Information der Deutschen Nationalbibliothek
Die Deutsche Nationalbibliothek verzeichnet diese Publikation in der Deutschen Nationalbibliografie; detaillierte bibliografische Daten sind im Internet unter https://portal.dnb.de abrufbar.

1. Auflage 2023
ISBN 978-3-7692-7833-0
ISBN 978-3-7692-8209-2 (E-Book, PDF)

Birkenwaldstraße 44, 70191 Stuttgart
www.deutscher-apotheker-verlag.de
Printed in Germany

Satz: primustype Hurler GmbH, Notzingen
Druck und Bindung: Aumüller Druck, Regensburg
Umschlagabbildung: lizkes/stock.adobe.com
Umschlaggestaltung: deblik, Berlin

MIX
Papier aus verantwortungsvollen Quellen
FSC® C017373

klimaneutral gedruckt
www.klima-druck.de
ID-Nr. 23137049
bvdm.

Grußwort

Keine Arzneimittel von der Stange: Kinderarzneimittel sind besonders!

Internationale Krisen, die Covid-19-Pandemie und daraus resultierende Lieferengpässe von Arzneimitteln bestimmen derzeit den Alltag von Apothekern und Apothekerinnen. Allerdings haben uns leere Schubladen in Apotheken bei Fiebersäften und Antibiotika für Kinder besonders eindrücklich vor Augen geführt, wie angreifbar unser Versorgungssystem ist. Zudem bekommen Kinder häufig Arzneimittel verordnet, die für Erwachsene zugelassen wurden und partizipieren wenig am therapeutischen Fortschritt. Die Verordnenden behelfen sich mit dem Off-Label-Use von Medikamenten für Erwachsene, um eine adäquate medikamentöse Therapie möglich zu machen.

Apotheker und Apothekerinnen verfügen in einzigartiger Weise über die notwendigen Kernkompetenzen und ein hervorragendes Wissensmanagement, um diese Lücken zu schließen mit der Anfertigung individueller Rezepturarzneimittel für Kinder. Dies erfordert nicht nur eine technologisch und pharmakologisch stringente Qualitätssicherung, sondern auch die Realisierung maßgeschneiderter Therapiekonzepte und kindgerechter Applikationsformen.

Als DPhG freuen wir uns besonders, dass wir im Rahmen unseres Programms „Qualitätssicherung in Rezeptur und Defektur" am vorliegenden Werk partizipieren konnten. Um eine bestehende Lücke zu schließen, haben die Fachgruppen Pharmazeutische Technologie und Allgemeinpharmazie in enger Zusammenarbeit maßgeblich die Entstehung des Buchs vorangetrieben. Ganz besonders war die Arbeit in einem interdisziplinären Autorenteam, das für diese Fragestellung alle Bereiche von der Verordnung, über die akademische Sicht bis zur Herstellung in der Praxis abgedeckt hat. Mit unserem Fokus auf die wissenschaftliche Pharmazie hoffen wir mit diesem Werk einen Beitrag geleistet zu haben, um eine adäquate Versorgung von Kindern unterstützen zu können.

Erlangen, im März 2023

Prof. Dr. Dagmar Fischer
Präsidentin der DPhG
Universitätsprofessorin für Pharmazeutische Technologie und Biopharmazie
an der Friedrich-Alexander-Universität Erlangen-Nürnberg

Vorwort

Im Jahr 2021 wurden über 12 Millionen Rezepturarzneimittel für Versicherte der gesetzlichen Krankenkassen hergestellt. Ein großer Anteil entfiel dabei auf pädiatrische und geriatrische Zubereitungen. Gerade wenn es an Fertigarzneimitteln in der passenden Dosierung fehlt, ist die offizinelle Rezepturherstellung unverzichtbar, um bestehende Versorgungslücken zu schließen. Hinzu kommt in der Pädiatrie das Problem, dass nicht alle, für Erwachsene zur Verfügung stehenden Darreichungsformen auch für Kinder geeignet sind. So sind viele, auch in der Pädiatrie benötigte Wirkstoffe auf dem Markt nur in Form von Tabletten verfügbar, die jedoch von Kindern häufig nicht eingenommen werden können. Hier gilt es pädiatrisch geeignete, an die individuellen Bedürfnisse des jeweiligen Kindes angepasste Arzneiformen herzustellen, ohne dabei galenische Faktoren, wie etwa Inkompatibilitäten, die mikrobiologische Qualität oder die Stabilität des Wirkstoffs aus dem Auge zu verlieren. Auch muss bei Kindern – stärker als bei Erwachsenen – auf eine adäquate Auswahl der Hilfsstoffe geachtet werden.

Das vorliegende Werk umfasst siebzig geprüfte Standardrezepturen. Neben der klassischen Wirkstoffeignungs- und Dosis-Überprüfung wurden auch alle in den monographierten Rezepturen enthaltenen Hilfsstoffe hinsichtlich ihrer pädiatrischen Verwendbarkeit überprüft. Die dabei gewonnenen Erkenntnisse und eventuellen Einschränkungen werden in den jeweiligen Herstellungsvorschriften beschrieben. Des Weiteren wurden die Ergebnisse dieser Hilfsstoff-Überprüfungen am Ende des Buchs in einer Tabelle zusammengefasst. Die Tabelle soll Ihnen im Apothekenalltag helfen, die Hilfsstoffeignung bei unbekannten Kinderrezepturen leichter beurteilen zu können und ggf. eine entsprechende Alternative zu finden.

Die Autoren weisen darauf hin, dass – auch wenn das Formularium paediatricum ausschließlich geprüfte Standardrezepturen enthält – vor jeder Herstellung und Abgabe eine Prüfung auf pädiatrische Eignung erfolgen sollte, da der diesbezügliche wissenschaftliche Erkenntnisstand kontinuierlich voranschreitet. Die Autoren sind jedoch überzeugt, den Apotheken mit diesem Werk das nötige Rüstzeug zu liefern, um eine solche Beurteilung im Alltag auch selbst problemlos und zügig durchführen zu können.

An dieser Stelle möchten wir uns herzlich bei unserem Projektteam vom Deutschen Apotheker Verlag bedanken. Besonderer Dank geht an Frau Luise Keller für das Lektorat und ihren unermüdlichen Einsatz bei der Werkentstehung sowie an Frau Janine Weikert für die Herstellung und ihren Ideenreichtum bei der Entwicklung des Layouts. Des Weiteren danken wir Frau Julia Steinert, die uns in der Anfangsphase des Projekts unterstützt hat.

Das vorliegende Werk soll Ihnen im Apothekenalltag einerseits helfen, pädiatrische Rezepturen souverän herzustellen und Sie andererseits bei unbekannten, in diesem Werk nicht monographierten Rezepturen unterstützen, eine Bewertung vorzunehmen bzw. bei etwaigen Problemen eine adäquate Lösung zu finden.

Wir hoffen, dass es Ihnen zukünftig genauso viel Freude bereitet wie uns, pädiatrische Rezepturen zu bewerten und vor allem herzustellen.

Stuttgart, im Frühjahr 2023

Andreas Ziegler
Nadine Metzger
Dagmar Fischer

Inhaltsverzeichnis

DERMATIKA

ORALIA

REKTALIA

ZUBEREITUNGEN FÜR HALS, NASE, OHREN

TEEMISCHUNGEN

ANHANG

Abkürzungsverzeichnis

ADI	average/acceptable daily intake, akzeptable Tagesdosis
ApBetrO	Apothekenbetriebsordnung
BfArM	Bundesinstitut für Arzneimittel und Medizinprodukte
CHMP	Committee for Medicinal Products for Human Use
d	Tag
DAC	Deutscher Arzneimittel Codex, Bestandteil des DAC/NRF
DGE	Deutsche Gesellschaft für Ernährung e. V.
EC	Europäische Kommission, European Commission
ED	Einzeldosis, Einzeldosen
EL	Esslöffel
EMA	European Medicines Agency
EuPFI	European Paediatric Formulation Initiative
FDA	U. S. Food and Drug Administration
EFSA	European Food Safety Authority
FTM	Formulaire Thérapeutique Magistral
GRAS	Generally Recognized As Safe
HDI	Hereditäre Fructoseintoleranz
HMPC	Committee on Herbal Medicinal Products
KBE	koloniebildende Einheiten
KG	Körpergewicht
NRF	Neues Rezeptur-Formularium, Bestandteil des DAC/NRF
SCF	Scientific Committee on Food der Europäischen Kommission
St.	Stück
STEP	Safety & Toxicity of Excipients for Paediatrics
TIX	therapeutischer Index, Verhältnis von erwünschten zu unerwünschten Wirkungen eines topischen Corticoids; je höher der TIX-Wert, umso günstiger das Verhältnis zugunsten der erwünschten Wirkungen
Tr.	Tropfen
UpM	Umdrehungen pro Minute
WHO	World Health Organization, Weltgesundheitsorganisation
ZRB	Ziegler Rezepturbibliothek

Hinweise

Angabe der Nachkommastellen bei der Rezepturzusammensetzung

Die bei der Rezepturherstellung einzusetzenden Mengen der einzelnen Ausgangsstoffe werden bewusst mit unterschiedlich vielen Nachkommastellen angegeben, da sich hieraus eine Vorgabe zur Genauigkeit der Einwaage ergibt. Dem Text „1.2.1 Mengenangaben" des Europäischen Arzneibuchs entsprechend, darf die abgewogene Menge höchstens ± 5 Einheiten nach der letzten angegebenen Ziffer abweichen. Die Angabe 0,25 g bedeutet dementsprechend, dass Einwaagen von 0,245 bis 0,255 g zulässig sind, bei der Angabe 0,250 g verengt sich der zulässige Einwaagebereich auf 0,2495 g bis 0,2505 g.

Präambel

1 Plausibilitätsprüfung der Rezepturen des Formularium paediatricum

Aufgrund des Mangels an geeigneten Kinderarzneimitteln bedeutet die Pharmakotherapie bei Kindern häufig Off-Label-Use oder – wenn kein geeignetes für Erwachsene zugelassenes Präparat verfügbar ist – die Herstellung eines Rezepturarzneimittels. Der Vorteil der Rezepturherstellung besteht in einer maßgeschneiderten Therapie, die den individuellen Bedürfnissen pädiatrischer Patienten entspricht. Dabei liegt es auf der Hand, dass Apotheken in diesem Fall eine große Verantwortung tragen, nicht nur für die fachlich korrekte, qualitätsgesicherte Herstellung der Zubereitung, sondern auch für die vorausgehende Prüfung der ärztlichen Verordnung auf galenische und pharmazeutische Plausibilität.

Nach § 7 ApBetrO sind die Anforderungen an die Herstellung eines Rezepturarzneimittels von einem Apotheker nach pharmazeutischen Gesichtspunkten zu beurteilen (Plausibilitätsprüfung). Hierbei sind laut Verordnungstext insbesondere folgende Punkte zu berücksichtigen:

- die Dosierung,
- die Applikationsart,
- die Art, Menge und Kompatibilität der Ausgangsstoffe untereinander sowie deren gleichbleibende Qualität in dem fertig hergestellten Rezepturarzneimittel über dessen Haltbarkeitszeitraum sowie
- die Haltbarkeit des Rezepturarzneimittels.

Auf die beiden letztgenannten Punkte soll im Rahmen dieses Werkes nicht näher eingegangen werden, da sie zum einen kein Spezifikum pädiatrischer Rezepturen darstellen und es sich zum anderen bei allen in diesem Werk monographierten Rezepturen um geprüfte Standardrezepturen handelt, deren galenische Kompatibilität und Stabilität im Rahmen der jeweils genannten Laufzeit als gesichert gelten können.

Dementsprechend reduziert sich die Plausibilitätsprüfung **bei Rezepturen des Formularium paediatricum** auf spezifische Fragen der pädiatrischen Pharmazie. Hierzu zählen insbesondere:

- Beurteilung der Dosierung unter Berücksichtigung von Applikationsart, Indikation und patientenspezifischen Parametern,
- Sicherheitsbewertung der Hilfsstoffe, da einige prominente Vertreter, die häufig in der Rezeptur verwendet werden, für pädiatrische Zubereitungen ungeeignet sind.

Um Ärzten und Apothekern den alltäglichen Umgang mit den Rezepturen des Formularium paediatricum auch hinsichtlich dieser patientenindividuellen Plausibilitätsprüfung unter Berücksichtigung der besonderen Erfordernisse der pädiatrischen Rezeptur so einfach wie möglich zu machen, haben die Autoren dieses Werks jede einzelne Formulierung anhand aktueller wissenschaftlicher Literatur individuell auf ihre pädiatrische Eignung geprüft. Die der Bewertung zugrunde liegenden Überlegungen und Kriterien werden nachfolgend im Einzelnen dargestellt, um wissenschaftlichen Transparenzstandards zu genügen und die Nachvollziehbarkeit der Beurteilungsergebnisse zu gewährleisten. Darüber hinaus sollen die Ausführungen als Anregung dienen, wenn Apotheken mit der Herausforderung konfrontiert sind, die pädiatrische Eignung einer in diesem Werk nicht monographierten Formulierung beurteilen zu müssen. Nicht zuletzt deshalb wurde hier bewusst ein Evaluationsverfahren gewählt, das sich auf (ggf. nach kostenloser Registrierung) frei zugängliche Quellen bzw. Datenbanken stützt, die auch in der alltäglichen Berufspraxis schnell und einfach verfügbar sind.

2 Dosierung/Applikationsart

Nach den aktuellen EU-Vorschriften sind pharmazeutische Unternehmen zwar verpflichtet, Informationen zur Anwendung ihrer Präparate bei Kindern vorzulegen, zu vielen (insbesondere älteren) Arzneistoffen existieren dennoch keine offiziellen pädiatrischen Dosierungsempfehlungen. Dies gilt konsequenterweise auch für entsprechend eingesetzte Rezepturarzneimittel. Aus der Grundlagenforschung sind jedoch zumindest einige wichtige physiologische und pharmakokinetische Besonderheiten dieser Patientengruppe bekannt, die bei der Dosisbeurteilung pädiatrisch eingesetzter Arzneimittel Berücksichtigung finden sollten.

Das bekannte Zitat „Kinder sind keine kleinen Erwachsenen" impliziert die Problematik der Arzneimitteldosierung in der Pädiatrie: Die Extrapolation von Erwachsenendaten muss mit Augenmaß sowie unter Berücksichtigung der Pharmakodynamik und Pharmakokinetik in den verschiedenen Altersstufen erfolgen.

So ist z. B. bei der Dosierung nach Körpergewicht oder Körperoberfläche die Entwicklung zu beachten: Das Körpergewicht verzwölffacht sich in den ersten zwölf Lebensjahren, während sich die Oberfläche lediglich versechsfacht. Bei Neugeborenen stellt die im Verhältnis größere Körperoberfläche zudem besondere Anforderungen an die Aufrechterhaltung der Körpertemperatur.

Neben der Flüssigkeitsverteilung in Gewebe und Plasma sind physiologische Prozesse, insbesondere die Leber- und Nierenfunktion, von großer Bedeutung. Darüber hinaus beeinflusst auch die Entwicklung von Enzymen und Transportproteinen den Arzneimittelmetabolismus. Arzneimittel, die in die sich entwickelnden hormonellen Regelmechanismen eingreifen, weisen auch Unterschiede in der Pharmakodynamik auf.

2.1 Pharmakodynamische Besonderheiten in der Pädiatrie

Zu altersabhängigen pharmakodynamischen Besonderheiten im Kindesalter ist im Gegensatz zur Pharmakokinetik (▸ Kap. 2.2) bisher vergleichsweise wenig bekannt. Die Unreife von pharmakodynamischen Targets kann zum Ausbleiben einer Arzneimittelwirkung führen. So ist z. B. bei Frühgeborenen keine nennenswerte diuretische Wirkung von Hydrochlorothiazid nachweisbar. Die stark abgeschwächte zentralanalgetische Wirkung von Morphin kann als ein weiteres Beispiel für eine verzögerte Rezeptorreifung angeführt werden. Die von kaudal nach rostral fortschreitende Expression von Opioidrezeptoren wird hierfür als Ursache angesehen. Da die Rezeptorexpression in der Medulla oblongata, dem Sitz des Atemzentrums, ihren Ausgang nimmt, macht sich die atemdepressive Wirkung des Morphins bereits bei Neugeborenen und jungen Säuglingen bemerkbar. Diese zeitliche Diskrepanz der Expression der für die Analgesie und Atemdepression verantwortlichen Rezeptoren erklärt, warum in dieser Altersgruppe zur ausreichenden Schmerzstillung deutlich höhere Blutspiegel des Morphins benötigt werden und warum bei diesen Spiegeln eher mit der gefürchteten Atemdepression zu rechnen ist.

In die Rubrik pharmakodynamische bzw. toxikologische Besonderheiten der Pädiatrie fällt auch eine Reihe speziell bei Kindern im Säuglings- und Kleinkindalter auftretender unerwünschter Arzneimittelwirkungen, wie etwa die Wirkung des Erythromycins auf die Funktion der glatten Muskulatur des Magenantrums, die für die Entwicklung der hypertrophen Pylorusstenose verantwortlich gemacht wird.

Trotz etlicher Initiativen und Anreize für pharmazeutische Hersteller gibt es nur wenige explizite „Kinderzulassungen". Vielfach muss aus Arzneimitteln für Erwachsene eine Teilmenge entnommen und zubereitet werden. Der größte Teil der Anwendungen ist immer noch off-label. Auf Intensivstationen für Neugeborene haben fast 90 % der Medikamente keine Zulassung für Kinder. Bei allen Überlegungen hinsichtlich einer adäquaten kindgerechten Dosierung sollten Dosierungsempfehlungen vor allem möglichst einfach in der Praxis umzusetzen sein, um Fehler bei der Wahl und Berechnung der Menge zu vermeiden.

Hierbei ist zu berücksichtigen, dass nicht alle entwicklungsphysiologischen Parameter zwangsläufig auch in der klinischen Praxis relevant sind. Aus pharmakodynamischer Sicht hängt der Therapieeffekt von der therapeutischen Breite, der Konzentration-Wirkungs-Beziehung und den Monitoring-/Titrationsmöglichkeiten ab. Dementsprechend kann eine unterschiedliche Pharmakokinetik (Dosis-Konzentrations-Beziehung) den Erfolg bzw. die Sicherheit der Therapie im konkreten Einzelfall mehr oder weniger beeinflussen.

2.2 Pharmakokinetische Besonderheiten im Säuglings- und Kindesalter

Hinsichtlich der Pharmakokinetik sind bei der Dosisbeurteilung von Rezepturarzneimitteln für Säuglinge und (Klein-)Kinder folgende Faktoren zu berücksichtigen:

2.2.1 Absorption

Die im ersten Lebensjahr noch geringe Säuresekretion bedingt einen höheren Magen-pH-Wert, der unmittelbar nach der Geburt bei pH 6–8 liegt, nach einem Monat auf pH 2,3–3,6 absinkt und am Ende des zweiten Lebensjahrs schließlich die Werte von Erwachsenen (pH 1,4–2) erreicht. Daraus resultieren insbesondere in den ersten Lebenswochen bzw. -monaten eine höhere Bioverfügbarkeit säurelabiler (z. B. Erythromycin) sowie schwach basischer (z. B. Ampicillin, Penicillin G) Arzneistoffe und eine reduzierte Bioverfügbarkeit schwacher organischer Säuren (z. B. Phenobarbital, Carbamazepin). Die anfangs längere Magenverweildauer erreicht nach etwa einem halben Jahr den Normalwert eines Erwachsenen, sodass die Wirkstoffabsorption während der ersten 6 Monate langsamer erfolgt. Allerdings ist hinsichtlich der Absorptionszeit mit ausgeprägten interindividuellen Schwankungen zu rechnen, da die Peristaltik im ersten Lebenshalbjahr noch unregelmäßig verläuft. Fettlösliche Arzneistoffe wie Itraconazol oder Vitamin E werden aufgrund einer unzureichenden Produktion von Gallensäuren in den ersten Lebenswochen intestinal schlechter resorbiert.

2.2.2 Verteilungsvolumen

Aufgrund des höheren Wasser- und geringeren Fettanteils im Körper ist das Verteilungsvolumen bei Neugeborenen und Kleinkindern bis zu einem Alter von etwa 3–5 Jahren für

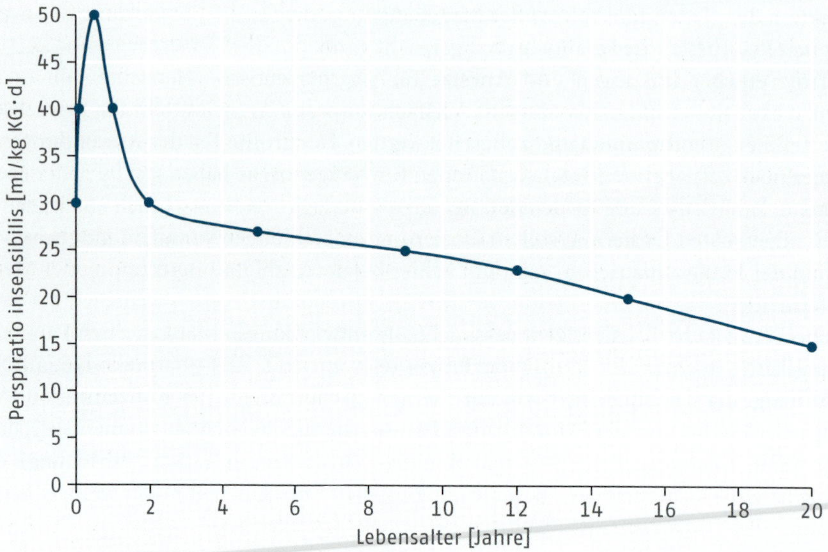

Abb. 2.1 Täglicher Wasserverlust durch die Perspiratio insensibilis in Abhängigkeit vom Lebensalter in Milliliter pro Kilogramm Körpergewicht.

hydrophile Arzneistoffe relativ zum Körpergewicht erhöht, das Verteilungsvolumen für lipophile Arzneistoffe vermindert. Hierbei spielt auch die altersabhängige Perspiratio insensibilis eine Rolle (Abb. 2.1), also der unmerkliche Wasserverlust über Schleimhäute, Atmung und Haut (ohne sichtbare Schweißbildung). Aufgrund der relativ zum Körpergewicht größeren Körperoberfläche (Tab. 2.1) und des damit einhergehenden höheren transepidermalen Wasserverlusts ist die Perspiratio insensibilis im Kindesalter, vor allem während der ersten Lebensmonate von besonderer Bedeutung – auch, aber nicht nur für das Verteilungsvolumen.

2.2.3 Plasmaproteinbindung

Aufgrund der geringeren Konzentration an Plasmaeiweiß ist die Proteinbindung von Wirkstoffen bei Neugeborenen und Kleinkindern reduziert. Sie erreicht für saure Wirkstoffe erst im dritten, für basische Wirkstoffe sogar erst zwischen dem siebten und zwölften Lebensjahr die Werte von Erwachsenen. Während die Verdrängung aus der Plasmaproteinbindung im Allgemeinen selten klinisch bedeutsam ist, kann durch stark albumingebundene Wirkstoffe beim Neugeborenen ein klinisch relevanter Ikterus ausgelöst werden.

2.2.4 Metabolisierung/Hepatische Elimination

Relativ zu ihrem Körpergewicht haben Kinder zwar eine größere Leber als Erwachsene, allerdings ist sowohl ihre Durchblutung als auch ihre Enzymaktivität geringer und infolgedessen auch die hepatische Clearance. Nach etwa einem Lebensjahr erreicht die Leberperfusion das Normalmaß eines Erwachsenen. Die hepatischen Metabolisierungswege reifen unterschiedlich schnell. Während manche CYP-Isoenzyme bereits zur Geburt bzw. in den ersten Lebensmonaten voll ausgebildet sind, erreichen andere ihre volle Enzymaktivität erst nach 3, 5 oder 10 Jahren (Studienlage uneinheitlich). Auch Phase-II-Enzyme erreichen ihre volle Aktivität erst nach einiger Zeit. Dessen ungeachtet können bei Früh- und Neugeborenen alternative Biotransformationsreaktionen ablaufen, z. B. wird ein größerer Wirkstoffanteil sulfatiert und methyliert, während prozentual weniger demethyliert, glucuronidiert oder durch CYP-Enzyme abgebaut wird. Vor allem bei Neugeborenen ist der First-Pass-Metabolismus nach oraler Applikation stark reduziert, was die Bioverfügbarkeit einiger Wirkstoffe deutlich erhöht. Darüber hinaus ist die hepatische Clearance geringer, wodurch sich die Halbwertszeit von Wirkstoffen mit einem großen Anteil an hepatischer Elimination (sog. High-Extraction-Drugs) verlängert. Nach der funktionalen Ausreifung der Leber ist die Clearance bei Kleinkindern im Alter von etwa 2 Jahren für viele hepatisch eliminierte Wirkstoffe höher als bei Erwachsenen. Die betroffenen Wirkstoffe müssen dann bei Kindern dieses Alters relativ zum Körpergewicht höher dosiert werden als bei Erwachsenen.

2.2.5 Renale Elimination

Der Hauptgrund für die bei Geburt noch geringe glomeruläre Filtrationsrate (GFR) ist der geringe renale Blutfluss. Die GFR von Frühgeborenen liegt bei etwa 10–20 ml/min/1,73 m^2, die von Neugeborenen bei etwa 40 ml/min/1,73 m^2. Zwischen dem vierten und achten Lebensmonat erreicht die GFR schließlich den Normalwert eines Erwachsenen von rund 120 ml/min/1,73 m^2, danach werden diese Werte sogar übertroffen, d. h., die renale Clearance bei Kindern (2–11 Jahre) ist dann möglicherweise höher als bei Erwachsenen. Betroffen sind Wirkstoffe wie Digoxin, Clindamycin oder Gentamicin, die im Vergleich zu Erwachsenen bei Kindern zunächst deutlich niedriger, dann aber höher dosiert werden müssen (in mg/kg KG).

2.2.6 Blut-Hirn-Schranke

Das Gehirn von (Klein-)Kindern ist relativ zum Körpergewicht größer und stärker durchblutet, außerdem ist die Blut-Hirn-Schranke noch nicht voll funktionsfähig, sodass einige Wirk- und Hilfsstoffe bei Kindern zentrale Wirkungen zeigen, die bei Erwachsenen nicht zu erwarten sind, z. B. Benzylalkohol, Propylenglycol, Loperamid (bei Kindern unter 2 Jahren kontraindiziert).

2.3 Dosisanpassungen in der Pädiatrie

Für systemisch applizierte Zubereitungen existieren zwar verschiedene Formeln (□ Tab. 2.1), mit deren Hilfe die Erwachsenendosis auf der Basis von Alter, Gewicht oder Körperoberfläche für den pädiatrischen Einsatz umgerechnet werden kann. Hierbei ist jedoch einschränkend zu berücksichtigen, dass Kinder bzw. ihre Organe altersabhängig verschiedene Entwicklungsprozesse durchleben, wodurch sich mitunter deutliche Unterschiede in der Pharmakokinetik bestimmter Arzneistoffe ergeben können. Zudem können die mithilfe der pauschalierten Formeln berechneten pädiatrischen Dosen stark variieren (□ Tab. 2.1).

Tab. 2.1 Formeln zur Berechnung pädiatrischer Dosen

Berechnungsgrundlage	Formel	Eingesetzte Variablen	Errechnete pädiatrische Dosis (D_{Kind})
Alter	$D_{Kind} = \frac{Alter}{Alter + 12} \cdot D_{Erw}$	D_{Erw} =1000 mg Alter =4 Jahre	250 mg
	$D_{Kind} = \frac{4 \cdot Alter + 20}{100} \cdot D_{Erw}$	D_{Erw} =1000 mg Alter =4 Jahre	360 mg
Gewicht	$D_{Kind} = \frac{m_{Kind} \cdot 2{,}2}{150} \cdot D_{Erw}$	D_{Erw} =1000 mg m_{Kind} =16 kg	235 mg
Körperoberfläche	$D_{Kind} = \frac{S_{Kind}}{1{,}73\ m^2} \cdot D_{Erw}$	D_{Erw} =1000 mg S_{Kind} =0,65 m^2	376 mg

D_{Kind} Dosis Kind; D_{Erw} Dosis Erwachsene; m_{Kind} Körpergewicht Kind; S_{Kind} Körperoberfläche Kind (vgl. Tab. 2.2)

Alter und Körpergewicht gelten gemeinhin als unzureichende Kalkulationsgrundlage für die Ermittlung pädiatrischer Dosen. Noch am ehesten als Maßstab geeignet ist die Körperoberfläche, da sie zumindest teilweise mit dem Verteilungsvolumen des Kindes korreliert. Veränderungen des Extrazellularraums (Erbrechen, Ödembildung etc.) sowie Einschränkungen von Leber- bzw. Nierenfunktion bleiben jedoch auch in diesem Fall unberücksichtigt. Langjährige wirkstoffspezifische Erfahrungswerte von Ärzten und Pflegepersonal sind daher die wertvollste Ressource bei der Dosisüberprüfung von pädiatrischen Rezepturarzneimitteln. Zwar existieren diverse Kompilationen solcher Erfahrungswerte, in denen jedoch mitunter ebenfalls deutlich unterschiedliche Dosierungsempfehlungen zu finden sind, wie exemplarisch aus dem Vergleich verschiedener Literaturwerte zur Dosierung von Hydrochlorothiazid bei Kindern unter 6 Monaten in Abb. 2.2 hervorgeht. Neben den Dosierungsempfehlungen einschlägiger Quellen zeigen die beiden Graphen auch Daten zu Einzel- bzw. Tagesdosen, die im Rahmen einer empirischen Studie erhoben wurden, an der sich Krankenhausapotheken von bundesweit 40 Kliniken mit pädiatrischer Abteilung beteiligt haben. 10 Monate lang erfassten sie die ärztlichen Dosierungsvorgaben zu allen Hydrochlorothiazid-Rezepturen (hauptsächlich Kapseln und Lösungen), die in diesem Zeitraum hergestellt wurden. Wie die Zusammenschau der Daten in Abb. 2.2 zeigt, betrugen die Dosierungsunterschiede bis zu 600 % bezogen auf die Tagesdosis, die z. B. bei 2 kg Körpergewicht (KG) von 1–6 mg reichte. Außerdem ergaben sich einige auffällige Häufungen gleicher Dosen bei unterschiedlichem Körpergewicht. Ein naheliegender Grund hierfür ist das Vorhandensein von Kapseln einer bestimmten Dosierung in der jeweiligen Krankenhausapotheke, was den behandelnden Arzt – möglicherweise unabhängig von der tatsächlich notwendigen Dosis – dazu verleitet haben könnte, die „vorhandene" Dosierung zu verordnen. Ein solches Vorgehen ist zwar kritisch zu hinterfragen, bedeutet jedoch nicht zwangsläufig, dass sich der Arzt damit außerhalb anerkannter Dosierungsempfehlungen bewegt, die sich – wie erwähnt – je nach Datenquelle deutlich unterscheiden können. Dabei deuten die divergierenden Literaturangaben

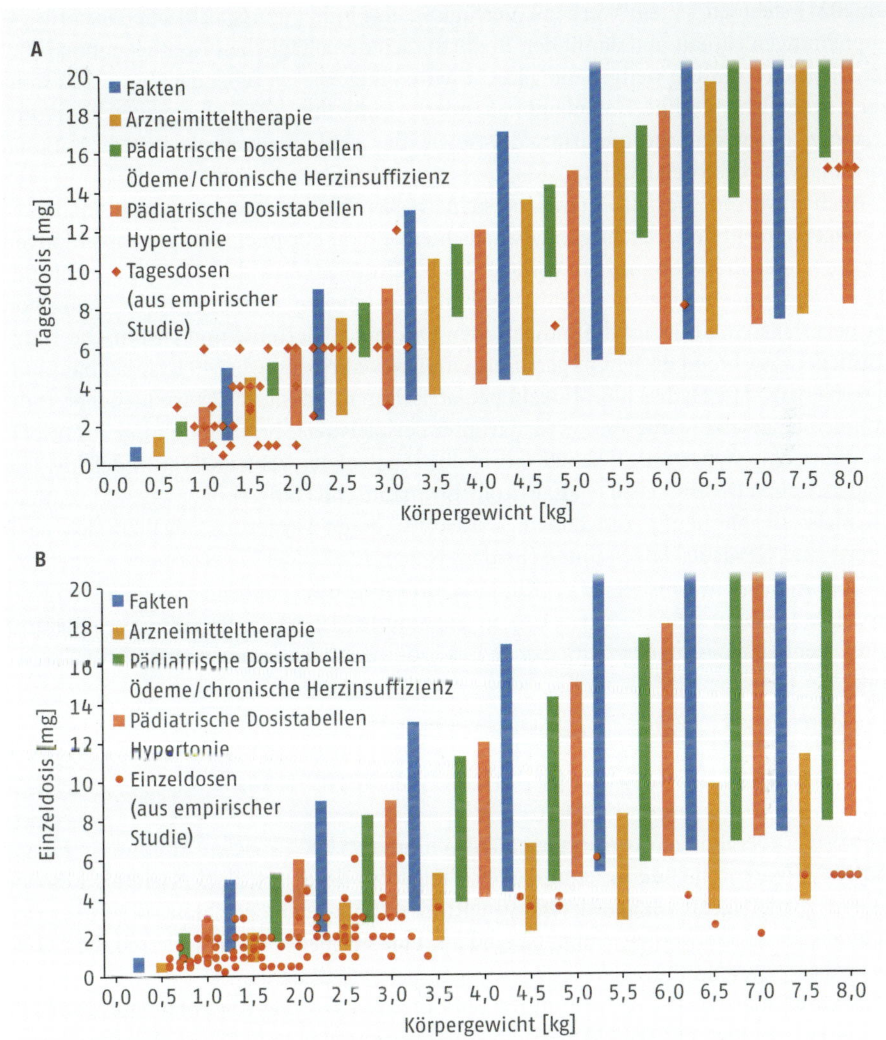

Abb. 2.2 Vergleich der im Rahmen einer empirischen Studie erhobenen, bei Kindern unter 6 Monaten eingesetzten Hydrochlorothiazid-Dosen mit den Empfehlungen verschiedener Literaturquellen (Renner J. Fakten, 2006; Ankermann T. Arzneimitteltherapie und Ernährung im Kindesalter, 2006; Jaffan-Kolb L. Pädiatrische Dosistabellen, 2021). A: Tagesdosis(empfehlung) versus Körpergewicht B: Einzeldosis(empfehlung) versus Körpergewicht

nicht zwangsläufig auf einen mangelnden Erkenntnisstand hinsichtlich der korrekten Dosierung eines Arzneistoffs im Kindesalter hin, vielmehr ist zu berücksichtigen, dass die einzusetzende Dosierung in hohem Maße indikationsabhängig ist.

Viele, insbesondere ältere Übersichtstabellen spiegeln dies jedoch nur unzureichend wider. Mit den „Pädiatrischen Dosistabellen“ (Jaffan-Kolb/Erdmann/von Harnack/Janssen 2021) steht jedoch ein Werk zur Verfügung, das indikationsspezifische Dosierungsempfehlungen enthält und damit den Bedürfnissen der alltäglichen Apothekenpraxis bei der Dosisüberprüfung weitgehend gerecht wird. Hingewiesen sei zudem auf die kostenfrei zugängliche Online-Datenbank „Kinderformularium“ des Universitätsklinikums Erlangen (www.kinderformularium.de) sowie das englischsprachige British National Formulary for Children (BNF).

Auch in diesen spezialisierten Übersichtswerken müssen seltene Indikationen notwendigerweise unberücksichtigt bleiben, da hier kein für allgemeingültige Empfehlungen ausreichender Erfahrungsschatz vorliegt. So beschränken sich die Hydrochlorothiazid-Dosierungsempfehlungen der „Pädiatrischen Dosistabellen“ (Jaffan-Kolb/Erdmann/von Harnack/Janssen 2021) auf die Indikationen Ödeme, Hypertonie und chronische Herzinsuffizienz, während die bereits genannte empirische Erhebung bei 40 Krankenhausapotheken ergab, dass Hydrochlorothiazid pädiatrisch in mindestens 17 verschiedenen Indikationen eingesetzt wurde bzw. wird, darunter beispielsweise bronchopulmonale Dysplasie, pulmonale Hypertonie, Diabetes insipidus renalis oder Ventrikelseptumdefekte. Die „Pädiatrischen Dosistabellen“ (Jaffan-Kolb/Erdmann/von Harnack/Janssen 2021) enthalten mehr als 300 häufig verwendete Wirkstoffe, deren Dosierungsangaben sich nach Alters- und Gewichtsklassen unterscheiden. Neben für Kinder zugelassenen Arzneistoffen sind auch solche gelistet, die bei Kindern „off-label“ oder „unlicensed“ eingesetzt werden. Die Dosierungsangaben wurden in Fachinformationen, internationaler Literatur und Datenbanken recherchiert. Spezielle Behandlungshinweise geben zusätzliche Sicherheit.

2.4 Besonderheiten der pädiatrischen Dermatologie

Halbfeste Zubereitungen zur dermalen Anwendung stellen in vielen Apotheken die am häufigsten vorkommende Rezepturdarreichungsform dar. Da sich die Haut als Resorptionsort grundlegend vom Gastrointestinaltrakt unterscheidet, erscheint es geboten, im Rahmen dieses Werkes auf einige Besonderheiten der pädiatrischen Dermopharmazie speziell einzugehen.

Die Durchlässigkeit der Haut ändert sich in Abhängigkeit von Alter und Entwicklungsstand. Kinder, die zwischen der 23. und 33. Schwangerschaftswoche geboren werden, verfügen, da im gleichen Zeitraum die Epidermis ausreift, nur über eine schwach ausgebildete Hautbarriere. Neben der Gefahr eines hohen, transepidermalen Wasserverlusts, der zu Problemen in der Flüssigkeitsbilanz und bei der Temperaturkontrolle führen kann, ist eine gesteigerte Permeabilität gegenüber allen topisch applizierten Substanzen und damit auch die Gefahr eines vermehrten Auftretens unerwünschter Nebenwirkungen gegeben. Das Reifgeborene weist eine der Erwachsenenhaut vergleichbar effektive epidermale Barriere auf. Die im Kindesalter nach topischer Applikation beobachteten höheren systemischen Wirkstoffkonzentrationen lassen sich daher weitgehend auf die im Vergleich zum Erwachsenen veränderte Relation von Körperoberfläche zu Körpergewicht zurückführen. Je kleiner das Kind, umso größer ist die Körperoberfläche im Verhältnis zum Gewicht (◻ Tab. 2.2). Daher muss bei Kindern, in Abhängigkeit vom jeweiligen Lebensalter, mit einer größeren Systemwirkung topischer Therapien gerechnet wer-

Tab. 2.2 Relation von Körperoberfläche und -gewicht bei Kindern und Erwachsenen. Nach Gloor et al., 2000 und Werfel et al., 1998

Lebensalter	Körpergewicht (kg)	Körperoberfläche (cm^2)	Relation Körperoberfläche/ Körpergewicht (cm^2/kg)
Neugeborenes	3,4	2100	617,6
½ Jahr	7,5	3500	466,7
1 Jahr	9,3	4100	440,9
4 Jahre	15,5	6500	419,4
10 Jahre	30,5	10500	344,3
Erwachsener	70,0	18100	258,6

den. Dies gilt umso mehr, wenn im intertriginösen Bereich behandelt wird und das Kind mehr oder weniger okkludierende Windeln trägt. Auch Entzündungsreaktionen führen infolge einer Schwächung der Hautbarriere zu vermehrter Resorption.

In der praktischen Therapie ist vor allem bei der Behandlung von entzündeter Kinderhaut mit topisch applizierten Corticosteroiden Zurückhaltung geboten. Dabei sollte das Risiko sehr großflächiger und langdauernder Applikationen, der Therapie florider ekzematöser Haut und von Behandlungen im Windelbereich bedacht werden. Die kindliche Haut scheint auf Dermatocorticosteroide wesentlich sensibler zu reagieren als die Haut von Erwachsenen. Aus diesem Grund wird empfohlen, die Therapie auf schwach wirksame Corticosteroide mit geringer Nebenwirkungspotenz (z. B. Hydrocortison) zu beschränken. Vielfach kann im Laufe der Behandlung die Konzentration von Hydrocortison auf 0,5 % reduziert werden. Um Tachyphylaxien zu vermeiden, sollte die Hydrocortisonbehandlung bei Kindern zeitlich beschränkt bleiben. Zudem stehen mit Prednicarbat bzw. Mometasonfuroat alternative, für die Pädiatrie besser geeignete Dermatocorticosteroide mit hohem Therapeutischen Index (TIX = 2,0) zur Verfügung, die bevorzugt eingesetzt werden sollten. Aber auch bei einigen anderen häufig angewendeten Wirkstoffen ist bei Kleinkindern Zurückhaltung angebracht. Bei Steinkohlenteer gilt die Behandlung des Kleinkindes als relative Kontraindikation. Bituminosulfonate und Tumenol können hingegen durchaus angewendet werden, da eine kanzerogene Wirkung nicht beschrieben ist. Dithranol kommt wegen seiner Irritabilität beim Kleinkind kaum für die Behandlung infrage (Ausnahme: Alopecia areata). Besondere Vorsicht ist auch bei großflächiger Behandlung von Säuglingen und Kleinkindern mit Salicylsäure geboten, da immer wieder Intoxikationen beschrieben wurden. Tretinoin (Vitamin-A-Säure) ist bei Säuglingen und Kleinkindern wegen der irritativen Wirkung problematisch, kann aber nach strenger Indikationsstellung (z. B. bei schweren Ichthyosen) eingesetzt werden. Mädchen im gebärfähigen Alter müssen eine zuverlässige Kontrazeption gewährleisten. Für die meisten anderen Wirkstoffe gelten bei Kindern ähnliche Maßstäbe wie bei Erwachsenen.

2.5 Allgemeine Handlungsempfehlung zur Dosisfestlegung

Im Rahmen der Plausibilitätsprüfung nach § 7 ApBetrO ist in der Apotheke grundsätzlich zu prüfen, ob die Verordnung des Arztes ein nachvollziehbares Therapiekonzept erkennen lässt. Dies beginnt schon bei der Wahl der Darreichungsform, denn die vorgesehene Applikationsart sollte für die eingesetzten Wirkstoffe üblich, zumindest aber plausibel sein. Dabei darf insbesondere in der Pädiatrie die Problematik der Dosierungsgenauigkeit nicht außer Acht gelassen werden, denn gerade bei der Abteilung kleiner Mengen können schnell Abweichungen entstehen. Bei Kindern bis 6 Jahren werden flüssige Arzneiformen bevorzugt, da sie leichter zu applizieren und besser zu schlucken sind.

Ferner ist zu überprüfen, ob alle Wirkstoffkonzentrationen bzw. die applizierten Einzeldosen innerhalb des für den jeweiligen Wirkstoff gängigen Dosierungsbereichs liegen. Hierbei ist zu beachten, dass die therapeutisch eingesetzten Konzentrationen eines Wirkstoffs je nach Applikationsart variieren können. Falls die Applikationsart nicht eindeutig aus der Rezepturanforderung hervorgeht, muss sie im Rahmen des Patientengesprächs oder durch Rückfrage beim Verordner in Erfahrung gebracht werden. Ist die Applikationsart für den betreffenden Wirkstoff unüblich, unbekannt oder gar kontraindiziert, erfordert dies eine Rücksprache mit dem Arzt und führt möglicherweise unabhängig von der Dosierung dazu, dass das betreffende Arzneimittel so nicht hergestellt werden darf.

Welche Dosierungsstrategie am besten ist (nach Körpergewicht, Körperoberfläche, Altersklasse oder als Fixdosis), muss für jedes Arzneimittel einzeln beurteilt und festgelegt werden. Um die Fehleranfälligkeit bei der Dosisermittlung zu minimieren, beschränkt man sich in der Praxis auf wenige wichtige Arzneisubstanzen. Neue Substanzen mit geringen Erfahrungswerten und ohne Langzeitstudien sollten vermieden werden. Außerdem ist immer wieder daran zu erinnern, dass gerade im Kindesalter nur absolut notwendige Arzneimittel eingesetzt werden sollten.

Einschlägige Listen oder Nachschlagetabellen bieten eine wertvolle Unterstützung bei der Auswahl der Dosierung. Je mehr Studien und Modellberechnungen publiziert werden, desto genauer und umfangreicher werden die Nachschlagewerke.

Eine Orientierungshilfe für die Beurteilung der Dosierungsplausibilität auch bzw. insbesondere im Rahmen der pädiatrischen Therapie sowie zusätzliche Hinweise, wie sie zur Klärung von Spezialfragen (systemische Kinderdosierungen in Abhängigkeit von Alter respektive Gewicht, indikationsspezifische Sonderfälle etc.) erforderlich sind, finden sich u. a. in folgenden Werken:

- ABDA – Bundesvereinigung Deutscher Apothekerverbände (Hrsg). Deutscher Arzneimittel-Codex/Neues Rezeptur-Formularium (DAC/NRF) und Online-Rezepturhinweise. Avoxa – Mediengruppe Deutscher Apotheker, Deutscher Apotheker Verlag, Eschborn, Stuttgart 2022
- Haffner S, Schultz OE, Schmid W (Begr), Braun R (Bearb). Normdosen gebräuchlicher Arzneistoffe und Drogen. 27. Aufl., Wissenschaftliche Verlagsgesellschaft, Stuttgart 2022
- Jaffan-Kolb L, Erdmann H (Bearb), Harnack GA, Janssen F (Begr). Pädiatrische Dosistabellen – Dosierung kinderärztlich verordneter Arzneimittel. 16. Aufl., Wissenschaftliche Verlagsgesellschaft, Stuttgart 2021

- Paediatric Formulary Committee. BNF for Children 2022–2023 (British National Formulary), Pharmaceutical Press, London 2022,
- Universitätsklinikum Erlangen. Kinder- und Jugendklinik. Zentrale für Klinische Studien in der Pädiatrie. Kinderformularium (www.kinderformularium.de),
- Ziegler AS. Plausibilitäts-Check Rezeptur. 6. Aufl., Deutscher Apotheker Verlag, Stuttgart 2022.

Eine Überschreitung der in diesen Werken genannten üblichen Konzentrationen bzw. Dosierungen kann im Einzelfall therapeutisch begründet sein und führt nicht zwangsläufig dazu, dass die entsprechende Rezeptur nicht angefertigt werden darf. In diesem Fall sollte der Arzt die Überschreitung jedoch auf dem Rezept durch einen gesonderten Vermerk (z. B. ein Ausrufezeichen) kenntlich machen. Fehlt ein solcher Vermerk, ist die Konzentrationsüberschreitung als Unklarheit zu werten und vor der Herstellung mit dem Arzt Rücksprache zu halten. Aufgrund der Inkonsistenz mancher Literaturangaben ist die Bewertung der Wirkstoffkonzentration bzw. -dosierung allerdings nicht immer ganz einfach. Aus Gründen des Verbraucherschutzes sollte die einzusetzende Wirkstoffmenge bei widersprüchlicher Datenlage daher präventiv zurückhaltend gewählt werden.

Die in diesem Werk monographierten Rezepturarzneimittel wurden von den Autoren allesamt auch hinsichtlich ihrer Dosierung bzw. Wirkstoffkonzentration überprüft und befinden sich ausnahmslos im therapeutisch üblichen Bereich. Im konkreten Fall genügt es daher, patientenindividuelle Aspekte wie etwa Alters- bzw. Anwendungsbeschränkungen zu überprüfen und indikationsspezifische Sonderfälle zu berücksichtigen, um die Plausibilität des Therapiekonzepts abschließend zu bewerten.

3 Sicherheitsbewertung der eingesetzten Hilfsstoffe

Nahezu alle Arzneimittel enthalten Hilfsstoffe, von denen die meisten seit vielen Jahren in der Pharmazie zum Einsatz kommen und in einschlägigen Arzneibuchmonographien definiert sind. Einige Hilfsstoffe werden von Kindern jedoch weniger gut vertragen, insbesondere von Kleinkindern, deren physiologische Systeme sich noch in der Entwicklung befinden. Ein Beispiel hierfür ist etwa die Intoxikation von Frühgeborenen durch das Konservierungsmittel Benzylalkohol: Nach der Exposition entwickelten die Frühgeborenen eine metabolische Azidose, begleitet von einer fortschreitenden Bradykardie und Krampfanfällen. Wie sich zeigte, waren diese Symptome die Folge eines Reifungsmangels des Benzylalkoholabbaus zu Benzoesäure. Auch über Intoxikationen mit Propylenglycol, das als Co-Solvens in parenteralen Ernährungslösungen für Frühgeborene enthalten war, wurde berichtet. Wie sich herausstellte, betrug die Halbwertszeit für Propylenglycol bei den Betroffenen 10–31 Stunden (im Vergleich zu 2–5 Stunden bei Erwachsenen). Infolgedessen kam es zu Krampfanfällen und komatösen Zuständen.

Wie diese Beispiele zeigen, ist die Bewertung der Sicherheit von Hilfsstoffen ein wesentliches Kriterium, um zu beurteilen, ob eine Formulierung für den Einsatz in der pädiatrischen Pharmakotherapie geeignet ist. Dementsprechend wurden auch alle Rezepturen des Formularium paediatricum einer gewissenhaften Evaluation unterzogen. Der mehrstufige Überprüfungsprozess, den die Autoren dabei angewandt haben, ist nachfolgend dargestellt. Dabei wurden die Datenquellen konsekutiv in der genannten Reihenfolge konsultiert, die sich daraus ergebenden Indizien zu einem Gesamtbild verdichtet und in einer abschließenden Bewertung zusammengeführt. Wie schon bei den Wirkstoffdosierungen wurde auch bei der Hilfsstoffbewertung darauf geachtet, Quellen zu nutzen, die den Apotheken problemlos zugänglich sind, um die Bewertungen jederzeit nachvollziehen bzw. für nicht im Formularium paediatricum enthaltene Rezepturen selbst vornehmen zu können.

3.1 STEP-Database

Zwar findet man in wissenschaftlichen Peer-Review-Journalen, behördlichen Gutachten und einschlägiger Fachliteratur umfassende Daten zur Sicherheit von pharmazeutischen Hilfsstoffen, diese beziehen sich jedoch größtenteils auf den Einsatz in Zubereitungen für Erwachsene. Daten zur Anwendung bei Kindern liegen hingegen nur in sehr begrenztem Umfang vor und wurden lange Zeit auch nicht systematisch in einer umfassenden und leicht zugänglichen Datenbank erfasst. Dementsprechend verfügten bis 2007 weder die pharmazeutische Industrie noch Wissenschaft und Regulierungsbehörden über eine zentrale und zuverlässige Ressource für Sicherheitsdaten zum Einsatz von Hilfsstoffen in pädiatrischen Zubereitungen, auf deren Grundlage wissenschaftlich abgesicherte Bewertungen sowie ggf. Entscheidungen über die Notwendigkeit zusätzlicher Sicherheitsstudien hätten getroffen werden können. Darüber hinaus bestand die Gefahr, dass derlei

Studien unnötig mehrfach durchgeführt werden, da die Daten möglicherweise bereits vorhanden, aber einer breiten Öffentlichkeit unbekannt sind.

Eine Datenbank, die den Herstellern eine Grundlage für das Screening und die Auswahl von Hilfsstoffen zur Verwendung in der pädiatrischen Produktentwicklung bietet und möglicherweise weitere produktspezifische Sicherheits- und Toxizitätsstudien erleichtert, war demnach dringend erforderlich. Daher machte es sich die European Paediatric Formulation Initiative (EuPFI) zur Aufgabe, mit Unterstützung von FDA, EMA und pharmazeutischer Industrie alle verfügbaren Sicherheitsinformationen zum Hilfsstoffeinsatz bei Kindern zu sammeln und in einer konsolidierten Datenbank, der sogenannten STEP-Database (Safety and Toxicity of Excipients for Paediatrics), zusammenzuführen. Dabei handelt es sich bis heute um die größte und umfangreichste Datensammlung zum Hilfsstoffeinsatz in pädiatrischen Arzneimitteln, weshalb auch bei der Sicherheitsbewertung der in diesem Werk monographierten Formulierungen zuerst in der STEP-Database recherchiert wurde. Die Datenbank ist nach erfolgter Registrierung kostenfrei nutzbar.

3.2 Besonderheitenliste des BfArM

Für Fertigarzneimittel, die im Rahmen eines europäischen Zulassungsverfahrens zugelassen wurden, regelt die „Guideline on Excipients in the labelling and package leaflet of medicinal products for human use“ (kurz: Excipients Guideline), welche anwendungsbezogenen Informationen zu bestimmten Hilfsstoffen in die Packungsbeilage und Fachinformation aufgenommen werden müssen. Die nationale Umsetzung dieser Guideline ist die sogenannte Besonderheitenliste des BfArM, die auf der Website des BfArM frei zugänglich ist. Dabei handelt es sich um eine konsolidierte Liste von Warnhinweisen, die ggf. in Abhängigkeit von Patientengruppe, Alter, Applikationsart und Konzentration bei einem Fertigarzneimittel deklariert werden müssen, sofern darin bestimmte Hilfsstoffe enthalten sind. Formal gelten diese Angaben zwar nur für Fertigarzneimittel, mit der Novellierung der Apothekenbetriebsordnung zum 01.06.2022 wurde jedoch die Pflicht eingeführt, auch bei Rezepturarzneimitteln Angaben zur Konzentration oder zur Menge eines sonstigen Bestandteils (= Hilfsstoff) zu machen, soweit dies nach dem jeweiligen Stand der wissenschaftlichen Erkenntnisse erforderlich ist (§ 14 Abs. 1 Nr. 5 ApBetrO). Wie aus der amtlichen Begründung der Änderungsverordnung hervorgeht, sollen sich die Angaben zur Konzentration oder Menge an den Formulierungen orientieren, die die Besonderheitenliste des BfArM für Fertigarzneimittel vorgibt. Insofern nehmen seither auch die Kennzeichnungsvorschriften für Rezepturarzneimittel, zumindest mittelbar, Bezug auf die Besonderheitenliste. Unabhängig von daraus möglicherweise resultierenden Pflichtangaben auf dem Rezepturetikett gibt die Besonderheitenliste des BfArM wertvolle Hinweise zum Sicherheitsprofil häufig verwendeter Hilfsstoffe, auch im Bereich der Pädiatrie. Hierzu gehört beispielsweise die Anwendungsbeschränkung von Benzylalkohol als Konservierungsmittel bei Kleinkindern (unter 3 Jahren) auf einen Zeitraum von maximal einer Woche oder die Gefahr der Entwicklung bzw. Verstärkung eines Ikterus bei Neugeborenen (im Alter bis zu 4 Wochen) durch orale Applikation von Benzoesäure. Diese und zahlreiche weitere anwendungsbezogene Informationen aus der Besonderheitenliste mit Bezug zum pädiatrischen Einsatz bestimmter Hilfsstoffe wurden bei der Bewertung der in diesem Werk monographierten Zubereitungen ebenfalls berücksichtigt.

3.3 Datenbanken für Lebensmittelzusatzstoffe

Viele gängige Hilfsstoffe, wie Emulgatoren, Konservierungsmittel, Antioxidanzien, Verdickungsmittel etc., die in pharmazeutischen Zubereitungen verwendet werden, kommen seit Langem – und häufig in noch größerem Maße – in Lebensmitteln zum Einsatz. Auch dort müssen Sicherheit und Unbedenklichkeit im Rahmen des üblichen Konsums gewährleistet sein. Dementsprechend finden sich auch im Kontext der Lebensmittelproduktion sicherheitsrelevante Daten zu Substanzen, die Hinweise auf ein mögliches Gefährdungspotenzial gewisser Hilfsstoffe bei bestimmten Altersgruppen geben oder umgekehrt Indizien für deren Unbedenklichkeit liefern. Die diesbezüglichen Erkenntnisse können aus wissenschaftlichen Studien stammen oder sich implizit aus dem weitverbreiteten, jahrzehntelangen Einsatz bzw. Verzehr ergeben, falls es sich beispielsweise um Substanzen handelt, die schon lange vor der Einführung einer formalen Zulassung von Lebensmittelzusatzstoffen im Einsatz waren.

Konnten im Rahmen der vorausgehend beschriebenen Recherche zu einzelnen Hilfsstoffen keine substanzspezifischen Sicherheitsdaten hinsichtlich ihrer Verwendung in Arzneimitteln recherchiert werden, erschien es den Autoren daher opportun, behelfsweise auf Daten aus dem Lebensmittelbereich zurückzugreifen. Für die Recherche genutzt wurden insbesondere, jedoch nicht ausschließlich, die „Evaluations of the Joint FAO/WHO Expert Committee on Food Additives (JECFA)" sowie die Datenbanken des „Code of Federal Regulations Title 21 Food and Drugs: Parts 1 to 1499" der FDA.

3.4 Prüfung auf für Kinder zugelassene FAM, die entsprechende Hilfsstoffe enthalten

Falls die sich aus der Recherche in den vorausgehend genannten Quellen ergebende Datenlage zu einer Substanz nicht eindeutig bzw. per se unzureichend war, wurde anhand der ABDA-Datenbank geprüft, inwieweit in Deutschland für Kinder zugelassene Fertigarzneimittel verfügbar sind, die den zu bewertenden Hilfsstoff enthalten. Da die entsprechenden Präparate ein behördliches Zulassungs- und Bewertungsverfahren durchlaufen haben, in dem sie auch für geeignet befunden wurden, um bei Kindern angewendet zu werden, darf dies implizit auch für die in diesen Präparaten eingesetzten Hilfsstoffe angenommen werden.

3.5 Fazit

Falls nach dem Durchlaufen des vorausgehend beschriebenen, mehrstufigen Prüfungsprozesses Zweifel an der Eignung eines Hilfsstoffs für den pädiatrischen Bereich bestanden, agierten die Autoren im Sinne des Patientenschutzes präventiv zurückhaltend, d. h., die betreffenden Zubereitungen wurden vorsorglich nicht in das „Formularium paediatricum“ aufgenommen. Gleiches galt bei unklarer Datenlage. Alle Formulierungen wurden unabhängig voneinander von mindestens zwei Gutachtern evaluiert, die auf Basis ihrer separaten Recherchen am Ende eine gemeinschaftlich getragene Bewertung trafen, die auch fundierte Einschätzungen zu etwaigen Anwendungs- und Altersbeschränkungen umfasst. Die entsprechenden Informationen sind in der Monographie der jeweiligen Zubereitung unter der Überschrift „Besondere Maßnahmen und Hinweise“ zusammengefasst. Sie bilden zugleich einen wichtigen Bestandteil der Beratung von Patienten, Eltern und Fachkreisen und sollten – soweit im konkreten Fall einschlägig – auch bei der Kennzeichnung des hergestellten Rezepturarzneimittels berücksichtigt werden.

4 Kindergerechte Darreichungsformen

4.1 Einführung

Viele Arzneimittel sind nicht in kindergerechten Dosierungen und Darreichungsformen erhältlich. Somit werden Individualrezepturen notwendig, um pädiatrische Patienten adäquat versorgen zu können. Neben der Wirkstoffauswahl ist die Auswahl der richtigen Darreichungsform unabdingbar. Diese Auswahl wird von verschiedenen Faktoren bestimmt. Einerseits spielen Eigenschaften des zu verabreichenden Wirkstoffs eine Rolle, andererseits das Alter sowie die Konstitution des Kindes. Das Alter, in dem ein „Kind" seine Medikamente selbstverantwortlich einnehmen kann, variiert stark.

Man unterscheidet fünf Entwicklungsstufen:

- Frühgeborene,
- Neugeborene (0–27 Tage),
- Säuglinge und Kleinkinder (1–23 Monate),
- Kinder (2–11 Jahre),
- Jugendliche (12–16 oder 18 Jahre).

Neben physiologischen Veränderungen spielen auch motorische Fortschritte eine Rolle. Diese können sich allerdings auch innerhalb einer Altersgruppe unterscheiden. Das bedeutet beispielsweise bezogen auf feste, orale Darreichungsformen, dass nicht klar festgelegt werden kann, ab wann ein Kind in der Lage ist, diese zu schlucken. Untersuchungen zufolge kann sich die Fähigkeit bei Kindern einer Altersgruppe sogar um bis zu 6 Jahren unterscheiden. Auch die psychische Entwicklung des Kindes und sein persönliches Verständnis haben Einfluss darauf, ab wann eine Darreichungsform anwendbar ist.

Ausschlaggebend für eine erfolgreiche Applikation ist, ob ein Kind den Geschmack, den Geruch und die Textur der Arzneiform akzeptiert. Akut kranke Kinder sind meistens verängstigter als chronisch kranke Kinder, die mit der Prozedur einer regelmäßigen Arzneimitteleinnahme vertraut sind. Letztere sind in der Regel auch früher in der Lage, feste Darreichungsformen einzunehmen. Bei akut kranken Kindern empfiehlt sich hingegen meist der Einsatz flüssiger Darreichungsformen.

Werden Kinder älter und kommen in die Pubertät, gewinnen Darreichungsformen, die diskret sind, an Bedeutung. Dann kann eine abermalige Umstellung der Arzneiform erforderlich sein.

■ **MERKE** Die Auswahl der für das Kind idealen Darreichungsform wird von einer Vielzahl an Faktoren bestimmt:

- physiologische, motorische, psychische und persönliche Entwicklung des Kindes,
- Vorliegen einer akuten oder chronischen Erkrankung,
- Behinderungen,
- kulturelle Unterschiede,
- Arzneistoff-Eigenschaften,
- Geschmack, Geruch und Textur der Arzneiform.

Unabdingbar ist, dass bei der Herstellung ein hygienisch einwandfreies Produkt entsteht, weil das kindliche Immunsystem noch in der Entwicklung ist. Das spielt vor allem bei flüssigen Arzneiformen eine große Rolle.

Bevor ein Rezepturarzneimittel angefertigt wird, empfiehlt es sich zu prüfen, ob ein Fertigarzneimittel verfügbar ist, das z. B. durch eine Verdünnung in der Pädiatrie verwendet werden kann. Gleichzeitig könnte auch recherchiert werden, ob der verordnete Wirkstoff im Ausland in einer kindergerechten Arzneiform auf dem Markt ist, die entweder direkt verwendet oder an den Bedarf angepasst werden kann.

4.2 Orale Darreichungsformen

Soll ein Wirkstoff systemisch wirken, wird in der Pädiatrie gewöhnlich der orale Applikationsweg gewählt. Hierbei können sowohl flüssige als auch feste Darreichungsformen zum Einsatz kommen.

Bei der Herstellung von oralen Darreichungsformen in der Offizin müssen neben der Auswahl der Arzneiform auch die chemischen Arzneistoff-Eigenschaften berücksichtigt werden. Hier spielen die

- Löslichkeit,
- Stabilität und
- Toxizität

des Wirkstoffs eine Rolle. CMR-Stoffe sollten nicht in Kapseln verarbeitet werden, weil durch eine mögliche Staubentwicklung nicht nur das herstellende Personal, sondern auch beispielsweise Eltern, die den Kapselinhalt nach deren Öffnung verabreichen, gefährdet werden.

Flüssige Darreichungsformen werden in der Regel von Geburt an bis zum etwa achten Lebensjahr gegeben. Danach akzeptieren Kinder zunehmend schwerer den Geschmack und sind auch in den meisten Fällen motorisch in der Lage, feste Darreichungsformen zu sich zu nehmen.

Ein Vorteil von flüssigen Darreichungsformen gegenüber festen ist, dass die Konzentration bei Dosisänderungen schnell angepasst werden kann, ohne eine neue Formulierung entwickeln zu müssen. Allerdings ist bei flüssigen Arzneiformen die Gefahr des Ausspuckens bzw. Erbrechens höher als bei Kapseln.

4.2.1 Flüssige orale Darreichungsformen

Zu den flüssigen oralen Darreichungsformen in der Pädiatrie zählen:

- Lösungen,
- Säfte,
- Suspensionen.

Flüssige Arzneiformen sind mikrobiell anfällig, weswegen in den meisten Fällen eine Konservierung nötig wird, sofern nicht schon das verwendete Medium oder der Wirkstoff selbst konservierend wirken. Geeignete Konservierungsmittel für Kinder sind Kaliumsorbat und p-Hydroxybenzoesäureester (Parabene). Letztere werden wegen ihres hohen Sensibilisierungspotenzials ungern angewendet, weswegen Kaliumsorbat als das Mittel der Wahl gilt. Nach Vollendung des zweiten Lebensjahrs ebenfalls geeignet ist Natriumbenzoat. Das NRF listet aber auch unkonservierte Rezepturen, die für den pädiatrischen Einsatz geeignet sind (z. B. NRF 26.1. Furosemid-Lösung, unkonserviert). Diese kommen bei Säuglingen zum Einsatz, bei denen keine Konservierung erwünscht ist. Bei der Herstellung muss ein keimzahlverminderndes Verfahren (Sterilfiltration, idealerweise Arbeiten unter einer Laminar-Airflow-Werkbank) zum Einsatz kommen. Unkonservierte Lösungen zeichnen sich durch eine kurze Aufbrauchfrist aus und müssen in der Regel im Kühlschrank aufbewahrt werden.

Ein weiteres Problem flüssiger Darreichungsformen ist die Stabilität der Wirkstoffe im jeweiligen (meist wässrigen) Milieu. Ist die Stabilität der flüssigen Zubereitung nicht durch bereits etablierte Monographien (z. B. NRF, ZRB) geprüft, sollten Kapseln die Darreichungsform der Wahl sein.

Viele Wirkstoffe sind im wässrigen Milieu nur unzureichend löslich. Hier könnte man durch Lösungsvermittler die Löslichkeit verbessern. Allerdings sollte bei Kindern unter 5 Jahren aufgrund der unzureichenden Verstoffwechselung von der Verwendung von Propylenglycol abgesehen werden. Auch Ethanol ist als kritisch zu betrachten und sollte immer einer sorgfältigen individuellen Nutzen-Risiko-Bewertung unterzogen werden, bevor er in pädiatrischen Rezepturen verwendet wird.

- **CAVE** Neben klassischen galenischen Gesichtspunkten müssen bei der Auswahl der geeigneten flüssigen Darreichungsform auch die motorischen Fähigkeiten des Kindes beim Schluckprozess berücksichtigt werden. Wässrige Lösungen können von kleineren Kindern oft schlecht geschluckt werden. Hier sollten viskosere Säfte und Suspensionen zum Einsatz kommen oder die Lösung sollte mit einem Gelbildner, wie beispielsweise Carboxymethylcellulose, angedickt werden.

Suspensionen bieten den Vorteil, dass höhere Wirkstoffkonzentrationen eingesetzt werden können, wodurch das Dosisvolumen minimiert wird. Gerade bei Wirkstoffen mit unangenehmem Geschmack spielt das eine nicht zu unterschätzende Rolle.

Eine einfache Möglichkeit, bitteren Geschmack abzumildern, ist eine Viskositätserhöhung der Zubereitung, weil dadurch die Diffusionsgeschwindigkeit des bitteren Arzneistoffs zu den Geschmacksnerven verlangsamt wird.

Zur Geschmacksverbesserung werden oft Aromen mit Süßungsmitteln, Zuckeraustauschstoffen und Hydrogelbildnern kombiniert. Als Süßungsmittel kommen folgende Stoffe infrage:

- Zucker wie Saccharose, Glucose, Lactose,
- künstliche Süßstoffe wie Saccharin-Natrium,
- Zuckeraustauschstoffe wie Mannitol oder Sorbitol.

Bei der Verwendung von Saccharose sollte ihre prokariogene Wirkung beachtet werden, weswegen dieses Süßungsmittel nur für kurzzeitig angewendete Arzneimittel in Betracht kommt. Ein vorliegender Diabetes ist ein weiterer Ausschlussgrund. Bei Süßstoffen muss auf die Einhaltung des ADIs geachtet werden. Zuckeraustauschstoffe besitzen nur die halbe Süßkraft von Saccharose und können osmotisch wirken und so zu Durchfall führen. Allerdings kann ein bitterer Geschmack nicht allein durch den Einsatz von Süßungsmitteln maskiert werden. Dafür werden Aromastoffe benötigt. Die Auswahl des Aromas richtet sich primär nach dem zu überdeckenden Geschmack. ◻ Tab. 4.1 gibt einen Überblick darüber, welche Aromen einen sauren, alkalischen, bitteren, salzigen oder süßen Geschmack maskieren können.

Die Qualität der verwendeten Aromastoffe muss der Europäischen Aromenverordnung für Lebensmittel entsprechen. Die Geschmacksqualität des verwendeten Arzneistoffs kann seiner Monographie im Ph. Eur. entnommen werden.

Des Weiteren spielen familiäre und kulturelle Einflüsse eine Rolle, welche Aromen von Kindern akzeptiert werden. Beispielsweise wird im amerikanischen Kulturraum Kaugummi- und Traubenaroma von Kindern bevorzugt, während in Europa die Geschmacksrichtungen Zitrone und Waldbeeren favorisiert werden. Auch die Erkrankung selbst kann beeinflussen, welcher Geschmack in der jeweiligen Situation bevorzugt wird. ◻ Tab. 4.2 gibt darüber einen Überblick.

◻ **Tab. 4.1** Überblick: Welche Aromen können welche Geschmacksrichtungen überdecken? Nach The European Medicines Agency (EMA), Committee for Medicinal Products for Human Use (CHMP), Reflection paper: Formulation of choice for the paediatric population (EMEA/CHMP/PEG/194810/2005)

Geschmack	Aroma, um diesen zu überdecken
Sauer	Kirsch, Zitrone, Limette, Mandarine, Orange, Erdbeere
Alkalisch	Banane, Karamell, Kirsch, Lakritz, Maracuja, Pfirsich
Bitter	Kirsch, Schokolade, Grapefruit, Lakritz, Erdbeere, Pfirsich, Himbeere, Tutti-Frutti
Salzig	Karamell, Grapefruit, Zitrone, Orange, Vanille
Süß	Banane, Karamell, Sahne, Schokolade, Traube, Vanille

Tab. 4.2 Überblick, bei welchem Erkrankungszustand welches Aroma bevorzugt wird. Nach The European Medicines Agency (EMA), Committee for Medicinal Products for Human Use (CHMP), Reflection paper: Formulation of choice for the paediatric population (EMEA/CHMP/PEG/194810/2005)

Erkrankungszustand	Bevorzugtes Aroma
Schmerzen, Fieber, Allergien, Infektionen	Kirsch, Erdbeere, Banane, Karamell
Vitamindefizite	Schwarze Johannisbeere, Zitrone, Limette, Mandarine, Orange
Verdauungsstörungen	Zitrone, Limette, Orange, Pfefferminze

Muss ein aromatisiertes Arzneimittel im Kühlschrank aufbewahrt werden, sollte bei der Abgabe in der Apotheke darauf hingewiesen werden, dass es vor der Anwendung aus dem Kühlschrank geholt und temperiert wird, weil gekühlte Zubereitungen den sensorischen Eindruck des Aromas mindern.

MERKE Neben dem Geschmack spielt die zu applizierende Menge eine Rolle, ob das Arzneimittel vom Kind toleriert wird. In der Apothekenrezeptur sollte die Wirkstoffmenge pro Milliliter entsprechend gewählt werden. Es gelten folgende Richtwerte:
- Kinder unter 5 Jahren: ≤ 5 ml,
- Kinder über 5 Jahren: ≤ 10 ml.

In Suspensionen können, im Gegensatz zu Lösungen, auch gemörserte Fertigarzneimittel eingearbeitet werden. Hierbei muss darauf geachtet werden, dass unretardierte Tabletten sowie idealerweise Tabletten ohne Filmüberzüge verwendet werden.

Die Dosierung flüssiger Darreichungsformen erfolgt volumetrisch und sollte mithilfe einer Kolbendosierpipette erfolgen, die auf einen entsprechenden Flaschensteckeinsatz montiert werden kann. Die Handhabung sollte den Eltern anhand eines Dummys in der Apotheke gezeigt werden.

Idealerweise wird der Dosierspritzeninhalt in die hintere Backentasche des Kindes gegeben, so verteilt sich der Geschmack nicht im gesamten Mundraum. Die Dosierpipetten sollten direkt nach der Anwendung mit warmem Wasser gereinigt werden.

Bei der Abgabe von Suspensionen ist noch einmal explizit auf die Notwendigkeit des kräftigen Aufschüttelns vor der Einnahme hinzuweisen.

4.2.2 Feste orale Darreichungsformen

Feste orale Darreichungsformen wie Kapseln zeichnen sich durch eine gute Stabilität, eine genaue Dosierung und eine gute Transportierbarkeit aus.

Kapseln dienen in der Pädiatrie in der Regel als Primärpackmittel für die verordnete Dosis und werden vor der Gabe geöffnet. Der Kapselinhalt kann in einer Spritze suspendiert oder in einen Brei eingemischt werden. Der Brei kann unter Umständen den unangenehmen Geschmack des Arzneistoffs überdecken, allerdings muss in diesem Fall sichergestellt werden, dass das Kind den gesamten Brei zu sich nimmt. Bei Bedarf kann der Kapselinhalt auch über eine Ernährungssonde gegeben werden. Das Öffnen der Kapseln sollte den Eltern in der Apotheke gezeigt werden.

Praxistipp

In der Apotheke werden Kapseln mit einem sogenannten SnapFit®-Verschluss verwendet. Vor dem Öffnen sollte die Kapsel mit dem Kapselboden auf den Tisch geklopft werden, sodass das enthaltene Pulver in die untere Kapselhälfte fällt und dort verdichtet wird. Anschließend wird der obere Kapselteil vorsichtig abgedreht. Um Pulververluste zu vermeiden, empfiehlt es sich, ein Papier unterzulegen.

Als Füllmittel für pädiatrische Kapseln sollte bevorzugt eine Mannitol-Siliciumdioxid-Mischung zum Einsatz kommen. Diese ist bereits vorgefertigt erhältlich. Bei der Eigenherstellung in der Apothekenrezeptur ist darauf zu achten, dass Mannitol 35 verwendet wird, da dieses die ideale Partikelgröße von circa 50 µm besitzt. Bei der Verwendung von gröberen Mannitol-Sorten müssen diese im Vorfeld verrieben werden, um die Mischgüte des späteren Pulvers nicht nachteilig zu beeinflussen.

Lactose eignet sich nicht als Füllstoff in der Pädiatrie, weil sie eine laxierende Wirkung besitzt und als reduzierender Zucker mit etlichen Wirkstoffen reagieren kann. Eine Alternative für die Verarbeitung von hygroskopischen Wirkstoffen bietet Mikrokristalline Cellulose. Diese muss ebenfalls mit hochdispersem Siliciumdioxid gemischt werden.

Viele pädiatrisch verwendeten Wirkstoffe sind nicht als Ausgangsstoffe erhältlich, und so müssen Fertigarzneimittel zu Kinderrezepturen verarbeitet werden. Hierbei ist darauf zu achten, nach Möglichkeit Tabletten ohne Filmüberzüge zu verwenden. Retardierte Präparate sind nicht geeignet. Ein Problem bei der Verwendung von Fertigarzneimitteln ist, dass diese laut Arzneibuch bei einer konkreten einzeln dosierten Darreichungsform eine Abweichung von ± 15 % des Durchschnittsgehalts aufweisen dürfen. Dies kann zu Gehaltsungenauigkeiten in den hergestellten Kapseln führen. Wirkstoffzuschläge werden bei der Verwendung von Fertigarzneimitteln aufgrund fehlender Berechnungs- bzw. Abschätzungsgrundlagen üblicherweise nicht gemacht. Bei der Verarbeitung von Ausgangsstoffen sollte eine mikronisierte Qualität (idealerweise Korngröße circa 50 µm) gewählt werden, um eine entsprechende Mischgüte zu erhalten.

Die Auswahl der richtigen Kapselgröße erfolgt über das Volumen des verwendeten Wirkstoffs. Als Faustregel für das Wirk-Füllstoff-Verhältnis gilt 2:1. Nach dem experimentellen Bestimmen des Wirkstoffvolumens (entspricht ⅔) wird die Füllstoffmenge rechnerisch addiert (entspricht ⅓). Anhand des so bestimmten Gesamtvolumens wird die entsprechende Größe ausgewählt. Sind die Kapseln zum Öffnen bestimmt, empfehlen sich die Größen 0 und 1, weil diese einfacher geöffnet werden können als die kleineren Kapseln (Größen 2, 3, 4).

Die apothekenüblichen Kapselhüllen bestehen aus Hartgelatine. Alternativ können Hypromellose-Hüllen verwendet werden.

Immer wieder diskutierte Nachteile bei der Kapselherstellung sind Wirkstoffverluste durch Verreiben sowie das mehrfache Überführen bei den volumetrischen Herstellungsmethoden (Methoden A und B nach DAC/NRF). Die sich seit einigen Jahren immer mehr etablierende gravimetrische Herstellung verbessert das Problem der Unterdosierung gegenüber den herkömmlichen Methoden. Allerdings stellt die Methode bei der Verwendung von pulverisierten Fertigarzneimitteln sowie Kapseln mit hohem Wirkstoffanteil (ab Wirkstoffvolumen > 10 % des Kapselvolumens) keine Alternative dar.

4.3 Nasale Applikation

Mittels nasaler Applikation können Wirkstoffe sowohl lokal als auch systemisch verabreicht werden. Sie bietet die Möglichkeit, Arzneistoffe nichtinvasiv systemisch zu verabreichen. Allerdings besteht ein hohes Risiko von Schleimhautreizungen und Schmerzen bei der Anwendung, was von Kindern sehr schlecht toleriert wird. Beispielsweise benötigen Kinder mit einer diagnostizierten Epilepsie-Erkrankung für den Akut-Fall eines Status epilepticus ein einfaches und schnell zu applizierendes Notfallmedikament. Hier ist intranasal verabreichtes Midazolam eine interessante Alternative zu den klassischen oromukosalen bzw. rektalen Arzneiformen. Allerdings gibt es kein zugelassenes Fertigarzneimittel für eine nasale Anwendung von Midazolam. Diese therapeutische Lücke kann durch ein Rezepturarzneimittel geschlossen werden (ZRB N08–01). Ebenfalls in der Apothekenrezeptur denkbar wäre die Herstellung eines Fentanyl-Nasensprays für die pädiatrische Palliativbetreuung.

Bei der Herstellung müssen die Dosiergenauigkeit pro Hub sowie die Schleimhautverträglichkeit sichergestellt werden. Nasale Anwendungen zur systemischen Wirkstoffapplikation spielen zum jetzigen Zeitpunkt eine untergeordnete Rolle in der Pädiatrie.

4.4 Rektale Applikation

Über eine rektale Applikation können Wirkstoffe sowohl lokal als auch systemisch verabreicht werden. Man unterscheidet zwischen Suppositorien und Rektiolen.

Klassische Indikationen für eine lokale Anwendung in der Pädiatrie sind Obstipation und chronisch-entzündliche Darmerkrankungen. Systemisch werden Arzneistoffe rektal zur Fiebersenkung, Analgesie, Antiemese sowie zur antikonvulsiven und sedierenden Therapie eingesetzt. Bei der systemischen Verabreichung nach rektaler Resorption müssen gewisse Unsicherheiten berücksichtigt werden, weil sie langsamer abläuft im Vergleich zur oralen Applikation und zudem stärker schwankt. Daher sollten nur Wirkstoffe mit einer großen therapeutischen Breite rektal verabreicht werden.

Ein Vorteil von Suppositorien besteht darin, dass sie eine Alternative darstellen, wenn z. B. die orale Route aufgrund von Übelkeit, Obstruktionen oder motorischen Einschränkungen nicht genutzt werden kann oder das Kind ein Arzneimittel infolge seines unangenehmen Geschmacks nicht toleriert.

Allerdings sind rektale Arzneiformen oft kulturell und klimatisch problematisch und Patienten gegenüber dieser Darreichungsform weniger tolerant.

Die Zäpfchengröße muss altersabhängig gewählt werden und sollte für Kinder nicht mehr als 1 g betragen. Das entspricht der Hälfte eines Erwachsenen-Zäpfchens.

Bei der Abgabe sollte darauf hingewiesen werden, dass sich das Zäpfchen leichter mit dem stumpfen Ende voran einführen lässt, weil die Spitze eine reflexartige Kontraktion des Sphinkters auslösen kann. Außerdem gleitet das Suppositorium nicht mehr so leicht aus dem Enddarm.

4.5 Dermale Applikation

Es bestehen wichtige Unterschiede zwischen der Haut eines Erwachsenen und eines Neugeborenen. Nach der Geburt ist die Haut nur etwa 60 % so dick wie die eines Erwachsenen. Sie braucht etwa 3–5 Monate, um sich anzugleichen. Allerdings ist im Kindesalter die Epidermis stärker durchblutet und hydratisiert als bei Erwachsenen. Das bedeutet, dass lokal verabreichte Wirkstoffe unter Umständen in größerem Maß in den systemischen Kreislauf gelangen und dort unerwünschte Wirkungen entfalten können. Deshalb ist bei dermalen Rezepturen genau zu prüfen, ob der verordnete Wirkstoff alters- und dosisgerecht verordnet ist. Bei Kindern unter 2 Jahren sollte die topische Anwendung auf kleine, unverletzte Hautareale begrenzt werden. In einer Untersuchung konnte für diese Altersgruppe gezeigt werden, dass die systemische Aufnahme von Glucocorticoiden über die Haut um den Faktor 2–10 erhöht ist. Stark lipophile sowie okklusive Grundlagen erhöhen ebenfalls das Risiko.

Die Auswahl der dermalen Grundlage hängt vom Erkrankungszustand der Haut ab, da diese neben dem Wirkstoff zum Therapieerfolg beitragt. Als Faustregel gilt, dass nässende Hauterkrankungen mit feuchten (O/W) und trockene mit fettenden (W/O-)Systemen behandelt werden. Will man einen austrocknenden Effekt, dann kommen Pasten und Zinkoxidschüttelmixturen zum Einsatz.

In der Apotheke gibt es eine Vielzahl an offizinellen Grundlagen, die für Kinderhaut geeignet sind. Als hydrophile Cremegrundlagen in der Pädiatrie eignen sich etwa die Nichtionische hydrophile Creme DAB und die Basiscreme DAC. Als lipophile Cremegrundlagen kommen Wollwachsalkoholcremes, die Kühlcreme DAB oder die Hydrophobe Basiscreme DAC infrage. Gerade der Einsatz von Wollwachsalkoholcremes wird in der Kinderheilkunde immer wieder kontrovers diskutiert. Gründe hierfür sind das allergisierende Potenzial der Wollwachsalkohole und eine mögliche Reizung durch den enthaltenen Emulgator Cetylstearylalkohol (Eucerin® cum aqua, Wollwachsalkoholcreme DAB). Eine gute Alternative hierzu stellt die Hydrophobe Basiscreme DAC dar. Eine sehr beliebte Grundlage in der Pädiatrie ist die Kühlcreme DAB. Das in der Grundlage enthaltene Erdnussöl ist wegen seines möglichen Allergisierungspotenzials immer wieder Gegenstand von Diskussionen. Dies sollte nicht überbewertet werden, weil einerseits raffiniertes und damit proteinarmes Öl eingesetzt wird und andererseits auch keine verlässlichen Daten dazu existieren, die den Zusammenhang nachweisen. Im Zweifelsfall kann auch hier auf die Hydrophobe Basiscreme DAC ausgewichen werden.

■ **MERKE** Generell gilt es, eine etablierte Grundlage mit möglichst wenigen Inhaltsstoffen auszuwählen, um das Risiko von Reizungen und allergischen Reaktionen gering zu halten.

4.6 Fazit

Eine Vielzahl an Faktoren beeinflusst die richtige Auswahl der geeigneten Arzneiform für ein Kind. Neben klassischen galenischen Aspekten spielen das Alter, die Konstitution und Einstellung des Kindes sowie der kulturelle Hintergrund eine Rolle. ◻ Tab. 4.3 gibt einen Überblick über die Applizierbarkeit von verschiedenen Darreichungsformen in der Pädiatrie. Dabei korreliert die Applizierbarkeit mit der Akzeptanz der Arzneiform durch das Kind, d. h. Arzneiformen, die gut zu verabreichen sind, werden in der Regel auch gut vom Kind akzeptiert. Wichtig ist es, die Einnahme für das Kind so angenehm wie möglich zu gestalten. In diesem Zusammenhang spielen bei flüssigen Darreichungsformen die Konsistenz und der Geschmack eine große Rolle, bei dermalen und mukosalen Arzneiformen eine möglichst reizlose und schmerzarme Applikation.

◻ **Tab. 4.3** Übersicht über die altersspezifische Arzneiformenauswahl in der Pädiatrie. Matrix: Route of administration/dosage form versus age, The European Medicines Agency (EMA), Committee for Medicinal Products for Human Use (CHMP), Reflection paper: Formulation of choice for the paediatric population (EMEA/CHMP/PEG/194810/2005)

Arzneiform	Neugeborene	Kleinkinder	Vorschulkinder	Schulkinder	Jugendliche
	0–28 Tage	1 Monat bis 2 Jahre	2–5 Jahre	6–11 Jahre	12–16/ 18 Jahre
Perorale Darreichungsformen					
Lösung, Tropfen	gute Applizierbarkeit und Akzeptanz	beste Applizierbarkeit und Akzeptanz	beste Applizierbarkeit und Akzeptanz	gute Applizierbarkeit und Akzeptanz	gute Applizierbarkeit und Akzeptanz
Emulsion, Suspension	Applikation möglich, nicht bevorzugt	gute Applizierbarkeit und Akzeptanz	beste Applizierbarkeit und Akzeptanz	gute Applizierbarkeit und Akzeptanz	gute Applizierbarkeit und Akzeptanz
Brausetablette	gute Applizierbarkeit und Akzeptanz	beste Applizierbarkeit und Akzeptanz	beste Applizierbarkeit und Akzeptanz	gute Applizierbarkeit und Akzeptanz	gute Applizierbarkeit und Akzeptanz
Tablette	nicht applizierbar	nicht applizierbar	Applikation möglich, nicht bevorzugt	gute Applizierbarkeit und Akzeptanz	beste Applizierbarkeit und Akzeptanz

Tab. 4.3 Übersicht über die altersspezifische Arzneiformenauswahl in der Pädiatrie. Matrix: Route of administration/dosage form versus age, The European Medicines Agency (EMA), Committee for Medicinal Products for Human Use (CHMP), Reflection paper: Formulation of choice for the paediatric population (EMEA/CHMP/PEG/194810/2005; Fortsetzung)

Arzneiform	Neugeborene	Kleinkinder	Vorschulkinder	Schulkinder	Jugendliche
Kapsel	nicht applizierbar*	nicht applizierbar*	mit Problemen applizierbar*	gute Applizierbarkeit und Akzeptanz	beste Applizierbarkeit und Akzeptanz
Rektale Darreichungsformen					
Suppositorium	beste Applizierbarkeit und Akzeptanz	beste Applizierbarkeit und Akzeptanz	gute Applizierbarkeit und Akzeptanz	Applikation möglich, nicht bevorzugt	Applikation nur unter Vorbehalt akzeptiert
Klistier	gute Applizierbarkeit und Akzeptanz	gute Applizierbarkeit und Akzeptanz	Applikation möglich, nicht bevorzugt	Applikation möglich, nicht bevorzugt	Applikation nur unter Vorbehalt akzeptiert
Rektalkapsel	Applikation möglich, nicht bevorzugt	gute Applizierbarkeit und Akzeptanz	gute Applizierbarkeit und Akzeptanz	gute Applizierbarkeit und Akzeptanz	Applikation möglich, nicht bevorzugt
Topische Darreichungsformen					
Salbe, Creme, Gel	gute Applizierbarkeit und Akzeptanz	gute Applizierbarkeit und Akzeptanz	beste Applizierbarkeit und Akzeptanz	beste Applizierbarkeit und Akzeptanz	beste Applizierbarkeit und Akzeptanz
Emulsion, Lösung	gute Applizierbarkeit und Akzeptanz	gute Applizierbarkeit und Akzeptanz	beste Applizierbarkeit und Akzeptanz	gute Applizierbarkeit und Akzeptanz	gute Applizierbarkeit und Akzeptanz

*Gilt nicht, wenn die Kapsel geöffnet und der Inhalt in einer Flüssigkeit suspendiert wird.

Dermatika

Cremes	CRE
Salben	SAL
Emulsionen	EMU

Clotrimazol 1 % | 2 % in Kühlcreme DAB

ZRB D01–16

Applikationsart: dermal
Darreichungsform: Creme
Packmittel: Spenderdose
Laufzeit: 4 Wochen
Quelle: Topitec Rezepturhandbuch

Zusammensetzung

	Ausgangsstoff	Solleinwaage		Korrekturfaktor
		1 %	2 %	
1	Clotrimazol (mikrofein gepulvert)	1,00 g	2,00 g	✓
2	Kühlcreme DAB	99,0 g	98,0 g	

Besondere Maßnahmen und Hinweise

Dosierung: Die Konzentration von Clotrimazol liegt im Rahmen der für diesen Wirkstoff in der Literatur beschriebenen therapeutisch üblichen Konzentration für pädiatrische Zubereitungen (Säuglinge und Kleinkinder 1 %, Schulkinder und Jugendliche 1–2 %), zudem ist Clotrimazol in Fertigarzneimitteln enthalten, die ab dem Säuglingsalter zugelassen sind.
Die Bestandteile der Grundlage Kühlcreme DAB (Gelbes Wachs, Cetylpalmitat, Raffiniertes Erdnussöl, Gereinigtes Wasser) sind in vergleichbaren Konzentrationen in Fertigarzneimitteln enthalten, die ab dem Säuglingsalter zugelassen sind. Hin und wieder gibt es Vorbehalte aufgrund möglicher allergener Eigenschaften von Erdnussöl. Hochraffiniertes Erdnussöl (max. 0,5 ppm Protein), wie es für pharmazeutische Grundlagen eingesetzt wird, zeigte bislang jedoch keine allergene Wirkung, unabhängig davon wird in Anlehnung an die Besonderheitenliste des BfArM folgender Warnhinweis auf dem Etikett empfohlen: *„Enthält Erdnussöl. Erdnussöl kann allergische Reaktionen hervorrufen."*
Galenik: W/O-(Quasi-)Creme.

Herstellung

Herstellungsparameter/Herstellungsschritte

1. Das mikrofein gepulverte Clotrimazol auf einer Wägeunterlage nach Nullstellung der Waage abwiegen.
2. Etwa die Hälfte der Kühlcreme DAB in die Spenderdose vorlegen und glatt streichen, das abgewogene Clotrimazol nach dem Sandwich-Verfahren kreisförmig aufstreuen und mit Kühlcreme DAB auf die Sollmenge auffüllen.
3. Im automatischen Rührsystem mit geeigneten Mischparametern homogenisieren. Hierbei sind die gerätespezifischen Angaben der Hersteller zu beachten. Um die Einarbeitung von Luft zu vermeiden, ist der Hubboden vor dem Mischvorgang möglichst tief auf die eingefüllten Bestandteile zu schieben. Empfohlene Mischparameter im Topitec® für eine Ansatzmenge von 100 Gramm: 1. Stufe 1 Minute bei 2000 UpM, 2. Stufe 4 Minuten bei 700 UpM.

Abfüllung: s. Herstellung.

Prüfung

Inprozesskontrollen

1. Die Wägeunterlage wird rückgewogen. Der angezeigte Wert darf nicht höher sein als 1,0 % der Wirkstoffmasse.
2. Die Spenderdose mit der fertigen Creme wird geöffnet. Am Mischwerkzeug dürfen keine Agglomerate zu erkennen sein.
3. Eine angemessene Menge der Creme wird entnommen und in dünner Schicht beurteilt. Über einer schwarzen Unterlage (Auflicht) oder vor einer hellen Lichtquelle (Durchlicht) dürfen keine Agglomerate zu erkennen sein.

Sollergebnis der organoleptischen Prüfung: Gelblich weiße, homogene Zubereitung, frei von Agglomeraten.

Kennzeichnung (Etikett)

Das anzufertigende Rezepturarzneimittel ist gemäß § 14 ApBetrO zu kennzeichnen.

Aufbewahrungshinweise: Im Kühlschrank (bei 2–8 °C) aufbewahren.

Warnhinweise/besondere Vorsichtsmaßnahmen: Enthält Erdnussöl. Erdnussöl kann allergische Reaktionen hervorrufen.

Entsorgungshinweise: Nicht ins Abwasser gelangen lassen. Wird der Hausmüll verbrannt, ist eine Entsorgung über den Hausmüll möglich, andernfalls Restbestände in die Apotheke zurückbringen.

Art der Anwendung/Gebrauchsanweisung: 1- bis 2-mal täglich auf die betroffenen Körperstellen auftragen.

Sonstige Hinweise: Apothekenpflichtig.

Glycerol 15 % in Unguentum Cordes®

ZRB D02–19

Applikationsart: dermal
Darreichungsform: Creme
Packmittel: Aluminiumtube/Spenderdose
Laufzeit: 3 Monate
Quelle: Ichthyol-Gesellschaft

Zusammensetzung

	Ausgangsstoff	Solleinwaage	Korrekturfaktor
1	Glycerol 85 %	15,0 g	✓
2	Citronensäure-Lösung 0,5 %	20,0 g	
3	Unguentum Cordes®	65,0 g	

Besondere Maßnahmen und Hinweise

Dosierung: Die Konzentration von Glycerol 85 % liegt im Rahmen der für diesen Wirkstoff in der Literatur beschriebenen therapeutisch üblichen Konzentration für pädiatrische Zubereitungen (Säuglinge und Kleinkinder 5–10 %, Schulkinder und Jugendliche 5–15 %), zudem ist Glycerol 85 % in Fertigarzneimitteln enthalten, die ab dem Säuglingsalter zugelassen sind.
Citronensäure sowie die Bestandteile der Grundlage Unguentum Cordes® (Weißes Vaselin; Dickflüssiges Paraffin; Macrogolstearat 400; Glycerolmonostearat 40–55; Sorbitanmonostearat) sind in vergleichbaren Konzentrationen in Fertigarzneimitteln enthalten, die ab dem Säuglingsalter zugelassen sind.
Galenik: Es handelt sich um eine W/O-Creme, der pH-Wert beträgt ca. 5. Die Herstellung im automatischen Rührsystem ist ohne Erwärmen möglich. Der Zusatz größerer Mengen (z. B. 30 %) Citronensäure-Lösung 0,5 % ist nicht zu empfehlen, da die Zubereitung dann nach ca. 4 Wochen ein grießiges Aussehen aufweist.

Herstellung

Herstellungsparameter/Herstellungsschritte

1. In einem mit Glasstab tarierten Becherglas werden Glycerol 85 % und Citronensäure-Lösung 0,5 % eingewogen und auf ca. 65 °C erwärmt.
2. Die benötigte Menge Unguentum Cordes® wird in einer mit Pistill tarierten Fantaschale vorgelegt und auf dem Wasserbad bei ca. 55 °C geschmolzen.
3. Die ca. 65 °C warme Glycerol-Citronensäure-Lösung wird anschließend unter häufigem Abschaben in die erwärmte Unguentum Cordes® eingearbeitet und kalt gerührt.
4. Etwaige Verdunstungsverluste werden mit Gereinigtem Wasser ausgeglichen und das zugesetzte Wasser homogen eingearbeitet.

Abfüllung: Die Creme wird unmittelbar nach der Herstellung abgefüllt.

Prüfung

Inprozesskontrollen

1. Die Lösung aus Glycerol 85 % und Citronensäure-Lösung 0,5 % muss klar, farblos und frei von ungelösten Rückständen sein.
2. Die Schmelze aus Unguentum Cordes® muss klar und frei von Agglomeraten sein.
3. Die fertige Creme muss weiß und homogen aussehen und frei von Agglomeraten sein.

Sollergebnis der organoleptischen Prüfung: Homogene, weiße Creme von weicher Konsistenz.

Alternative Herstellungstechnik: Wirkstoff-Einarbeitung im automatischen Rührsystem

Herstellungsparameter/Herstellungsschritte

1. Die Bestandteile werden nacheinander eingewogen, wobei zuerst Unguentum Cordes® und zum Schluss die flüssigen Bestandteile zugefügt werden.
2. Im automatischen Rührsystem mit geeigneten Mischparametern homogenisieren. Hierbei sind die gerätespezifischen Angaben der Hersteller zu beachten. Empfohlene Mischparameter für eine Ansatzmenge von 100 Gramm: 2 Minuten bei 1700 UpM.

Abfüllung: s. Herstellung.

Prüfung (alternative Herstellungstechnik)

Inprozesskontrollen

1. Die Spenderdose mit der fertigen Creme wird geöffnet. Es dürfen keine Flüssigkeitsnester zu erkennen sein.
2. Die fertige Creme muss weiß und homogen aussehen.

Kennzeichnung (Etikett)

Das anzufertigende Rezepturarzneimittel ist gemäß § 14 ApBetrO zu kennzeichnen.

Aufbewahrungshinweise: Nicht über 25 °C aufbewahren.

Warnhinweise/besondere Vorsichtsmaßnahmen: Keine.

Entsorgungshinweise: Nicht ins Abwasser gelangen lassen. Wird der Hausmüll verbrannt, ist eine Entsorgung über den Hausmüll möglich, andernfalls Restbestände in die Apotheke zurückbringen.

Art der Anwendung/Gebrauchsanweisung: Ein- bis mehrmals täglich auf die betroffene Körperstelle auftragen.

Sonstige Hinweise: Freiverkäuflich.

Harnstoff 4 % in Unguentum Cordes® mit Glycerol 5 %

ZRB D19-K08

Applikationsart: dermal
Darreichungsform: Creme
Packmittel: Aluminiumtube/Spenderdose
Laufzeit: 3 Monate
Quelle: Ichthyol-Gesellschaft

Zusammensetzung

Ausgangsstoff		Solleinwaage	Korrekturfaktor
1	Harnstoff (mikrofein gepulvert)	4,00 g	✓
2	Gereinigtes Wasser	20,0 g	
3	Glycerol 85 %	5,0 g	✓
4	Unguentum Cordes®	71,0 g	

Besondere Maßnahmen und Hinweise

Dosierung: Die Konzentrationen von Harnstoff und Glycerol 85 % liegen im Rahmen der für diese Wirkstoffe in der Literatur beschriebenen, therapeutisch üblichen Konzentration für pädiatrische Zubereitungen (Harnstoff: 3–10 %; Glycerol 85 %: Säuglinge und Kleinkinder 5–10 %, Schulkinder und Jugendliche 5–15 %). Harnstoff sollte jedoch aufgrund möglicher Hautreizungen nicht bei Kindern unter 2 Jahren eingesetzt werden.
Die Bestandteile der Grundlage Unguentum Cordes® (Weißes Vaselin; Dickflüssiges Paraffin; Macrogolstearat 400; Glycerolmonostearat 40–55; Sorbitanmonostearat) sind in vergleichbaren Konzentrationen in Fertigarzneimitteln enthalten, die ab dem Säuglingsalter zugelassen sind.
Galenik: W/O-Creme.

Herstellung

Herstellungsparameter/Herstellungsschritte

1. Harnstoff wird in einem mit Glasstab tarierten Becherglas eingewogen und bei Raumtemperatur im Gereinigten Wasser gelöst.
2. Die benötigte Menge Unguentum Cordes® wird in eine mit Pistill tarierte Fantaschale vorgelegt und Glycerol 85 % zugewogen. Anschließend wird die Harnstoff-Lösung in die Fantaschale überführt und alles unter häufigem Abschaben homogen miteinander verrührt.

Abfüllung: Die Creme wird unmittelbar nach der Herstellung abgefüllt.

Prüfung

Inprozesskontrollen

1. Die Harnstoff-Lösung muss klar sein und darf keine ungelösten Rückstände enthalten.
2. Die fertige Creme muss weiß und homogen aussehen und frei von Agglomeraten sein.

Sollergebnis der organoleptischen Prüfung: Homogene, weiße, gleichmäßig beschaffene Creme von weicher Konsistenz.

Alternative Herstellungstechnik: Wirkstoff-Einarbeitung im automatischen Rührsystem

Herstellungsparameter/Herstellungsschritte

1. Die Bestandteile werden im Sandwich-Verfahren eingewogen, wobei der Harnstoff als mittlere Schicht platziert und das Gereinigte Wasser und Glycerol 85 % zum Schluss zugefügt werden.
2. Im automatischen Rührsystem mit geeigneten Mischparametern homogenisieren. Hierbei sind die gerätespezifischen Angaben der Hersteller zu beachten. Empfohlene Mischparameter für eine Ansatzmenge von 100 Gramm: 2 Minuten bei 1700 UpM.
3. Der Ansatz bleibt für ca. 15 Minuten im Rührsystem eingespannt. Während dieser Zeit löst sich der Harnstoff vollständig.
4. Anschließend wird der Ansatz noch mal homogen verrührt. Empfohlene Mischparameter für eine Ansatzmenge von 100 Gramm: 1 Minute bei 1700 UpM.

Abfüllung: s. Herstellung.

Prüfung (alternative Herstellungstechnik)

Inprozesskontrollen

1. Die Spenderdose mit der fertigen Creme wird geöffnet. Am Mischwerkzeug dürfen keine Agglomerate zu erkennen sein.
2. Die fertige Creme muss weiß und homogen aussehen und frei von Agglomeraten sein.

Kennzeichnung (Etikett)

Das anzufertigende Rezepturarzneimittel ist gemäß § 14 ApBetrO zu kennzeichnen.

Aufbewahrungshinweise: Nicht über 25 °C aufbewahren.

Warnhinweise/besondere Vorsichtsmaßnahmen: Nicht bei Kindern unter 2 Jahren anwenden.

Entsorgungshinweise: Nicht ins Abwasser gelangen lassen. Wird der Hausmüll verbrannt, ist eine Entsorgung über den Hausmüll möglich, andernfalls Restbestände in die Apotheke zurückbringen.

Art der Anwendung/Gebrauchsanweisung: 1- bis 2-mal täglich auf die betroffene Körperstelle auftragen.

Sonstige Hinweise: Freiverkäuflich.

Ichthyol® 5 % in Basis Cordes® RK

ZRB D13-07

Applikationsart: dermal
Darreichungsform: Creme
Packmittel: Aluminiumtube/Spenderdose
Laufzeit: 3 Monate
Quelle: Ichthyol-Gesellschaft

Zusammensetzung

Ausgangsstoff		Solleinwaage	Korrekturfaktor
1	Ichthyol®	5,0 g	
2	Basis Cordes® RK	65,0 g	
3	Gereinigtes Wasser	30,0 g	

Besondere Maßnahmen und Hinweise

Dosierung: Die Konzentration von Ichthyol® liegt im Rahmen der für diesen Wirkstoff in der Literatur beschriebenen therapeutisch üblichen Konzentration für pädiatrische Zubereitungen (5–20 % bei mildem Ekzem), zudem ist Ichthyol® in Fertigarzneimitteln enthalten, die ohne Alterseinschränkung zugelassen sind.
Die Bestandteile der Grundlage Basis Cordes® RK (Weißes Vaselin; Propylenglycol; Gereinigtes Wasser; Mittelkettige Triglyceride; Macrogol-20-glycerolstearat; Cetylalkohol; Glycerolmonostearat 40–55) sind in vergleichbaren Konzentrationen in Fertigarzneimitteln enthalten, die für den Einsatz in der Pädiatrie zugelassen sind. Allerdings können Cetylalkohol, vor allem aber Propylenglycol zu Hautreizungen führen, insbesondere bei Säuglingen unter 4 Wochen. In Anlehnung an die Besonderheitenliste des BfArM wird folgender Warnhinweis auf dem Etikett empfohlen: *„Enthält Cetylalkohol und Propylenglycol. Cetylalkohol und Propylenglycol können (ggf. örtlich begrenzte) Hautreizungen hervorrufen. Nicht bei Säuglingen unter 4 Wochen anwenden."*
Galenik: O/W-Creme.

Herstellung

Herstellungsparameter/Herstellungsschritte

1. In einer mit Pistill tarierten Fantaschale werden etwa 10 % der notwendigen Menge Basis Cordes® RK eingewogen.
2. Ichthyol® hinzufügen und unter mehrmaligem Abschaben damit anreiben.
3. Portionsweise die restliche Menge Basis Cordes® RK hinzugeben und nach jeder Zugabe unter häufigem Abschaben mit dem Ansatz verrühren.
4. Portionsweise Gereinigtes Wasser hinzufügen und nach jeder Zugabe unter häufigem Abschaben homogenisieren.

Abfüllung: Die Creme wird unmittelbar nach der Herstellung abgefüllt.

Prüfung

Inprozesskontrollen

1. Die Anreibung von Ichthyol® und Basis Cordes® RK muss braun und homogen aussehen.
2. Die fertige Creme muss braun und homogen aussehen.

Sollergebnis der organoleptischen Prüfung: Homogene, braune Creme von weicher Konsistenz.

Alternative Herstellungstechnik: Wirkstoff-Einarbeitung im automatischen Rührsystem

Herstellungsparameter/Herstellungsschritte

1. Die Bestandteile werden im Sandwich-Verfahren eingewogen, wobei das Ichthyol® als mittlere Schicht platziert und das gereinigte Wasser zum Schluss zugefügt wird.
2. Im automatischen Rührsystem mit geeigneten Mischparametern homogenisieren. Hierbei sind die gerätespezifischen Angaben der Hersteller zu beachten. Empfohlene Mischparameter für eine Ansatzmenge von 100 Gramm: 2 Minuten bei 1700 UpM.

Abfüllung: s. Herstellung.

Prüfung (alternative Herstellungstechnik)

Inprozesskontrollen

1. Die Spenderdose mit der fertigen Creme wird geöffnet. Es dürfen keine Wirkstoffnester zu erkennen sein.
2. Die fertige Creme muss braun und homogen aussehen.

Kennzeichnung (Etikett)

Das anzufertigende Rezepturarzneimittel ist gemäß § 14 ApBetrO zu kennzeichnen.

Aufbewahrungshinweise: Nicht über 25 °C aufbewahren.

Warnhinweise/besondere Vorsichtsmaßnahmen: Enthält Cetylalkohol und Propylenglycol. Cetylalkohol und Propylenglycol können (ggf. örtlich begrenzte) Hautreizungen hervorrufen. Nicht bei Säuglingen unter 4 Wochen anwenden.

Entsorgungshinweise: Nicht ins Abwasser gelangen lassen. Wird der Hausmüll verbrannt, ist eine Entsorgung über den Hausmüll möglich, andernfalls Restbestände in die Apotheke zurückbringen.

Art der Anwendung/Gebrauchsanweisung: 1- bis 2-mal täglich auf die betroffene Körperstelle auftragen.

Sonstige Hinweise: Apothekenpflichtig.

Lipophile Harnstoff-Natriumchlorid-Creme 5 %

ZRB D19-K07

Applikationsart: dermal
Darreichungsform: Creme
Packmittel: Aluminiumtube
Laufzeit: 2 Monate
Quelle: Formulaire Thérapeutique Magistral (FTM)

Zusammensetzung

Ausgangsstoff		Solleinwaage		Korrektur-faktor
		Rezeptur-substanz	Stamm-verreibung	
1	Harnstoff (mikrofein gepulvert)	2,50 g		✓
2	Harnstoff-Stammverreibung 50 % (NRF S.8.)		5,00 g	✓
3	Natriumchlorid	2,50 g	2,50 g	
4	Sorbitansesquioleathaltige Vaselincreme (FTM)	ad 50,0 g	ad 50,0 g	

Besondere Maßnahmen und Hinweise

Dosierung: Die Harnstoff-Konzentration liegt im Rahmen der für diesen Wirkstoff in der Literatur beschriebenen therapeutisch üblichen Konzentration für pädiatrische Zubereitungen (3–10 %). Harnstoff sollte jedoch aufgrund möglicher Hautreizungen nicht bei Kindern unter 2 Jahren eingesetzt werden.
Natriumchlorid sowie die Bestandteile der Grundlage Sorbitansesquioleathaltige Vaselincreme (FTM; Weißes Vaselin; Sorbitansesquioleat; Sorbinsäure; Gereinigtes Wasser) sind in vergleichbaren Konzentrationen in Fertigarzneimitteln enthalten, die ab dem Säuglingsalter zugelassen sind. Allerdings kann Sorbinsäure zu Hautreizungen führen. In Anlehnung an die Besonderheitenliste des BfArM wird folgender Warnhinweis auf dem Etikett empfohlen: *„Enthält Sorbinsäure. Sorbinsäure kann örtlich begrenzte Hautreizungen (z. B. Kontaktdermatitis) hervorrufen."*
Galenik: W/O-Creme.

Herstellung

Herstellungsparameter/Herstellungsschritte

1. Sorbitansesquioleathaltige Vaselincreme (FTM) kann bei Bedarf wie folgt hergestellt werden:

   100 g enthalten:

Weißes Vaselin:	54,0 g
Sorbitansesquioleat:	6,0 g
Sorbinsäure:	0,15 g
Gereinigtes Wasser:	ad 100,0 g

   Zubereitung: In einer mit Pistill tarierten Salbenschale wird das Weiße Vaselin bei 60 °C geschmolzen. Anschließend wird das Sorbitansesquioleat hinzugefügt. In einem Becherglas wird das Gereinigte Wasser zum Sieden erhitzt. Wenn das Wasser auf eine Temperatur von 75 °C abgekühlt ist, wird die Sorbinsäure darin unter Rühren gelöst. Das Becherglas wird abgedeckt, um Verluste der Sorbinsäure durch aufsteigenden Wasserdampf zu vermeiden. Wenn die Sorbinsäure-Lösung auf 60 °C abgekühlt ist, wird sie unter Rühren in den etwa gleich warmen Ansatz in der Salbenschale eingearbeitet und bis zum Erkalten weitergerührt. Anschließend Verdunstungsverluste mit Gereinigtem Wasser ersetzen und erneut homogenisieren.
2. In einer mit Pistill tarierten Salbenschale wird die, wenn die Ausgangsstoffqualität es erfordert, zuvor in einer Reibschale zerkleinerte und gesiebte Menge Natriumchlorid sorgfältig mit der entsprechenden Menge Harnstoff(-Stammverreibung) verrieben.
3. Der Ansatz wird mit etwa der gleichen Menge an Sorbitansesquioleathaltiger Vaselincreme (FTM) versetzt und sorgfältig homogenisiert.
4. Den Rest der benötigten Sorbitansesquioleathaltigen Vaselincreme (FTM) portionsweise zugeben und unter häufigem Abschaben sorgfältig einarbeiten. Bei Bedarf kann eine abschließende Homogenisierung mit dem Dreiwalzenstuhl sinnvoll sein.

Abfüllung: Die Creme wird unmittelbar nach der Herstellung abgefüllt.

Prüfung

Inprozesskontrollen

1. Nach dem Anreiben des Harnstoffs und des Natriumchlorids mit Sorbitansesquioleathaltiger Vaselincreme (FTM) erscheint der Ansatz homogen. Feststoffagglomerate sind nicht erkennbar.
2. Die fertige Creme muss gleichmäßig beschaffen sein. Sie muss weich sein und weiß aussehen.

Sollergebnis der organoleptischen Prüfung: Weiße, homogene Zubereitung ohne erkenn- oder tastbare Pulvernester.

Kennzeichnung (Etikett)

Das anzufertigende Rezepturarzneimittel ist gemäß § 14 ApBetrO zu kennzeichnen.

Aufbewahrungshinweise: Dicht verschlossen und nicht über 25 °C aufbewahren.

Warnhinweise/besondere Vorsichtsmaßnahmen: Nicht bei Kindern unter 2 Jahren anwenden. Enthält Sorbinsäure. Sorbinsäure kann örtlich begrenzte Hautreizungen (z. B. Kontaktdermatitis) hervorrufen.

Entsorgungshinweise: Nicht ins Abwasser gelangen lassen. Wird der Hausmüll verbrannt, ist eine Entsorgung über den Hausmüll möglich, andernfalls Restbestände in die Apotheke zurückbringen.

Art der Anwendung/Gebrauchsanweisung: 1- bis 2-mal täglich auf die betroffenen Körperstellen auftragen.

Sonstige Hinweise: Freiverkäuflich.

Mandelöl 10 % in Neuroderm® Pflegecreme

ZRB D02-04

Applikationsart: dermal
Darreichungsform: Creme
Packmittel: Spenderdose
Laufzeit: 3 Monate
Quelle: InfectoPharm Arzneimittel und Consilium GmbH

Zusammensetzung

	Ausgangsstoff	Solleinwaage	Korrekturfaktor
1	Mandelöl, raffiniertes	10,0 g	
2	Neuroderm® Pflegecreme	90,0 g	

Besondere Maßnahmen und Hinweise

Dosierung: Die Konzentration von Mandelöl liegt im Rahmen der für diesen Wirkstoff in der Literatur beschriebenen therapeutisch üblichen Konzentration für pädiatrische Zubereitungen (10 %), zudem ist Mandelöl in Fertigarzneimitteln enthalten, die ab dem Säuglingsalter zugelassen sind.
Die Bestandteile der Grundlage Neuroderm® Pflegecreme (Glycerol, Wasser, Dickflüssiges Paraffin, Triglyceroldiisostearat, Isopropylpalmitat, Polyethylen, Magnesiumsulfat, Phenoxyethanol, Kaliumsorbat, Natriumcitrat, Citronensäure) sind in vergleichbaren Konzentrationen in Fertigarzneimitteln enthalten, die ab dem Säuglingsalter zugelassen sind. Darüber hinaus ist Neuroderm® Pflegecreme selbst als Medizinprodukt ohne Alterseinschränkung auf dem Markt und kann demnach ab dem Säuglingsalter eingesetzt werden. Allerdings kann Kaliumsorbat zu Hautreizungen führen. In Anlehnung an die Besonderheitenliste des BfArM wird folgender Warnhinweis auf dem Etikett empfohlen: *„Enthält Kaliumsorbat. Kaliumsorbat kann örtlich begrenzte Hautreaktionen (z. B. Kontaktdermatitis) hervorrufen."*
Galenik: W/O-Creme.

Herstellung

Herstellungsparameter/Herstellungsschritte

1. Das Mandelöl in eine mit Pistill tarierte Fantaschale einwiegen und mit etwa der gleichen Menge Neuroderm® Pflegecreme unter häufigem Abschaben homogen verreiben.
2. Die restliche Neuroderm® Pflegecreme portionsweise zugeben und unter häufigem Abschaben homogen verreiben.

Abfüllung: Die Creme wird unmittelbar nach der Zubereitung abgefüllt.

Prüfung

Inprozesskontrollen

1. Die Verreibung von Mandelöl mit Neuroderm® Pflegecreme ist homogen.
2. Die fertige Creme muss weiß und gleichmäßig beschaffen sein.

Sollergebnis der organoleptischen Prüfung: Weiße, homogene Zubereitung.

Kennzeichnung (Etikett)

Das anzufertigende Rezepturarzneimittel ist gemäß § 14 ApBetrO zu kennzeichnen.

Aufbewahrungshinweise: Nicht über 25 °C aufbewahren.

Warnhinweise/besondere Vorsichtsmaßnahmen: Enthält Kaliumsorbat. Kaliumsorbat kann örtlich begrenzte Hautreaktionen (z. B. Kontaktdermatitis) hervorrufen.

Entsorgungshinweise: Nicht ins Abwasser gelangen lassen. Wird der Hausmüll verbrannt, ist eine Entsorgung über den Hausmüll möglich, andernfalls Restbestände in die Apotheke zurückbringen.

Art der Anwendung/Gebrauchsanweisung: Bei Bedarf auf die betroffenen Hautstellen auftragen.

Sonstige Hinweise: Freiverkäuflich.

Nachtkerzenöl 5 % | 10 % in SanaCutan® Basiscreme

ZRB D02-03

Applikationsart: dermal
Darreichungsform: Creme
Packmittel: Spenderdose
Laufzeit: 3 Monate
Quelle: InfectoPharm Arzneimittel und Consilium GmbH

Zusammensetzung

Ausgangsstoff		Solleinwaage		Korrektur-faktor
		5 %	10 %	
1	Nachtkerzenöl, raffiniertes	5,0 g	10,0 g	✓
2	SanaCutan® Basiscreme	95,0 g	90,0 g	

Besondere Maßnahmen und Hinweise

Dosierung: Die Konzentration von Nachtkerzenöl liegt im Rahmen der für diesen Wirkstoff in der Literatur beschriebenen therapeutisch üblichen Konzentration für pädiatrische Zubereitungen (5–20 %), zudem ist Nachtkerzenöl in Fertigarzneimitteln enthalten, die ab dem Säuglingsalter zugelassen sind.
Die Grundlage SanaCutan® Basiscreme (Weißes Vaselin, Dickflüssiges Paraffin, Cetylstearylalkohol, Macrogolcetylstearylether (20), Natriumdihydrogenphosphat-Dihydrat, Phosphorsäure 85 %, Kaliumsorbat, Sorbinsäure, Glycerol 85 %, Gereinigtes Wasser) ist ohne Alterseinschränkung als Fertigarzneimittel zugelassen und kann ab dem Säuglingsalter eingesetzt werden. Allerdings können Cetylstearylalkohol, Kaliumsorbat und Sorbinsäure zu Hautreizungen führen. In Anlehnung an die Besonderheitenliste des BfArM wird folgender Warnhinweis auf dem Etikett empfohlen: *„Enthält Cetylstearylalkohol, Kaliumsorbat und Sorbinsäure. Cetylstearylalkohol, Kaliumsorbat und Sorbinsäure können örtlich begrenzte Hautreizungen (z. B. Kontaktdermatitis) hervorrufen."*
Galenik: O/W-Creme.

Herstellung

Herstellungsparameter/Herstellungsschritte

1. Das Nachtkerzenöl in eine mit Pistill tarierte Fantaschale einwiegen.
2. Etwa die gleiche Menge SanaCutan® Basiscreme zugeben und das Nachtkerzenöl unter mehrmaligem Abschaben damit anreiben.
3. Die restliche Menge SanaCutan® Basiscreme portionsweise zugeben und unter häufigem Abschaben mit dem Ansatz verrühren.

Abfüllung: Die Creme wird unmittelbar nach der Herstellung abgefüllt.

Prüfung

Inprozesskontrollen

1. Die Verreibung von Nachtkerzenöl mit SanaCutan® Basiscreme ist homogen.
2. Die fertige Creme muss weiß aussehen und gleichmäßig beschaffen sein.

Sollergebnis der organoleptischen Prüfung: Weiße, homogene Creme.

Alternative Herstellungstechnik: Wirkstoff-Einarbeitung im automatischen Rührsystem

Herstellungsparameter/Herstellungsschritte

1. Die benötigte Menge der SanaCutan® Basiscreme in die Spenderdose vorlegen und mit dem Nachtkerzenöl auf die Sollmenge auffüllen.
2. Im automatischen Rührsystem mit geeigneten Mischparametern homogenisieren. Hierbei sind die gerätespezifischen Angaben der Hersteller zu beachten. Empfohlene Mischparameter für eine Ansatzmenge von 100 Gramm: 6 Minuten bei 500 UpM.

Abfüllung: s. Herstellung.

Prüfung (alternative Herstellungstechnik)

Inprozesskontrollen

1. Die fertige Creme muss weiß aussehen und gleichmäßig beschaffen sein.

Kennzeichnung (Etikett)

Das anzufertigende Rezepturarzneimittel ist gemäß § 14 ApBetrO zu kennzeichnen.

Aufbewahrungshinweise: Nicht über 25 °C aufbewahren.

Warnhinweise/besondere Vorsichtsmaßnahmen: Enthält Cetylstearylalkohol, Kaliumsorbat und Sorbinsäure. Cetylstearylalkohol, Kaliumsorbat und Sorbinsäure können örtlich begrenzte Hautreizungen (z. B. Kontaktdermatitis) hervorrufen.

Entsorgungshinweise: Nicht ins Abwasser gelangen lassen. Wird der Hausmüll verbrannt, ist eine Entsorgung über den Hausmüll möglich, andernfalls Restbestände in die Apotheke zurückbringen.

Art der Anwendung/Gebrauchsanweisung: Bei Bedarf auf die betroffenen Hautstellen auftragen.

Sonstige Hinweise: Apothekenpflichtig.

Permethrin 2,5 % | 5 % in Anionischer Hydrophiler Creme DAB

ZRB D15-01

Applikationsart: dermal
Darreichungsform: Creme
Packmittel: Spenderdose
Laufzeit: 3 Monate
Quelle: InfectoPharm Arzneimittel und Consilium GmbH

Zusammensetzung

	Ausgangsstoff	Solleinwaage		Korrekturfaktor
		2,5 %	5 %	
1	Permethrin 25 % Rezepturkonzentrat	10,0 g	20,0 g	✓
2	Anionische Hydrophile Creme DAB (mit Sorbinsäure konserviert)	90,0 g	80,0 g	

Besondere Maßnahmen und Hinweise

Dosierung: Die Permethrin-Konzentration liegt im Rahmen der für diesen Wirkstoff in der Literatur beschriebenen therapeutisch üblichen Konzentration für pädiatrische Zubereitungen (0,5–5 %). Bei Neugeborenen sollte die Permethrin-Konzentration jedoch 1,25 %, bei Säuglingen bis 3 Monaten 2,5 % nicht überschreiten.
Die Bestandteile der Grundlage Anionische Hydrophile Creme DAB (Emulgierender Cetylstearylalkohol, Typ A; Dickflüssiges Paraffin; Weißes Vaselin; Gereinigtes Wasser; in Handelsware ist zudem meist Sorbinsäure als Konservierungsmittel enthalten) sind in vergleichbaren Konzentrationen in Fertigarzneimitteln enthalten, die ab dem Säuglingsalter zugelassen sind. Zudem existieren diverse erprobte Rezepturvorschriften mit Anionischer Hydrophiler Creme DAB, die seit Langem in der Pädiatrie eingesetzt werden. Allerdings können die Bestandteile Cetylstearylalkohol (Typ A) und Sorbinsäure zu Hautreizungen führen. In Anlehnung an die Besonderheitenliste des BfArM wird folgender Warnhinweis auf dem Etikett empfohlen: *„Enthält Cetylstearylalkohol und Sorbinsäure. Cetylstearylalkohol und Sorbinsäure können örtlich begrenzte Hautreizungen (z. B. Kontaktdermatitis) hervorrufen.“*
Galenik: O/W-Creme.

Herstellung

Herstellungsparameter/Herstellungsschritte

1. Permethrin-Rezepturkonzentrat in der verschlossenen Tube für ca. 10 Minuten bei 50 °C ± 5 °C auf dem Wasserbad erwärmen. Anschließend unter mehrmaligem Wenden in der Hand auf Raumtemperatur abkühlen lassen.
2. Anionische Hydrophile Creme DAB auf Raumtemperatur bringen.
3. Die benötigte Menge Rezepturkonzentrat in einer mit Pistill tarierten Fantaschale vorlegen und mit der gleichen Menge Anionischer Hydrophiler Creme DAB unter häufigem Abschaben homogen verreiben.
4. Die restliche Grundlage portionsweise zugeben und unter häufigem Abschaben homogen verreiben.

Abfüllung: Die Creme wird unmittelbar nach der Herstellung abgefüllt.

Prüfung

Inprozesskontrollen

1. Das Permethrin-Rezepturkonzentrat ist nach Erwärmen und Abkühlen auf Raumtemperatur frei von Kristallen.
2. Die Verreibung von Permethrin-Rezepturkonzentrat mit Anionischer Hydrophiler Creme DAB ist homogen.
3. Die fertige Creme muss weiß und gleichmäßig beschaffen sein.

Sollergebnis der organoleptischen Prüfung: Weiße, homogene, glatte Creme.

Kennzeichnung (Etikett)

Das anzufertigende Rezepturarzneimittel ist gemäß § 14 ApBetrO zu kennzeichnen.

Aufbewahrungshinweise: Dicht verschlossen aufbewahren.

Warnhinweise/besondere Vorsichtsmaßnahmen: Enthält Cetylstearylalkohol und Sorbinsäure. Cetylstearylalkohol und Sorbinsäure können örtlich begrenzte Hautreizungen (z. B. Kontaktdermatitis) hervorrufen.

Entsorgungshinweise: Nicht ins Abwasser gelangen lassen. Wird der Hausmüll verbrannt, ist eine Entsorgung über den Hausmüll möglich, andernfalls Restbestände in die Apotheke zurückbringen.

Art der Anwendung/Gebrauchsanweisung: Abends nach dem Duschen dünn auf die komplette Haut vom Hals abwärts auftragen und 8–12 Stunden (über Nacht) einwirken lassen. Anschließend duschen oder baden, um die Cremereste zu entfernen.

Sonstige Hinweise: Verschreibungspflichtig.

Polihexanid 0,04 % in Unguentum Cordes®

ZRB D08-11

Applikationsart: dermal
Darreichungsform: Creme
Packmittel: Spenderdose
Laufzeit: 6 Monate
Quelle: Ichthyol-Gesellschaft

Zusammensetzung

Ausgangsstoff		Solleinwaage	Korrektur-faktor
1	Polihexanid-Lösung 20 % (m/m) DAC	0,200 g	✓
3	Gereinigtes Wasser	50,0 g	
3	Unguentum Cordes®	ad 100,0 g	

Besondere Maßnahmen und Hinweise

Dosierung: Die Konzentration von Polihexanid liegt im Rahmen der für diesen Wirkstoff in der Literatur beschriebenen therapeutisch üblichen Konzentration für pädiatrische Zubereitungen und kann – entsprechende Indikationsstellung vorausgesetzt – ab dem Säuglingsalter eingesetzt werden.
Die Bestandteile der Grundlage Unguentum Cordes® (Weißes Vaselin; Dickflüssiges Paraffin; Macrogolstearat 400; Glycerolmonostearat 40–55; Sorbitanmonostearat) sind in vergleichbaren Konzentrationen in Fertigarzneimitteln enthalten, die ab dem Säuglingsalter zugelassen sind.
Galenik: O/W-Creme.

Herstellung

Herstellungsparameter/Herstellungsschritte

1. Unguentum Cordes® wird in einer mit Pistill tarierten Fantaschale vorgelegt und auf ca. 70 °C erwärmt.
2. In einem tarierten Becherglas wird Gereinigtes Wasser eingewogen, ebenfalls auf ca. 70 °C erwärmt und ein etwaiger Verdunstungsverlust mit Gereinigtem Wasser ausgeglichen.
3. Das ca. 70 °C warme Gereinigte Wasser wird anschließend portionsweise unter häufigem Abschaben in die erwärmte Unguentum Cordes® eingearbeitet und kalt gerührt.
4. Zuletzt wird Polihexanid-Lösung 20 % zugefügt und bei Raumtemperatur homogen verrührt.

Abfüllung: Die Creme wird unmittelbar nach der Herstellung abgefüllt.

Prüfung

Inprozesskontrollen

1. Der Ansatz aus Gereinigtem Wasser und Unguentum Cordes® muss weiß und homogen aussehen und weich sein.
2. Die fertige Creme muss weiß und homogen aussehen.

Sollergebnis der organoleptischen Prüfung: Homogene, weiße, gleichmäßig beschaffene Creme von weicher Konsistenz.

Kennzeichnung (Etikett)

Das anzufertigende Rezepturarzneimittel ist gemäß § 14 ApBetrO zu kennzeichnen.

Aufbewahrungshinweise: Nicht über 25 °C aufbewahren.

Warnhinweise/besondere Vorsichtsmaßnahmen: Keine.

Entsorgungshinweise: Nicht ins Abwasser gelangen lassen. Wird der Hausmüll verbrannt, ist eine Entsorgung über den Hausmüll möglich, andernfalls Restbestände in die Apotheke zurückbringen.

Art der Anwendung/Gebrauchsanweisung: 1- bis 2-mal täglich auf die betroffene Körperstelle auftragen.

Sonstige Hinweise: Apothekenpflichtig.

CRE

Unguentum Cordes® mit 10 % | 30 % | 50 % Gereinigtem Wasser

ZRB D02-24

Applikationsart: dermal
Darreichungsform: Creme
Packmittel: Aluminiumtube/Spenderdose
Laufzeit: 10 %: 6 Wochen; 30 %: 4 Wochen; 50 %: 2 Wochen
Quelle: Ichthyol-Gesellschaft

Zusammensetzung

Ausgangsstoff		Solleinwaage			Korrekturfaktor
		10 %	30 %	50 %	
1	Unguentum Cordes®	90,0 g	70,0 g	50,0 g	
2	Gereinigtes Wasser	10,0 g	30,0 g	50,0 g	

Besondere Maßnahmen und Hinweise

Dosierung: Die Bestandteile der Grundlage Unguentum Cordes® (Weißes Vaselin; Dickflüssiges Paraffin; Macrogolstearat 400; Glycerolmonostearat 40–55; Sorbitanmonostearat) sind in vergleichbaren Konzentrationen in Fertigarzneimitteln enthalten, die ab dem Säuglingsalter zugelassen sind.
Galenik: 10 % und 30 %: W/O-Creme; 50 %: O/W-Creme.

Herstellung

Herstellungsparameter/Herstellungsschritte

1. In einer mit Pistill tarierten Fantaschale wird Unguentum Cordes® eingewogen.
2. Anschließend wird Gereinigtes Wasser portionsweise unter häufigem Abschaben in Unguentum Cordes® eingearbeitet.

Abfüllung: Die Creme wird unmittelbar nach der Herstellung abgefüllt.

Prüfung

Inprozesskontrollen: Die fertige Creme muss weiß und homogen aussehen und frei von Flüssigkeitsnestern sein.

Sollergebnis der organoleptischen Prüfung: Homogene, weiße Creme von weicher Konsistenz.

Alternative Herstellungstechnik: Wirkstoff-Einarbeitung im automatischen Rührsystem

Herstellungsparameter/Herstellungsschritte

1. Die Bestandteile werden nacheinander eingewogen, wobei das Gereinigte Wasser zum Schluss zugefügt wird.
2. Im automatischen Rührsystem mit geeigneten Mischparametern homogenisieren. Hierbei sind die gerätespezifischen Angaben der Hersteller zu beachten. Empfohlene Mischparameter für eine Ansatzmenge von 100 Gramm: 2 Minuten bei 1700 UpM.

Abfüllung: s. Herstellung.

Prüfung (alternative Herstellungstechnik)

Inprozesskontrollen

1. Die Spenderdose mit der fertigen Creme wird geöffnet. Es dürfen keine Flüssigkeitsnester zu erkennen sein.
2. Die fertige Creme muss weiß und homogen aussehen.

Kennzeichnung (Etikett)

Das anzufertigende Rezepturarzneimittel ist gemäß § 14 ApBetrO zu kennzeichnen.

Aufbewahrungshinweise: Nicht über 25 °C aufbewahren.

Warnhinweise/besondere Vorsichtsmaßnahmen: Keine.

Entsorgungshinweise: Nicht ins Abwasser gelangen lassen. Wird der Hausmüll verbrannt, ist eine Entsorgung über den Hausmüll möglich, andernfalls Restbestände in die Apotheke zurückbringen.

Art der Anwendung/Gebrauchsanweisung: 1- bis mehrmals täglich auf die betroffene Körperstelle auftragen.

Sonstige Hinweise: Freiverkäuflich.

Betamethasonvalerat 0,1 % in Unguentum Cordes®

ZRB D07-73

Applikationsart: dermal
Darreichungsform: (Suspensions-)Salbe
Packmittel: Spenderdose
Laufzeit: 4 Wochen
Quelle: Ichthyol-Gesellschaft

Zusammensetzung

Ausgangsstoff		Solleinwaage	Korrekturfaktor
1	Betamethason-17-valerat (mikrofein gepulvert)	0,100 g	✓
2	Unguentum Cordes®	99,9 g	

Besondere Maßnahmen und Hinweise

Dosierung: Die Konzentration von Betamethason-17-valerat liegt im Rahmen der für diesen Wirkstoff in der Literatur beschriebenen therapeutisch üblichen Konzentration für pädiatrische Zubereitungen (0,025–0,1 %). Bei Säuglingen unter einem Jahr ist Betamethason-17-valerat allerdings kontraindiziert. Die behandelte Körperoberfläche sollte in der Pädiatrie 10 % nicht überschreiten, die Behandlungsdauer maximal 2 Wochen betragen. Der TIX von Betamethasonvalerat wird mit 1,2 angegeben, wenn möglich, sind in der Pädiatrie (insbesondere bei Säuglingen und Kleinkindern) topische Glucocorticoide mit höherem TIX (≥ 2) einzusetzen.
Die Bestandteile der Grundlage Unguentum Cordes® (Weißes Vaselin; Dickflüssiges Paraffin; Macrogolstearat 400; Glycerolmonostearat 40–55; Sorbitanmonostearat) sind in vergleichbaren Konzentrationen in Fertigarzneimitteln enthalten, die ab dem Säuglingsalter zugelassen sind.
Galenik: Wasser aufnehmende Salbe.

Herstellung

Herstellungsparameter/Herstellungsschritte

1. Das mikrofein gepulverte Betamethason-17-valerat auf einer Wägeunterlage nach Nullstellung der Waage abwiegen und in eine mit Pistill tarierte Fantaschale überführen.
2. Etwa 10 % der notwendigen Menge Unguentum Cordes® hinzugeben und das Betamethason-17-valerat unter mehrmaligem Abschaben damit anreiben.
3. Portionsweise die restliche Menge Unguentum Cordes® hinzugeben und nach jeder Zugabe unter häufigem Abschaben mit dem Ansatz verrühren.

Abfüllung: Die Salbe wird unmittelbar nach der Herstellung abgefüllt.

Prüfung

Inprozesskontrollen

1. Die Wägeunterlage wird rückgewogen. Der angezeigte Wert darf nicht höher sein als 1,0 % der Wirkstoffmasse.
2. Die Anreibung von Betamethason-17-valerat mit Unguentum Cordes® muss frei von Agglomeraten sein.
3. Die fertige Salbe muss weiß und homogen aussehen und frei von Agglomeraten sein.

Sollergebnis der organoleptischen Prüfung: Homogene, weiße, gleichmäßig beschaffene Salbe, frei von Agglomeraten.

Alternative Herstellungstechnik: Wirkstoff-Einarbeitung im automatischen Rührsystem

Herstellungsparameter/Herstellungsschritte

1. Das mikrofein gepulverte Betamethason-17-valerat auf einer Wägeunterlage nach Nullstellung der Waage abwiegen.
2. Die Bestandteile werden im Sandwich-Verfahren eingewogen, wobei der Wirkstoff als mittlere Schicht platziert wird.
3. Im automatischen Rührsystem mit geeigneten Mischparametern homogenisieren. Hierbei sind die gerätespezifischen Angaben der Hersteller zu beachten. Empfohlene Mischparameter für eine Ansatzmenge von 100 Gramm: 2 Minuten bei 1700 UpM.

Abfüllung: s. Herstellung.

Prüfung (alternative Herstellungstechnik)

Inprozesskontrollen

1. Die Wägeunterlage wird rückgewogen. Der angezeigte Wert darf nicht höher sein als 1,0 % der Wirkstoffmasse.
2. Die Spenderdose mit der fertigen Salbe wird am Boden geöffnet. Am Mischwerkzeug dürfen keine Agglomerate zu erkennen sein.
3. Die fertige Salbe muss weiß und homogen aussehen und frei von Agglomeraten sein.

Kennzeichnung (Etikett)

Das anzufertigende Rezepturarzneimittel ist gemäß § 14 ApBetrO zu kennzeichnen.

Aufbewahrungshinweise: Nicht über 25 °C aufbewahren.

Warnhinweise/besondere Vorsichtsmaßnahmen: Nicht bei Säuglingen unter einem Jahr anwenden. Die behandelte Körperoberfläche sollte 10 % nicht überschreiten, die Behandlungsdauer maximal 2 Wochen betragen.

Entsorgungshinweise: Nicht ins Abwasser gelangen lassen. Wird der Hausmüll verbrannt, ist eine Entsorgung über den Hausmüll möglich, andernfalls Restbestände in die Apotheke zurückbringen.

Art der Anwendung/Gebrauchsanweisung: 1- bis 2-mal täglich auf die betroffene Körperstelle auftragen.

Sonstige Hinweise: Verschreibungspflichtig.

Dithranol-Salbe 0,1 % mit Salicylsäure 0,5 %

ZRB D05-K04

Applikationsart: dermal
Darreichungsform: Salbe
Packmittel: Spenderdose
Laufzeit: 6 Monate
Quelle: Neues Formularium Austriacum (NFA)

Zusammensetzung

	Ausgangsstoff	Solleinwaage	Korrekturfaktor
1	Dithranol	0,100 g	✓
2	Salicylsäure (mikrofein gepulvert)	0,500 g	✓
3	Weißes Vaselin	99,4 g	

Besondere Maßnahmen und Hinweise

Dosierung: Die Konzentration von Dithranol liegt im Rahmen der für diesen Wirkstoff in der Literatur beschriebenen therapeutisch üblichen Konzentration für pädiatrische Zubereitungen (Dithranol: 0,01–3 %). Allerdings sollten die behandelte Körperoberfläche auf 10 % sowie die Anwendungsdauer auf 4 Wochen begrenzt werden, bei Säuglingen unter einem Jahr sollte Dithranol überhaupt nicht angewendet werden.
Die Salicylsäure dient dem Schutz vor oxidativer Zersetzung des Dithranol und ist nicht als wirksamer Bestandteil enthalten, daher liegt die Einsatzkonzentration von Salicylsäure unter der in der Pädiatrie üblichen therapeutischen Dosierung. Aus Sicherheitsgründen sollte die Anwendungsfläche dennoch begrenzt werden (ca. 2 % der Körperoberfläche).
Weißes Vaselin wird als Grundlage in zahlreichen Fertigarzneimitteln eingesetzt, die ab dem Säuglingsalter zugelassen sind. Die Anwendung erscheint in jedem Lebensalter unbedenklich.
Galenik: Lipophile Salbe.

SAL

Herstellung

Herstellungsparameter/Herstellungsschritte

1. In einer mit Pistill tarierten Fantaschale werden Dithranol und mikrofein gepulverte Salicylsäure (ggf. vorher mörsern) mit wenig Weißem Vaselin ohne Wärmeanwendung angerieben.
2. Das restliche Weiße Vaselin wird portionsweise unter häufigem Abschaben in den Ansatz eingearbeitet.

Abfüllung: Die Salbe wird unmittelbar nach der Herstellung abgefüllt.

Prüfung

Inprozesskontrollen

1. Die ggf. für die Einwaage von Dithranol verwendete Wägeunterlage wird rückgewogen. Der angezeigte Wert darf nicht höher als 1,0 % der Wirkstoffmasse sein.
2. Die Anreibung aus Dithranol, Salicylsäure und Vaselin muss intensiv gelb und gleichmäßig beschaffen sein.

Sollergebnis der organoleptischen Prüfung: Die fertige Salbe muss gelb und gleichmäßig beschaffen sein.

Kennzeichnung (Etikett)

Das anzufertigende Rezepturarzneimittel ist gemäß § 14 ApBetrO zu kennzeichnen.

Aufbewahrungshinweise: Nicht über 25 °C aufbewahren.

Warnhinweise/besondere Vorsichtsmaßnahmen: Nach jeder Anwendung müssen die Hände gewaschen werden, Kontakt mit den Augen sollte vermieden werden. Während der Therapie ist UV-Bestrahlung zu vermeiden. Nicht vor Beginn des 4. Lebensjahrs anwenden. Die behandelte Körperoberfläche sollte 1–2 % nicht überschreiten, die Behandlungsdauer maximal 4 Wochen betragen.

Entsorgungshinweise: Nicht ins Abwasser gelangen lassen. Wird der Hausmüll verbrannt, ist eine Entsorgung über den Hausmüll möglich, andernfalls Restbestände in die Apotheke zurückbringen.

Art der Anwendung/Gebrauchsanweisung: 2-mal täglich auf die betroffenen Körperstellen auftragen.

Sonstige Hinweise: Verschreibungspflichtig.

Octenidindihydrochlorid 0,1 % in SanaCutan® Basissalbe

ZRB D08–10

Applikationsart: dermal
Darreichungsform: (Lösungs-)Salbe
Packmittel: Aluminiumtube
Laufzeit: 3 Monate
Quelle: InfectoPharm Arzneimittel und Consilium GmbH

Zusammensetzung

	Ausgangsstoff	Solleinwaage	Korrekturfaktor
1	Octenidindihydrochlorid	0,100 g	✓
2	SanaCutan® Basissalbe	99,9 g	

Besondere Maßnahmen und Hinweise

Dosierung: Die Konzentration von Octenidindihydrochlorid liegt im Rahmen der für diesen Wirkstoff in der Literatur beschriebenen therapeutisch üblichen Konzentration für pädiatrische Zubereitungen (0,1 %). Zudem ist Octenidindihydrochlorid in Fertigarzneimitteln enthalten, die ab dem Säuglingsalter zugelassen sind. Allerdings sollte Octenidindihydrochlorid in der Pädiatrie nicht unter Okklusion und nicht im intertriginösen Bereich angewendet werden.
Die Grundlage SanaCutan® Basissalbe (Weißes Vaselin, Dickflüssiges Paraffin) ist ohne Alterseinschränkung als Fertigarzneimittel zugelassen und kann ab dem Säuglingsalter eingesetzt werden.
Galenik: Lipophile Lösungssalbe.

Herstellung

Herstellungsparameter/Herstellungsschritte

1. Die benötigte Menge SanaCutan® Basissalbe in eine mit Pistill tarierte Fantaschale einwiegen und auf dem Wasserbad bei etwa 70 °C schmelzen.
2. Das Octenidinhydrochlorid auf einer geeigneten Wägeunterlage nach Nullstellung der Waage abwiegen und der Schmelze von SanaCutan® Basissalbe zuführen.
3. Die Salbe unter häufigem Abschaben kalt rühren.

Abfüllung: Die Salbe wird unmittelbar nach der Herstellung abgefüllt.

Prüfung

Inprozesskontrollen

1. Die Wägeunterlage wird rückgewogen. Der angezeigte Wert darf nicht höher sein als 1,0 % der Wirkstoffmasse.
2. Die fertige Salbe muss weiß aussehen und gleichmäßig beschaffen sein. Agglomerate dürfen nicht zu erkennen sein.

Sollergebnis der organoleptischen Prüfung: Weiße, homogene Salbe.

Kennzeichnung (Etikett)

Das anzufertigende Rezepturarzneimittel ist gemäß § 14 ApBetrO zu kennzeichnen.

Aufbewahrungshinweise: Nicht über 25 °C aufbewahren.

Warnhinweise/besondere Vorsichtsmaßnahmen: Keine.

Entsorgungshinweise: Nicht ins Abwasser gelangen lassen. Wird der Hausmüll verbrannt, ist eine Entsorgung über den Hausmüll möglich, andernfalls Restbestände in die Apotheke zurückbringen.

Art der Anwendung/Gebrauchsanweisung: 1- bis 2-mal täglich auf die betroffene Körperstelle auftragen.

Sonstige Hinweise: Apothekenpflichtig.

Polidocanol 5 % in Unguentum Cordes®

ZRB D04–23

Applikationsart: dermal
Darreichungsform: (Lösungs-)Salbe
Packmittel: Aluminiumtube/Spenderdose
Laufzeit: 8 Wochen
Quelle: Ichthyol-Gesellschaft

Zusammensetzung

	Ausgangsstoff	Solleinwaage	Korrekturfaktor
1	Polidocanol	5,0 g	✓
2	Unguentum Cordes®	95,0 g	

Besondere Maßnahmen und Hinweise

Dosierung: Die Konzentration von Polidocanol liegt im Rahmen der für diesen Wirkstoff in der Literatur beschriebenen therapeutisch üblichen Konzentration für pädiatrische Zubereitungen (3–10 %). Zudem ist Polidocanol in Fertigarzneimitteln enthalten, die ab dem Säuglingsalter zugelassen sind.
Die Bestandteile der Grundlage Unguentum Cordes® (Weißes Vaselin; Dickflüssiges Paraffin; Macrogolstearat 400; Glycerolmonostearat 40–55; Sorbitanmonostearat) sind in vergleichbaren Konzentrationen in Fertigarzneimitteln enthalten, die ab dem Säuglingsalter zugelassen sind.
Galenik: Wasser aufnehmende Salbe.

Herstellung

Herstellungsparameter/Herstellungsschritte

1. Das Polidocanol wird mithilfe des Wasserbades (ca. 40 °C) erwärmt, bis es klar und flüssig ist.
2. In einer mit Pistill tarierten Fantaschale wird das Polidocanol eingewogen.
3. Etwa 10 % der notwendigen Menge Unguentum Cordes® hinzugeben und das Polidocanol unter mehrmaligem Abschaben damit anreiben.
4. Portionsweise die restliche Menge Unguentum Cordes® hinzugeben und nach jeder Zugabe unter häufigem Abschaben mit dem Ansatz verrühren.

Abfüllung: Die Salbe wird unmittelbar nach der Herstellung abgefüllt.

Prüfung

Inprozesskontrollen

1. Das Polidocanol muss klar und flüssig sein. Agglomerate dürfen nicht zu erkennen sein.
2. Die Anreibung von Polidocanol mit Unguentum Cordes® muss dickflüssig, weiß und homogen aussehen und frei von Agglomeraten sein.
3. Die fertige Salbe muss weiß und homogen aussehen und frei von Agglomeraten sein.

Sollergebnis der organoleptischen Prüfung: Homogene, weiße Salbe.

Alternative Herstellungstechnik: Wirkstoff-Einarbeitung im automatischen Rührsystem

Herstellungsparameter/Herstellungsschritte

1. Das Polidocanol wird mithilfe des Wasserbades (ca. 40 °C) erwärmt, bis es klar und flüssig ist.
2. Die Bestandteile werden im Sandwich-Verfahren eingewogen, wobei das Polidocanol als mittlere Schicht platziert wird.
3. Im automatischen Rührsystem mit geeigneten Mischparametern homogenisieren. Hierbei sind die gerätespezifischen Angaben der Hersteller zu beachten. Empfohlene Mischparameter für eine Ansatzmenge von 100 Gramm: 2 Minuten bei 1700 UpM.

Abfüllung: s. Herstellung.

Prüfung (alternative Herstellungstechnik)

Inprozesskontrollen

1. Das Polidocanol muss klar und flüssig sein. Agglomerate dürfen nicht zu erkennen sein.
2. Die Spenderdose mit der fertigen Salbe wird am Boden geöffnet. Es dürfen keine Wirkstoffnester zu erkennen sein.
3. Die fertige Salbe muss weiß und homogen aussehen.

Kennzeichnung (Etikett)

Das anzufertigende Rezepturarzneimittel ist gemäß §14 ApBetrO zu kennzeichnen.

Aufbewahrungshinweise: Nicht über 25 °C aufbewahren.

Warnhinweise/besondere Vorsichtsmaßnahmen: Keine.

Entsorgungshinweise: Nicht ins Abwasser gelangen lassen. Wird der Hausmüll verbrannt, ist eine Entsorgung über den Hausmüll möglich, andernfalls Restbestände in die Apotheke zurückbringen.

Art der Anwendung/Gebrauchsanweisung: 1- bis 2-mal täglich auf die betroffene Körperstelle auftragen.

Sonstige Hinweise: Apothekenpflichtig.

Salicylsäure 3 % in Unguentum Cordes®

ZRB D14–14

Applikationsart: dermal
Darreichungsform: (Suspensions-)Salbe
Packmittel: Aluminiumtube/Spenderdose
Laufzeit: 8 Wochen
Quelle: Ichthyol-Gesellschaft

Zusammensetzung

	Ausgangsstoff	Solleinwaage	Korrekturfaktor
1	Salicylsäure (mikrofein gepulvert)	3,00 g	✓
2	Unguentum Cordes®	97,0 g	

Besondere Maßnahmen und Hinweise

Dosierung: Die Konzentration von Salicylsäure liegt im Rahmen der für diesen Wirkstoff in der Literatur beschriebenen therapeutisch üblichen Konzentration für pädiatrische Zubereitungen ab dem Kindesalter (d. h. ab Beginn des vierten Lebensjahrs). Die Zubereitung sollte daher nicht bei Säuglingen und Kleinkindern angewendet werden. Auch bei älteren Kindern sollten maximal 1–2 % der Körperoberfläche behandelt werden.
Die Bestandteile der Grundlage Unguentum Cordes® (Weißes Vaselin; Dickflüssiges Paraffin; Macrogolstearat 400; Glycerolmonostearat 40–55; Sorbitanmonostearat) sind in vergleichbaren Konzentrationen in Fertigarzneimitteln enthalten, die ab dem Säuglingsalter zugelassen sind.
Galenik: Wasser aufnehmende Suspensionssalbe.

Herstellung

Herstellungsparameter/Herstellungsschritte

1. Die Salicylsäure in eine mit Pistill tarierte Fantaschale einwiegen.
2. Etwa 10 % der notwendigen Menge Unguentum Cordes® hinzugeben und die Salicylsäure unter mehrmaligem Abschaben damit anreiben.
3. Portionsweise die restliche Menge Unguentum Cordes® hinzugeben und nach jeder Zugabe unter häufigem Abschaben mit dem Ansatz verrühren.

Abfüllung: Die Salbe wird unmittelbar nach der Herstellung abgefüllt.

Prüfung

Inprozesskontrollen

1. Die Anreibung von Salicylsäure mit Unguentum Cordes® muss weiß und homogen aussehen und frei von Agglomeraten sein.
2. Die fertige Salbe muss weiß und homogen aussehen und frei von Agglomeraten sein.

Sollergebnis der organoleptischen Prüfung: Homogene, weiße Salbe, frei von Agglomeraten.

Alternative Herstellungstechnik: Wirkstoff-Einarbeitung im automatischen Rührsystem

Herstellungsparameter/Herstellungsschritte

1. Die Bestandteile werden im Sandwich-Verfahren eingewogen, wobei der Wirkstoff als mittlere Schicht platziert wird.
2. Im automatischen Rührsystem mit geeigneten Mischparametern homogenisieren. Hierbei sind die gerätespezifischen Angaben der Hersteller zu beachten. Empfohlene Mischparameter für eine Ansatzmenge von 100 Gramm: 2 Minuten bei 1700 UpM.

Abfüllung: s. Herstellung.

Prüfung (alternative Herstellungstechnik)

Inprozesskontrollen

1. Die Spenderdose mit der fertigen Salbe wird am Boden geöffnet. Am Mischwerkzeug dürfen keine Agglomerate zu erkennen sein.
2. Die fertige Salbe muss weiß und homogen aussehen und frei von Agglomeraten sein.

Kennzeichnung (Etikett)

Das anzufertigende Rezepturarzneimittel ist gemäß § 14 ApBetrO zu kennzeichnen.

Aufbewahrungshinweise: Nicht über 25 °C aufbewahren.

Warnhinweise/besondere Vorsichtsmaßnahmen: Nicht vor Beginn des 4. Lebensjahrs anwenden. Die behandelte Körperoberfläche sollte 1–2 % nicht überschreiten.

Entsorgungshinweise: Nicht ins Abwasser gelangen lassen. Wird der Hausmüll verbrannt, ist eine Entsorgung über den Hausmüll möglich, andernfalls Restbestände in die Apotheke zurückbringen.

Art der Anwendung/Gebrauchsanweisung: 1- bis 2-mal täglich auf die betroffene Körperstelle auftragen.

Sonstige Hinweise: Apothekenpflichtig.

Triamcinolonacetonid 0,1 % in Unguentum Cordes®

ZRB D07-103

Applikationsart: dermal
Darreichungsform: (Suspensions-)Salbe
Packmittel: Aluminiumtube/Spenderdose
Laufzeit: 4 Wochen
Quelle: Ichthyol-Gesellschaft

Zusammensetzung

	Ausgangsstoff	Solleinwaage	Korrekturfaktor
1	Triamcinolonacetonid (mikrofein gepulvert)	0,100 g	✓
2	Unguentum Cordes®	99,9 g	

Besondere Maßnahmen und Hinweise

Dosierung: Die Konzentration von Triamcinolonacetonid liegt im Rahmen der für diesen Wirkstoff in der Literatur beschriebenen therapeutisch üblichen Konzentration für pädiatrische Zubereitungen (0,025–0,1 %). Bei Säuglingen und Kleinkindern sollten allerdings maximal 10 % der Körperoberfläche behandelt werden. Der TIX von Triamcinolonacetonid wird mit 1,06 angegeben, wenn möglich sind in der Pädiatrie (insbesondere bei Säuglingen und Kleinkindern) Glucocorticoide mit höherem TIX (≥ 2) einzusetzen.
Die Bestandteile der Grundlage Unguentum Cordes® (Weißes Vaselin; Dickflüssiges Paraffin; Macrogolstearat 400; Glycerolmonostearat 40–55; Sorbitanmonostearat) sind in vergleichbaren Konzentrationen in Fertigarzneimitteln enthalten, die ab dem Säuglingsalter zugelassen sind.
Galenik: Wasser aufnehmende Suspensionssalbe.

Herstellung

Herstellungsparameter/Herstellungsschritte

1. Das mikrofein gepulverte Triamcinolonacetonid auf einer Wägeunterlage nach Nullstellung der Waage abwiegen und in eine mit Pistill tarierte Fantaschale überführen.
2. Etwa 10 % der notwendigen Menge Unguentum Cordes® hinzugeben und das Triamcinolonacetonid unter mehrmaligem Abschaben damit anreiben.
3. Portionsweise die restliche Menge Unguentum Cordes® hinzugeben und nach jeder Zugabe unter häufigem Abschaben mit dem Ansatz verrühren.

Abfüllung: Die Salbe wird unmittelbar nach der Herstellung abgefüllt.

Prüfung

Inprozesskontrollen

1. Nach der Einwaage des Triamcinolonacetonids wird die Wägeunterlage rückgewogen. Der angezeigte Wert darf nicht höher sein als 1,0 % der Wirkstoffmasse.
2. Die Anreibung von Triamcinolonacetonid mit Unguentum Cordes® muss homogen und frei von Agglomeraten sein.
3. Die fertige Salbe muss weiß und homogen aussehen und frei von Agglomeraten sein.

Sollergebnis der organoleptischen Prüfung: Homogene, weiße Salbe, frei von Agglomeraten.

Alternative Herstellungstechnik: Wirkstoff-Einarbeitung im automatischen Rührsystem

Herstellungsparameter/Herstellungsschritte

1. Das mikrofein gepulverte Triamcinolonacetonid auf einer Wägeunterlage nach Nullstellung der Waage abwiegen.
2. Die Bestandteile werden im Sandwich-Verfahren eingewogen, wobei der Wirkstoff als mittlere Schicht platziert wird.
3. Im automatischen Rührsystem mit geeigneten Mischparametern homogenisieren. Hierbei sind die gerätespezifischen Angaben der Hersteller zu beachten. Empfohlene Mischparameter für eine Ansatzmenge von 100 Gramm: 2 Minuten bei 1700 UpM.

Abfüllung: s. Herstellung.

Prüfung (alternative Herstellungstechnik)

Inprozesskontrollen

1. Nach der Einwaage des Triamcinolonacetonids wird die Wägeunterlage rückgewogen. Der angezeigte Wert darf nicht höher sein als 1,0 % der Wirkstoffmasse.
2. Die Spenderdose mit der fertigen Salbe wird am Boden geöffnet. Am Mischwerkzeug dürfen keine Agglomerate zu erkennen sein.
3. Die fertige Salbe muss weiß und homogen aussehen und frei von Agglomeraten sein.

Kennzeichnung (Etikett)

Das anzufertigende Rezepturarzneimittel ist gemäß § 14 ApBetrO zu kennzeichnen.

Aufbewahrungshinweise: Nicht über 25 °C aufbewahren.

Warnhinweise/besondere Vorsichtsmaßnahmen: Bei Säuglingen und Kleinkindern sollten max. 10 % der Körperoberfläche behandelt werden.

Entsorgungshinweise: Nicht ins Abwasser gelangen lassen. Wird der Hausmüll verbrannt, ist eine Entsorgung über den Hausmüll möglich, andernfalls Restbestände in die Apotheke zurückbringen.

Art der Anwendung/Gebrauchsanweisung: 1- bis 2-mal täglich auf die betroffene Körperstelle auftragen.

Sonstige Hinweise: Verschreibungspflichtig.

Zinkoxid-Salbe 10 % mit Lebertran 10 %

ZRB D03-K01

Applikationsart: dermal
Darreichungsform: (Suspensions-)Salbe
Packmittel: Spenderdose/Aluminiumtube
Laufzeit: 4 Wochen
Quelle: Neues Formularium Austriacum (NFA)

Zusammensetzung

	Ausgangsstoff	Solleinwaage	Korrekturfaktor
1	Lebertran (Typ A)	10,0 g	
2	Zinkoxid	10,0 g	✓
3	Wollwachsalkoholsalbe DAB	80,0 g	

Besondere Maßnahmen und Hinweise

Dosierung: Die Konzentrationen von Lebertran und Zinkoxid liegen im Rahmen der für diese Wirkstoffe in der Literatur beschriebenen therapeutisch üblichen Konzentration für pädiatrische Zubereitungen (bis 50 %). Sie sind in vergleichbaren Konzentrationen in Fertigarzneimitteln enthalten, die ab dem Säuglingsalter zugelassen sind. Die Bestandteile der Wollwachsalkoholsalbe DAB (Weißes Vaselin, Cetylstearylalkohol, Wollwachsalkohole) sind wie Wollwachsalkoholsalbe selbst in vergleichbaren Konzentrationen in Fertigarzneimitteln enthalten, die ab dem Säuglingsalter zugelassen sind. Allerdings können Cetylstearylalkohol und Wollwachsalkohole zu Hautreizungen führen. In Anlehnung an die Besonderheitenliste des BfArM wird folgender Warnhinweis auf dem Etikett empfohlen: „*Enthält Cetylstearylalkohol und Wollwachsalkohole. Cetylstearylalkohol und Wollwachsalkohole können örtlich begrenzte Hautreizungen (z. B. Kontaktdermatitis) hervorrufen.*"
Galenik: Wasser aufnehmende Salbe.

Herstellung

Herstellungsparameter/Herstellungsschritte

1. Zinkoxid in eine mit Pistill tarierte Fantaschale einwiegen.
2. Zinkoxid mit Lebertran unter häufigem Abschaben verreiben.
3. Wollwachsalkoholsalbe portionsweise unter häufigem Abschaben in die Suspension einarbeiten.

Abfüllung: Die Salbe wird unmittelbar nach der Herstellung abgefüllt.

Prüfung

Inprozesskontrollen

1. Die Suspension aus Zinkoxid und Lebertran muss gleichmäßig aussehen.
2. Die fertige Suspensionssalbe muss gleichmäßig aussehen.

Sollergebnis der organoleptischen Prüfung: Weiße, homogene, weiche Suspensionssalbe.

Alternative Herstellungstechnik: Wirkstoff-Einarbeitung im automatischen Rührsystem

Herstellungsparameter/Herstellungsschritte

1. Zinkoxid in eine mit Pistill tarierte Fantaschale einwiegen und unter häufigem Abschaben mit Lebertran verrühren.
2. Wollwachsalkoholsalbe und die Zink-Lebertran-Suspension im Sandwich-Verfahren in eine Spenderdose einwiegen, wobei die Zink-Lebertran-Suspension als mittlere Schicht platziert wird.
3. Im automatischen Rührsystem mit den für Salben empfohlenen Mischparametern homogenisieren. Hierbei sind die gerätespezifischen Angaben des Herstellers zu beachten.

Abfüllung: s. Herstellung.

Prüfung (alternative Herstellungstechnik)

Inprozesskontrollen

1. Die Suspension aus Zinkoxid und Lebertran muss gleichmäßig aussehen.
2. Die Spenderdose mit der fertigen Salbe wird geöffnet. Am Mischwerkzeug dürfen keine Agglomerate zu erkennen sein.
3. Die fertige Suspensionssalbe muss gleichmäßig aussehen.

Kennzeichnung (Etikett)

Das anzufertigende Rezepturarzneimittel ist gemäß § 14 ApBetrO zu kennzeichnen.

Aufbewahrungshinweise: Dicht verschlossen, nicht über 25 °C und vor Licht geschützt aufbewahren.

Warnhinweise/besondere Vorsichtsmaßnahmen: Enthält Cetylstearylalkohol und Wollwachsalkohole. Cetylstearylalkohol und Wollwachsalkohole können örtlich begrenzte Hautreizungen (z. B. Kontaktdermatitis) hervorrufen.

Entsorgungshinweise: Nicht ins Abwasser gelangen lassen. Wird der Hausmüll verbrannt, ist eine Entsorgung über den Hausmüll möglich, andernfalls Restbestände in die Apotheke zurückbringen.

Art der Anwendung/Gebrauchsanweisung: 1- bis 2-mal täglich auf die betroffenen Stellen auftragen.

Sonstige Hinweise: Apothekenpflichtig.

Glycerol 10 % in Lipo Lotio Cordes®

ZRB D02–28

Applikationsart: dermal
Darreichungsform: Emulsion
Packmittel: Weithalsglas aus Braunglas und sterile Spatel als Applikationshilfe
Laufzeit: 6 Monate
Quelle: Ichthyol-Gesellschaft

Zusammensetzung

	Ausgangsstoff	Solleinwaage	Korrekturfaktor
1	Glycerol (wasserfrei)	10,0 g	
2	Lipo Lotio Cordes®	90,0 g	

Besondere Maßnahmen und Hinweise

Dosierung: Die Konzentration von wasserfreiem Glycerol liegt im Rahmen der für diesen Wirkstoff in der Literatur beschriebenen therapeutisch üblichen Konzentration für pädiatrische Zubereitungen (Säuglinge und Kleinkinder 5–10 %, Schulkinder und Jugendliche 5–15 %), zudem ist Glycerol in Fertigarzneimitteln enthalten, die ab dem Säuglingsalter zugelassen sind.
Die Bestandteile der Grundlage Lipo Lotio Cordes® (Gereinigtes Wasser; Mittelkettige Triglyceride; Propylenglycol; Macrogolglycerolhydroxystearat; Gebleichtes Wachs; Sorbitanmonooleat; Capryl/Caprin/Myristin/Stearinsäure-Triglyceride; Sorbitanmonostearat) sind in vergleichbaren Konzentrationen in Fertigarzneimitteln enthalten, die für den Einsatz in der Pädiatrie zugelassen sind. Allerdings können Macrogolglycerolhydroxystearat, vor allem aber Propylenglycol zu Hautreizungen führen, insbesondere bei Säuglingen unter 4 Wochen. In Anlehnung an die Besonderheitenliste des BfArM wird folgender Warnhinweis auf dem Etikett empfohlen: *„Enthält Macrogolglycerolhydroxystearat und Propylenglycol. Macrogolglycerolhydroxystearat und Propylenglycol können Hautreizungen hervorrufen. Nicht bei Säuglingen unter 4 Wochen anwenden."*
Galenik: W/O-Emulsion.

Herstellung

Herstellungsparameter/Herstellungsschritte

1. Etwa 95 % der benötigten Menge an Lipo Lotio Cordes® in eine mit Pistill tarierte Fantaschale einwiegen.
2. Das wasserfreie Glycerol portionsweise zusetzen und nach jeder Zugabe unter häufigem Abschaben homogenisieren.
3. Anschließend mit Lipo Lotio Cordes® portionsweise zur Sollmenge ergänzen und unter häufigem Abschaben homogenisieren.

Abfüllung: Die Emulsion wird unmittelbar nach der Herstellung abgefüllt.

Prüfung

Inprozesskontrollen

1. Der Ansatz aus wasserfreiem Glycerol und Lipo Lotio Cordes® muss weiß und homogen aussehen.
2. Die fertige Emulsion muss weiß und homogen aussehen.

Sollergebnis der organoleptischen Prüfung: Homogene, weiße Emulsion.

Kennzeichnung (Etikett)

Das anzufertigende Rezepturarzneimittel ist gemäß § 14 ApBetrO zu kennzeichnen.

Aufbewahrungshinweise: Nicht über 25 °C aufbewahren.

Warnhinweise/besondere Vorsichtsmaßnahmen: Vor Gebrauch schütteln. Enthält Macrogolglycerolhydroxystearat und Propylenglycol. Macrogolglycerolhydroxystearat und Propylenglycol können Hautreizungen hervorrufen. Nicht bei Säuglingen unter 4 Wochen anwenden.

Entsorgungshinweise: Nicht ins Abwasser gelangen lassen. Wird der Hausmüll verbrannt, ist eine Entsorgung über den Hausmüll möglich, andernfalls Restbestände in die Apotheke zurückbringen.

Art der Anwendung/Gebrauchsanweisung: 1- bis mehrmals täglich auf die betroffene Körperstelle auftragen.

Sonstige Hinweise: Apothekenpflichtig.

Nachtkerzenöl 20 % in Lipo Lotio Cordes®

ZRB D02-27

Applikationsart: dermal
Darreichungsform: Emulsion
Packmittel: Weithalsglas aus Braunglas und sterile Spatel als Applikationshilfe
Laufzeit: 3 Monate
Quelle: Ichthyol-Gesellschaft

Zusammensetzung

	Ausgangsstoff	Solleinwaage	Korrekturfaktor
1	Nachtkerzenöl, raffiniertes	20,0 g	
2	Lipo Lotio Cordes®	80,0 g	

Besondere Maßnahmen und Hinweise

Dosierung: Die Konzentration von Nachtkerzenöl liegt im Rahmen der für diesen Wirkstoff in der Literatur beschriebenen therapeutisch üblichen Konzentration für pädiatrische Zubereitungen (5–20 %), zudem ist Nachtkerzenöl in Fertigarzneimitteln enthalten, die ab dem Säuglingsalter zugelassen sind. Aufgrund möglicher Hautreizungen sollte die Zubereitung jedoch nicht bei Säuglingen unter 4 Wochen eingesetzt werden.

Die Bestandteile der Grundlage Lipo Lotio Cordes® (Gereinigtes Wasser; Mittelkettige Triglyceride; Propylenglycol; Macrogolglycerolhydroxystearat; Gebleichtes Wachs; Sorbitanmonooleat; Capryl/Caprin/Myristin/Stearinsäure-Triglyceride; Sorbitanmonostearat) sind in vergleichbaren Konzentrationen in Fertigarzneimitteln enthalten, die für den Einsatz in der Pädiatrie zugelassen sind. Allerdings können Macrogolglycerolhydroxystearat, vor allem aber Propylenglycol zu Hautreizungen führen, insbesondere bei Säuglingen unter 4 Wochen. In Anlehnung an die Besonderheitenliste des BfArM wird folgender Warnhinweis auf dem Etikett empfohlen: *„Enthält Macrogolglycerolhydroxystearat und Propylenglycol. Macrogolglycerolhydroxystearat und Propylenglycol können Hautreizungen hervorrufen. Nicht bei Säuglingen unter 4 Wochen anwenden."*

Galenik: W/O-Emulsion.

Herstellung

Herstellungsparameter/Herstellungsschritte

1. Etwa 95 % der benötigten Menge an Lipo Lotio Cordes® in eine mit Pistill tarierte Fantaschale einwiegen.
2. Das Nachtkerzenöl portionsweise zusetzen und nach jeder Zugabe unter häufigem Abschaben homogenisieren.
3. Anschließend mit Lipo Lotio Cordes® portionsweise zur Sollmenge ergänzen und unter häufigem Abschaben homogenisieren.

Abfüllung: Die Emulsion wird unmittelbar nach der Herstellung abgefüllt.

Prüfung

Inprozesskontrollen

1. Der Ansatz aus Nachtkerzenöl und Lipo Lotio Cordes® muss weiß und homogen aussehen.
2. Die fertige Emulsion muss weiß und homogen aussehen.

Sollergebnis der organoleptischen Prüfung: Homogene, weiße Emulsion.

Kennzeichnung (Etikett)

Das anzufertigende Rezepturarzneimittel ist gemäß § 14 ApBetrO zu kennzeichnen.

Aufbewahrungshinweise: Nicht über 25 °C aufbewahren.

Warnhinweise/besondere Vorsichtsmaßnahmen: Vor Gebrauch schütteln. Enthält Macrogolglycerolhydroxystearat und Propylenglycol. Macrogolglycerolhydroxystearat und Propylenglycol können Hautreizungen hervorrufen. Nicht bei Säuglingen unter 4 Wochen anwenden.

Entsorgungshinweise: Nicht ins Abwasser gelangen lassen. Wird der Hausmüll verbrannt, ist eine Entsorgung über den Hausmüll möglich, andernfalls Restbestände in die Apotheke zurückbringen.

Art der Anwendung/Gebrauchsanweisung: 1- bis mehrmals täglich auf die betroffene Körperstelle auftragen.

Sonstige Hinweise: Apothekenpflichtig.

EMU

Polidocanol 5 % in Asche Basis® Lotio

ZRB D04-04

Applikationsart: dermal
Darreichungsform: Emulsion
Packmittel: Weithalsglas aus Braunglas und sterile Spatel als Applikationshilfe
Laufzeit: 6 Wochen
Quelle: Chiesi GmbH

Zusammensetzung

	Ausgangsstoff	Solleinwaage	Korrekturfaktor
1	Polidocanol	5,0 g	✓
2	Asche Basis® Lotio	95,0 g	

Besondere Maßnahmen und Hinweise

Dosierung: Die Konzentration von Polidocanol liegt im Rahmen der für diesen Wirkstoff in der Literatur beschriebenen therapeutisch üblichen Konzentration für pädiatrische Zubereitungen (3–10 %). Zudem ist Polidocanol in Fertigarzneimitteln enthalten, die ab dem Säuglingsalter zugelassen sind.
Die Bestandteile der Grundlage Asche Basis® Lotio (Polyethylenglycol-40-stearylether, Weißes Vaselin, Dickflüssiges Paraffin, Stearylalkohol, Dinatriumedetat, Benzylalkohol, Polyacrylsäure, Gereinigtes Wasser, Geruchskorrigens) sind in vergleichbaren Konzentrationen in Fertigarzneimitteln enthalten, die ab dem Säuglingsalter zugelassen sind. Allerdings können Stearylalkohol und Benzylalkohol zu Hautreizungen führen. In Anlehnung an die Besonderheitenliste des BfArM wird folgender Warnhinweis auf dem Etikett empfohlen: *„Enthält Stearylalkohol und Benzylalkohol. Stearylalkohol und Benzylalkohol können örtlich begrenzte Hautreizungen (z. B. Kontaktdermatitis) hervorrufen."*
Galenik: O/W-Emulsion. Da es bei den in automatischen Rührsystemen üblicherweise auftretenden Scherkräften zu einer Rheodestruktion kommt, sollte die Formulierung ausschließlich manuell hergestellt werden. Der Rezeptur dürfen keine sauer reagierenden Stoffe zugesetzt werden, da das als Konsistenzgeber in Asche Basis® Lotio enthaltene Carbomer in diesem Fall protoniert würde, wodurch sein Strukturgerüst in sich zusammenfällt und die Viskosität der Zubereitung sinkt.

Herstellung

Herstellungsparameter/Herstellungsschritte

1. Asche Basis® Lotio nach Nullstellung der Waage in eine mit Pistill tarierte Fantaschale einwiegen und auf dem Wasserbad auf ca. 40 °C erwärmen (Wasserbad auf 50 °C einstellen).
2. Das Polidocanol schmelzen und in die Asche Basis® Lotio unter ständigem Rühren einarbeiten.
3. Die Rezeptur kalt rühren.

Abfüllung: Die Lotio wird unmittelbar nach der Herstellung abgefüllt.

Prüfung

Inprozesskontrollen

1. Die erwärmte Asche Basis® Lotio soll nicht angeschmolzen sein.
2. Beim sehr dünnen Ausstreichen auf eine glatte Fläche ist die fertige Lotio glatt, mit wenigen transparenten Partikeln.
3. Unter dem Mikroskop zeigt die fertige Lotio ein geschlossenes Emulsionsbild mit Emulsionstropfen von 2–20 µm sowie transparente, teilweise kreisrunde Strukturen von 5–180 µm, die kaum von den Emulsionstropfen zu unterscheiden sind.

Sollergebnis der organoleptischen Prüfung: Milchige, homogene Emulsion.

Kennzeichnung (Etikett)

Das anzufertigende Rezepturarzneimittel ist gemäß § 14 ApBetrO zu kennzeichnen.

Aufbewahrungshinweise: Nicht über 25 °C aufbewahren.

Warnhinweise/besondere Vorsichtsmaßnahmen: Vor Gebrauch schütteln. Enthält Stearylalkohol und Benzylalkohol. Stearylalkohol und Benzylalkohol können örtlich begrenzte Hautreizungen (z. B. Kontaktdermatitis) hervorrufen.

Entsorgungshinweise: Nicht ins Abwasser gelangen lassen. Wird der Hausmüll verbrannt, ist eine Entsorgung über den Hausmüll möglich, andernfalls Restbestände in die Apotheke zurückbringen.

Art der Anwendung/Gebrauchsanweisung: 1- bis 3-mal täglich auf die betroffenen Körperstellen auftragen.

Sonstige Hinweise: Apothekenpflichtig.

Polidocanol 5 % | 10 % in Milch Cordes®

ZRB D04-21

Applikationsart: dermal
Darreichungsform: Emulsion
Packmittel: Weithalsglas aus Braunglas und sterile Spatel als Applikationshilfe
Laufzeit: 8 Wochen
Quelle: Ichthyol-Gesellschaft

Zusammensetzung

Ausgangsstoff		Solleinwaage		Korrekturfaktor
		5 %	10 %	
1	Polidocanol	5,0 g	10,0 g	
2	Milch Cordes®	95,0 g	90,0 g	

Besondere Maßnahmen und Hinweise

Dosierung: Die Konzentration von Polidocanol liegt im Rahmen der für diesen Wirkstoff in der Literatur beschriebenen therapeutisch üblichen Konzentration für pädiatrische Zubereitungen (3–10 %). Zudem ist Polidocanol in Fertigarzneimitteln enthalten, die ab dem Säuglingsalter zugelassen sind.
Die Bestandteile der Grundlage Milch Cordes® (Gereinigtes Wasser; Glycerol- und Propylenglycolfettsäureester; Macrogolether; Dickflüssiges Paraffin; Sorbinsäure; Propylenglycol; Butylhydroxytoluol; Palmitoylascorbinsäure; Glycerolmonostearat; Citronensäure) sind in vergleichbaren Konzentrationen in Fertigarzneimitteln enthalten, die für den Einsatz in der Pädiatrie zugelassen sind. Allerdings können einige der Inhaltsstoffe, vor allem Propylenglycol und seine Fettsäureester sowie Sorbinsäure und Butylhydroxytoluol, zu Hautreizungen führen, insbesondere bei Säuglingen unter 4 Wochen. In Anlehnung an die Besonderheitenliste des BfArM wird folgender Warnhinweis auf dem Etikett empfohlen: *„Enthält Butylhydroxytoluol, Sorbinsäure und Propylenglycol(fettsäureester). Butylhydroxytoluol, Sorbinsäure und Propylenglycol(fettsäureester) können Hautreizungen (z. B. Kontaktdermatitis), Reizungen der Augen und der Schleimhäute hervorrufen. Nicht bei Säuglingen unter 4 Wochen anwenden."*
Galenik: O/W-Emulsion.

Herstellung

Herstellungsparameter/Herstellungsschritte

1. Das Polidocanol wird mithilfe des Wasserbades (ca. 40 °C) erwärmt, bis es klar und flüssig ist.
2. Das Polidocanol in eine mit Pistill tarierte Fantaschale einwiegen, etwa 30 % der notwendigen Menge Milch Cordes® hinzugeben und auf dem Wasserbad unter Rühren leicht erwärmen (ca. 35–40 °C).
3. Bei Raumtemperatur portionsweise die restliche Menge Milch Cordes® hinzugeben und nach jeder Zugabe unter häufigem Abschaben mit dem Ansatz verrühren.

Abfüllung: Die Emulsion wird unmittelbar nach der Herstellung abgefüllt.

Prüfung

Inprozesskontrollen

1. Das Polidocanol muss klar und flüssig sein. Agglomerate dürfen nicht zu erkennen sein.
2. Die Anreibung von Polidocanol mit Milch Cordes® muss dickflüssig, gleichmäßig und frei von Agglomeraten sein.
3. Die fertige Emulsion muss weiß und homogen aussehen und frei von Agglomeraten sein.

Sollergebnis der organoleptischen Prüfung: Homogene, weiße Emulsion, frei von Agglomeraten.

Kennzeichnung (Etikett)

Das anzufertigende Rezepturarzneimittel ist gemäß § 14 ApBetrO zu kennzeichnen.

Aufbewahrungshinweise: Nicht über 25 °C aufbewahren.

Warnhinweise/besondere Vorsichtsmaßnahmen: Vor Gebrauch schütteln. Enthält Butylhydroxytoluol, Sorbinsäure und Propylenglycol(fettsäureester). Butylhydroxytoluol, Sorbinsäure und Propylenglycol(fettsäureester) können Hautreizungen (z. B. Kontaktdermatitis), Reizungen der Augen und der Schleimhäute hervorrufen. Nicht bei Säuglingen unter 4 Wochen anwenden.

Entsorgungshinweise: Nicht ins Abwasser gelangen lassen. Wird der Hausmüll verbrannt, ist eine Entsorgung über den Hausmüll möglich, andernfalls Restbestände in die Apotheke zurückbringen.

Art der Anwendung/Gebrauchsanweisung: 1- bis 2-mal täglich auf die betroffene Körperstelle auftragen.

Sonstige Hinweise: Apothekenpflichtig.

Triamcinolonacetonid 0,1 % in Milch Cordes®

ZRB D07-101

Applikationsart: dermal
Darreichungsform: Emulsion
Packmittel: Weithalsglas aus Braunglas und sterile Spatel als Applikationshilfe
Laufzeit: 8 Wochen
Quelle: Ichthyol-Gesellschaft

Zusammensetzung

	Ausgangsstoff	Solleinwaage	Korrekturfaktor
1	Triamcinolonacetonid (mikrofein gepulvert)	0,100 g	✓
2	Milch Cordes®	99,9 g	

Besondere Maßnahmen und Hinweise

Dosierung: Die Konzentration von Triamcinolonacetonid liegt im Rahmen der für diesen Wirkstoff in der Literatur beschriebenen therapeutisch üblichen Konzentration für pädiatrische Zubereitungen (0,025–0,1 %). Bei Säuglingen und Kleinkindern sollten allerdings maximal 10 % der Körperoberfläche behandelt werden. Der TIX von Triamcinolonacetonid wird mit 1,06 angegeben, wenn möglich sind in der Pädiatrie (insbesondere bei Säuglingen und Kleinkindern) Glucocorticoide mit höherem TIX (≥ 2) einzusetzen.
Die Bestandteile der Grundlage Milch Cordes® (Gereinigtes Wasser; Glycerol- und Propylenglycolfettsäureester; Macrogolether; Dickflüssiges Paraffin; Sorbinsäure; Propylenglycol; Butylhydroxytoluol; Palmitoylascorbinsäure; Glycerolmonostearat; Citronensäure) sind in vergleichbaren Konzentrationen in Fertigarzneimitteln enthalten, die für den Einsatz in der Pädiatrie zugelassen sind. Allerdings können einige der Inhaltsstoffe, vor allem Propylenglycol und seine Fettsäureester sowie Sorbinsäure und Butylhydroxytoluol, zu Hautreizungen führen, insbesondere bei Säuglingen unter 4 Wochen. In Anlehnung an die Besonderheitenliste des BfArM wird folgender Warnhinweis auf dem Etikett empfohlen: „*Enthält Butylhydroxytoluol, Sorbinsäure und Propylenglycol(fettsäureester). Butylhydroxytoluol, Sorbinsäure und Propylenglycol(fettsäureester) können Hautreizungen (z. B. Kontaktdermatitis), Reizungen der Augen und der Schleimhäute hervorrufen. Nicht bei Säuglingen unter 4 Wochen anwenden.*"
Galenik: O/W-Emulsion.

Herstellung

Herstellungsparameter/Herstellungsschritte

1. Das mikrofein gepulverte Triamcinolonacetonid auf einer Wägeunterlage nach Nullstellung der Waage abwiegen und in eine mit Pistill tarierte Fantaschale überführen.
2. Das Triamcinolonacetonid wird mit etwa der 2- bis 5-fachen Menge Milch Cordes® bei Raumtemperatur angerieben.
3. Portionsweise die restliche Menge Milch Cordes® hinzugeben und nach jeder Zugabe unter häufigem Abschaben mit dem Ansatz verrühren.

Abfüllung: Die Emulsion wird unmittelbar nach der Herstellung abgefüllt.

Prüfung

Inprozesskontrollen

1. Die Wägeunterlage wird rückgewogen. Der angezeigte Wert darf nicht höher sein als 1,0 % der Wirkstoffmasse.
2. Die Triamcinolonacetonid-Anreibung mit Milch Cordes® muss weiß und homogen aussehen und frei von Agglomeraten sein.
3. Die fertige Emulsion muss weiß und homogen aussehen und frei von Agglomeraten sein.

Sollergebnis der organoleptischen Prüfung: Weiße, homogene Emulsion.

Kennzeichnung (Etikett)

Das anzufertigende Rezepturarzneimittel ist gemäß § 14 ApBetrO zu kennzeichnen.

Aufbewahrungshinweise: Nicht über 25 °C aufbewahren.

Warnhinweise/besondere Vorsichtsmaßnahmen: Vor Gebrauch schütteln. Enthält Butylhydroxytoluol, Sorbinsäure und Propylenglycol(fettsäureester). Butylhydroxytoluol, Sorbinsäure und Propylenglycol(fettsäureester) können Hautreizungen (z. B. Kontaktdermatitis), Reizungen der Augen und der Schleimhäute hervorrufen. Nicht bei Säuglingen unter 4 Wochen anwenden.

Entsorgungshinweise: Nicht ins Abwasser gelangen lassen. Wird der Hausmüll verbrannt, ist eine Entsorgung über den Hausmüll möglich, andernfalls Restbestände in die Apotheke zurückbringen.

Art der Anwendung/Gebrauchsanweisung: 1- bis 2-mal täglich auf die betroffene Körperstelle auftragen.

Sonstige Hinweise: Verschreibungspflichtig.

Oralia

Suspensionen/Säfte	SUS
Lösungen	LÖS
Kapseln	KAP

Pädiatrische Aciclovir-Suspension 80 mg/ml

ZRB 025-25

Applikationsart: oral
Darreichungsform: Suspension
Packmittel: Braunglasflasche mit Kolbenpipette und Steckeinsatz
Laufzeit: 2 Monate
Quelle: Formulaire Thérapeutique Magistral (FTM)

Zusammensetzung

	Ausgangsstoff	Solleinwaage	Korrekturfaktor
1	Aciclovir (mikronisiert)	8,00 g	✓
2	Propylenglycol	2,00 g	
3	Sorbitol-Lösung 70 % (nicht kristallisierend)	50,0 g	
4	Carmellose-Natrium (400 mPa·s)	0,70 g	
5	Mikrokristalline Cellulose	0,70 g	
6	Bananen-Aroma (flüssig)	0,10 g	
7	Gereinigtes Wasser	33,6 g	

Besondere Maßnahmen und Hinweise

Dosierung: Aciclovir wird in der Pädiatrie zur Behandlung von Herpes-Simplex- und Herpes-zoster-Infektionen sowie zur Herpes-simplex-Prophylaxe bei immunsupprimierten Kindern eingesetzt. In der Literatur sind folgende Dosierschemata beschrieben.

HSV-Infektionen: 2–17 Jahre: 5-mal täglich 200 mg.

HZV-Infektionen: 2–5 Jahre: 4-mal täglich 400 mg. 6–11 Jahre: 4-mal täglich 800 mg. 12–17 Jahre: 5-mal täglich 800 mg.

Prophylaxe von HSV-Infektionen: 2–17 Jahre: 4-mal täglich 200–400 mg (als Off-Label-Use).

Galenik: 111,4 g der Zubereitung entsprechen 100 ml.
Bei unter 5-Jährigen ist die Anwendung von Propylenglycol wegen unzureichender Verstoffwechselung nicht empfohlen. Wird für ein jüngeres Kind eine Aciclovir-Rezeptur benötigt, sollte auf eine Kapselrezeptur ausgewichen werden. Ebenfalls ist auf dem deutschen Markt ein für die Pädiatrie geeignetes Fertigarzneimittel (Zovirax® Suspension zum Einnehmen) verfügbar. Bei der Verwendung von Propylenglycol in Rezepturen sieht das BfArM Warnhinweise vor, die auf das Etikett aufgebracht werden sollten. Diese finden sich unter: Kennzeichnung (Etikett).
Sorbitol kann durch Erhöhung der osmotischen Last Blähungen und Durchfall verursachen. Bei Kindern unter 6 Monaten sollte zudem das Vorliegen einer nicht diagnostizierten hereditären Fructoseintoleranz bedacht werden, da Sorbitol zu Fructose verstoffwechselt wird. Die Diagnose einer hereditären Fructoseintoleranz erfolgt in der Regel um den sechsten Lebensmonat, wenn auf Beikost umgestellt wird. Bei Kindern unter 2 Jahren sollte zudem Mikrokristalline Cellulose mit einer Korngröße von 100 µm verwendet werden, um das Risiko einer möglichen Pinozytose der Cellulosepartikel im Darm zu minimieren.

SUS

Herstellung

Herstellungsparameter/Herstellungsschritte

1. Die Dispersion aus Mikrokristalliner Cellulose und Carmellose-Natrium wird frisch hergestellt:

   35 g enthalten:

Mikrokristalline Cellulose	1,7 g
Carmellose-Natrium (400 mPa·s)	1,7 g
Gereinigtes Wasser	ad 35,0 g

   Zubereitung: Das Gereinigte Wasser in ein mit Glasstab tariertes Becherglas einwiegen. Mikrokristalline Cellulose und Carmellose-Natrium zugeben und 3 Minuten unter Rühren dispergieren, evtl. mithilfe eines Homogenisators homogenisieren.
2. Das Aciclovir in eine mit Pistill tarierte Fantaschale einwiegen.
3. Das Propylenglycol zugeben und unter mehrmaligem Abschaben das Aciclovir damit anreiben.
4. Nacheinander die Sorbitol-Lösung 70 %, die frisch hergestellte Dispersion aus Mikrokristalliner Cellulose und Carmellose-Natrium und das Bananen-Aroma zufügen und unter mehrmaligem Abschaben mit dem Ansatz verrühren.
5. Den Ansatz mit Gereinigtem Wasser bis zur Sollmenge ergänzen und homogen verrühren.

Abfüllung: Die Suspension wird unmittelbar nach der Herstellung abgefüllt.

Prüfung

Inprozesskontrollen

1. Die Dispersion aus Mikrokristalliner Cellulose und Carmellose-Natrium ist farblos und kann opaleszieren.
2. Die Anreibung aus Aciclovir und Propylenglycol ist homogen. Agglomerate sind nicht zu erkennen.
3. In der fertigen Suspension ist der Wirkstoff homogen dispergiert und leicht aufschüttelbar, größere Agglomerate sind nicht erkennbar.

Sollergebnis der organoleptischen Prüfung: Homogene, gut aufschüttelbare Suspension.

Kennzeichnung (Etikett)

Das anzufertigende Rezepturarzneimittel ist gemäß § 14 ApBetrO zu kennzeichnen.
Aufbewahrungshinweise: Bei Raumtemperatur (15–25 °C) aufbewahren.
Warnhinweise/besondere Vorsichtsmaßnahmen: Vor Gebrauch schütteln.
Enthält x mg Propylenglycol pro Dosiereinheit/Dosiervolumen entsprechend x mg/g bzw. x mg/ml (Auswahl des weiteren Warnhinweises, soweit für die pädiatrische Rezeptur als relevant erachtet).
Bei oraler/parenteraler Anwendung ≥ 1 mg/kg/Tag: Wenn Ihr Baby weniger als 4 Wochen alt ist, sprechen Sie mit Ihrem Arzt oder Apotheker, bevor Sie ihm dieses Arzneimittel geben, insbesondere, wenn Ihr Baby gleichzeitig andere Arzneimittel erhält, die Propylenglycol oder Alkohol enthalten.
Bei oraler/parenteraler Anwendung ≥ 50 mg/kg/Tag: Wenn Ihr Kind jünger als 5 Jahre ist, sprechen Sie mit Ihrem Arzt oder Apotheker, bevor Sie ihm dieses Arzneimittel geben, insbesondere, wenn Ihr Kind gleichzeitig andere Arzneimittel erhält, die Propylenglycol oder Alkohol enthalten.
Nehmen/Wenden Sie dieses Arzneimittel nicht ein/an, wenn Sie schwanger sind oder stillen, es sei denn, Ihr Arzt hat es Ihnen empfohlen. Ihr Arzt führt möglicherweise zusätzliche Untersuchungen durch, während Sie dieses Arzneimittel einnehmen/anwenden.
Nehmen/Wenden Sie dieses Arzneimittel nicht ein/an, wenn Sie an einer Leber- oder Nierenerkrankung leiden, es sei denn, Ihr Arzt hat es Ihnen empfohlen. Ihr Arzt führt möglicherweise zusätzliche Untersuchungen durch, während Sie dieses Arzneimittel einnehmen/anwenden.
Bei oraler/parenteraler Anwendung ≥ 500 mg/kg/Tag: Das in diesem Arzneimittel enthaltene Propylenglycol kann die gleichen Wirkungen haben wie der Konsum von Alkohol und kann die Wahrscheinlichkeit für das Auftreten von Nebenwirkungen erhöhen.
Wenden Sie dieses Arzneimittel nicht bei Kindern unter 5 Jahren an.

Wenden Sie dieses Arzneimittel nur auf Empfehlung eines Arztes an. Ihr Arzt führt möglicherweise zusätzliche Untersuchungen durch, während Sie dieses Arzneimittel einnehmen/anwenden.

Entsorgungshinweise: Nicht ins Abwasser gelangen lassen. Wird der Hausmüll verbrannt, ist eine Entsorgung über den Hausmüll möglich, andernfalls Restbestände in die Apotheke zurückbringen.

Art der Anwendung/Gebrauchsanweisung: ...-mal täglich ... ml einnehmen.

Sonstige Hinweise: Verschreibungspflichtig.

Atenolol in SyrSpend® SF PH4 1 mg/ml | 5 mg/ml

ZRB 014-03

Applikationsart: oral
Darreichungsform: Suspension
Packmittel: Braunglasflasche mit geeigneter Volumenmarkierung und Kolbenpipette mit Steckeinsatz
Laufzeit: SyrSpend® SF PH4 flüssig/NEO Pulver: 1 mg/ml: 60 Tage; 5 mg/ml: 90 Tage; SyrSpend® SF PH4 Pulver: konzentrationsunabhängig 7 Tage
Quelle: Fagron GmbH & Co. KG

Zusammensetzung

Ausgangsstoff	Solleinwaage 1 mg/ml		Solleinwaage 5 mg/ml		Korrekturfaktor
SyrSpend® SF PH4	flüssig	NEO Pulver	flüssig	NEO Pulver	
1 Atenolol	0,100 g	0,100 g	0,500 g	0,500 g	✓
2 SyrSpend® SF PH4 flüssig, aromafrei oder mit Aroma	ad 100,0 ml		ad 100,0 ml		
3 SyrSpend® SF PH4 NEO Pulver		6,5 g		6,5 g	
4 Gereinigtes Wasser		ad 100,0 ml		ad 100,0 ml	

Besondere Maßnahmen und Hinweise

Dosierung: Atenolol wird in der Pädiatrie zur Hypertonie- und Arrhythmie-Behandlung eingesetzt. In der Literatur sind folgende Dosierschemata beschrieben:
Hypertonie: 1 Monat bis 11 Jahre: 0,5–2 mg/kg KG/d. 12–17 Jahre: 25–50 mg täglich.
Arrhythmien: 1 Monat bis 11 Jahre: 0,5–2 mg/kg KG/d. 12–17 Jahre: 50–100 mg täglich.

Galenik: Bei Kindern unter 2 Jahren wird die Verwendung des konservierungsmittelfreien Pulvers SyrSpend® SF PH4 oder des mit Kaliumsorbat konservierten Pulvers SyrSpend® SF PH4 NEO empfohlen.

Herstellung

Herstellungsparameter/Herstellungsschritte

SyrSpend® SF PH4 flüssig:

1. Die benötigte Menge SyrSpend® SF PH4 flüssig in einem geeigneten Messzylinder abmessen.
2. Das Atenolol, falls erforderlich, in einer Reibschale verreiben, bis eine einheitliche, feine Partikelgröße entstanden ist (bei mikronisierten Wirkstoffqualitäten nicht notwendig), dann auf einer geeigneten Wägeunterlage nach Nullstellung der Waage abwiegen und in eine mit Pistill tarierte Fantaschale überführen.
3. Eine kleine Menge SyrSpend® SF PH4 flüssig zugeben und das Atenolol unter mehrmaligem Abschaben damit anreiben.
4. Die restliche Menge SyrSpend® SF PH4 flüssig portionsweise zugeben und unter häufigem Abschaben mit dem Ansatz verrühren.
5. Die Suspension unmittelbar nach der Zubereitung in eine Braunglasflasche mit geeigneter Volumenmarkierung abfüllen und gegebenenfalls mit SyrSpend® SF PH4 flüssig bis zur Markierung auffüllen.

Abfüllung: s. Herstellung.

SyrSpend® SF PH4 NEO Pulver:

1. SyrSpend® SF PH4 NEO Pulver abwiegen und in eine Braunglasflasche mit geeigneter Volumenmarkierung überführen.
2. Das Atenolol, falls erforderlich, in einer Reibschale verreiben, bis eine einheitliche, feine Partikelgröße entstanden ist (bei mikronisierten Wirkstoffqualitäten nicht notwendig), auf einer geeigneten Wägeunterlage nach Nullstellung der Waage abwiegen und ebenfalls in die Braunglasflasche überführen.
3. Das Atenolol mit SyrSpend® SF PH4 NEO Pulver gut vermischen.
4. Mit Gereinigtem Wasser bis zur Volumenmarkierung auffüllen, die Flasche fest verschließen und kräftig schütteln.
5. Gegebenenfalls erneut mit Gereinigtem Wasser bis zur Markierung auffüllen und durch nochmaliges kräftiges Schütteln homogenisieren.

Abfüllung: s. Herstellung.

Prüfung

Inprozesskontrollen

1. Die Wägeunterlage wird rückgewogen. Der angezeigte Wert darf nicht höher sein als 1,0 % der Wirkstoffmasse.
2. SyrSpend® SF PH4 flüssig: Die Verreibung von Atenolol mit SyrSpend® SF PH4 flüssig ist homogen. Agglomerate dürfen nicht zu erkennen sein.
3. Die fertige Suspension muss milchig weiß aussehen, je nach verwendetem SyrSpend®-Produkt nach nichts oder nach dem eingesetzten Aroma riechen und gleichmäßig beschaffen sein. Es dürfen keine Agglomerate zu erkennen sein. Die Suspension lässt sich leicht wieder aufschütteln.

Sollergebnis der organoleptischen Prüfung: Milchig weiße, je nach verwendetem SyrSpend®-Produkt geruchlose oder nach dem eingesetzten Aroma riechende, homogene Suspension.

Kennzeichnung (Etikett)

Das anzufertigende Rezepturarzneimittel ist gemäß § 14 ApBetrO zu kennzeichnen.

Aufbewahrungshinweise: SyrSpend® SF PH4 flüssig/NEO Pulver: Nicht über 25 °C aufbewahren. SyrSpend® SF PH4 Pulver: Im Kühlschrank (bei 2–8 °C) aufbewahren.

Warnhinweise/besondere Vorsichtsmaßnahmen: Dosierhilfe nach jeder Anwendung gründlich mit lauwarmem Wasser reinigen und trocknen lassen sowie spätestens nach 7 Tagen austauschen. Vor Gebrauch schütteln.

Entsorgungshinweise: Nicht ins Abwasser gelangen lassen. Wird der Hausmüll verbrannt, ist eine Entsorgung über den Hausmüll möglich, andernfalls Restbestände in die Apotheke zurückbringen.

Art der Anwendung/Gebrauchsanweisung: ...-mal täglich ... ml einnehmen.

Sonstige Hinweise: Verschreibungspflichtig.

Captopril in SyrSpend® SF PH4 0,8 mg/ml

ZRB 014–04

Applikationsart: oral
Darreichungsform: Suspension
Packmittel: Braunglasflasche mit geeigneter Volumenmarkierung und Kolbenpipette mit Steckeinsatz
Laufzeit: SyrSpend® SF PH4 flüssig/NEO Pulver: 14 Tage. SyrSpend® SF PH4 Pulver: 7 Tage
Quelle: Fagron GmbH & Co. KG

Zusammensetzung

Ausgangsstoff		Solleinwaage		Korrektur-faktor
SyrSpend® SF PH4		flüssig	NEO Pulver	
1	Captopril	0,0800 g	0,0800 g	✓
2	SyrSpend® SF PH4 flüssig, aromafrei oder mit Aroma	ad 100,0 ml		
3	SyrSpend® SF PH4 NEO Pulver		6,5 g	
4	Gereinigtes Wasser		ad 100,0 ml	

Besondere Maßnahmen und Hinweise

Dosierung: Captopril wird in der Pädiatrie zur Hypertonie- und Herzinsuffizienz-Behandlung eingesetzt. In der Literatur sind folgende Dosierschemata beschrieben: **Hypertonie/Herzinsuffizienz:** 1–11 Monate: 0,1–0,3 mg/kg KG 2- bis 3-mal täglich, kann erhöht werden auf 4 mg/kg KG täglich, aufgeteilt in 2–3 Dosen. 1–11 Jahre: 0,1–0,3 mg/kg KG 2- bis 3-mal täglich, kann erhöht werden auf 6 mg/kg KG täglich, aufgeteilt in 2–3 Dosen.

Galenik: Bei Kindern unter 2 Jahren wird die Verwendung des konservierungsmittelfreien Pulvers SyrSpend® SF PH4 oder des mit Kaliumsorbat konservierten Pulvers SyrSpend® SF PH4 NEO empfohlen.
Als Fertigarzneimittel ist Captopril in einer Dosierung von 12,5 mg in Tablettenform auf dem deutschen Markt erhältlich. Bei älteren Kindern (ab etwa 6 Jahren) kann über einen Wechsel der Darreichungsform nachgedacht werden, sofern das Kind diesen akzeptiert.

Herstellung

Herstellungsparameter/Herstellungsschritte

SyrSpend® SF PH4 flüssig:

1. Die benötigte Menge SyrSpend® SF PH4 flüssig in einem geeigneten Messzylinder abmessen.
2. Das Captopril, falls erforderlich, in einer Reibschale verreiben, bis eine einheitliche, feine Partikelgröße entstanden ist (bei mikronisierten Wirkstoffqualitäten nicht notwendig), dann auf einer geeigneten Wägeunterlage nach Nullstellung der Waage abwiegen und in eine mit Pistill tarierte Fantaschale überführen.
3. Eine kleine Menge SyrSpend® SF PH4 flüssig zugeben und das Captopril unter mehrmaligem Abschaben damit anreiben.
4. Die restliche Menge SyrSpend® SF PH4 flüssig portionsweise zugeben und unter häufigem Abschaben mit dem Ansatz verrühren.
5. Die Suspension unmittelbar nach der Zubereitung in eine Braunglasflasche mit geeigneter Volumenmarkierung abfüllen und gegebenenfalls mit SyrSpend® SF PH4 flüssig bis zur Markierung auffüllen.

Abfüllung: s. Herstellung.

SyrSpend® SF PH4 NEO Pulver:

1. SyrSpend® SF PH4 NEO Pulver abwiegen und in eine Braunglasflasche mit geeigneter Volumenmarkierung überführen.
2. Das Captopril, falls erforderlich, in einer Reibschale verreiben, bis eine einheitliche, feine Partikelgröße entstanden ist (bei mikronisierten Wirkstoffqualitäten nicht notwendig), auf einer geeigneten Wägeunterlage nach Nullstellung der Waage abwiegen und ebenfalls in die Braunglasflasche überführen.
3. Das Captopril mit SyrSpend® SF PH4 NEO Pulver gut vermischen.
4. Mit Gereinigtem Wasser bis zur Volumenmarkierung auffüllen, die Flasche fest verschließen und kräftig schütteln.
5. Gegebenenfalls erneut mit Gereinigtem Wasser bis zur Markierung auffüllen und durch nochmaliges kräftiges Schütteln homogenisieren.

Abfüllung: s. Herstellung.

Prüfung

Inprozesskontrollen

1. Die Wägeunterlage wird rückgewogen. Der angezeigte Wert darf nicht höher sein als 1,0 % der Wirkstoffmasse.
2. SyrSpend® SF PH4 flüssig: Die Verreibung von Captopril mit SyrSpend® SF PH4 flüssig ist homogen. Agglomerate dürfen nicht zu erkennen sein.
3. Die fertige Suspension muss milchig weiß aussehen, je nach verwendetem SyrSpend®-Produkt nach nichts oder nach dem eingesetzten Aroma riechen und gleichmäßig beschaffen sein. Es dürfen keine Agglomerate zu erkennen sein. Die Suspension lässt sich leicht wieder aufschütteln.

Sollergebnis der organoleptischen Prüfung: Milchig weiße, je nach verwendetem SyrSpend®-Produkt geruchlose oder nach dem eingesetzten Aroma riechende, homogene Suspension.

Kennzeichnung (Etikett)

Das anzufertigende Rezepturarzneimittel ist gemäß § 14 ApBetrO zu kennzeichnen.

Aufbewahrungshinweise: SyrSpend® SF PH4 flüssig/NEO Pulver: nicht über 25 °C aufbewahren; SyrSpend® SF PH4 Pulver: im Kühlschrank (bei 2–8 °C) aufbewahren.

Warnhinweise/besondere Vorsichtsmaßnahmen: Dosierhilfe nach jeder Anwendung gründlich mit lauwarmem Wasser reinigen und trocknen lassen sowie spätestens nach 7 Tagen austauschen. Vor Gebrauch schütteln.

Entsorgungshinweise: Nicht ins Abwasser gelangen lassen. Wird der Hausmüll verbrannt, ist eine Entsorgung über den Hausmüll möglich, andernfalls Restbestände in die Apotheke zurückbringen.

Art der Anwendung/Gebrauchsanweisung: ...-mal täglich ... ml einnehmen.

Sonstige Hinweise: Verschreibungspflichtig.

Codeinphosphat-Saft 1,5 mg/ml

ZRB 008-01

Applikationsart: oral
Darreichungsform: Saft zur Einnahme
Packmittel: Braunglasflasche mit geeigneter Volumenmarkierung und Kolbenpipette mit Steckeinsatz
Laufzeit: 2 Monate
Quelle: Formulaire Thérapeutique Magistral (FTM)

Zusammensetzung

	Ausgangsstoff	Solleinwaage	Korrekturfaktor
1	Codeinphosphat-Hemihydrat	0,150 g	✓
2	Citronensäure (wasserfrei)	0,100 g	
3	Konserviertes Wasser DAC (NRF S.6.)	15,0 g	
4	Sorbitol-Lösung 70 % (nicht kristallisierend)	ad 124,0 g	

Besondere Maßnahmen und Hinweise

Dosierung: Codein kann zur Linderung mäßiger Schmerzen und zur Hustenreizstillung eingesetzt werden. Codein wird über CYP2D6 verstoffwechselt. Aufgrund von genetischen Variabilitäten kann es zu einer verstärkten Bildung des aktiven Metaboliten Morphin und damit zu einer Atemdepression kommen. Daher sollte immer nur die niedrigst notwendige Dosis eingesetzt werden. Der Wirkstoff Codein ist für Kinder unter 12 Jahren kontraindiziert. Eine Alternative für Kinder ab 4 Jahren bietet der Wirkstoff Dihydrocodein. Dieser besitzt eine trägere Kinetik und wird Studien zufolge nicht über CYP2D6 verstoffwechselt, wodurch die Gefahr einer Akkumulation des aktiven Morphin-Metaboliten nicht gegeben ist. Das BNF nennt kein Dosierschema mehr für Codein zur Hustenreizstillung bei Kindern. In der Literatur ist folgendes Dosierschema für die kurzzeitige Schmerzbehandlung mit Codein beschrieben:
Analgesie mäßiger Schmerzen: ≥ 12 Jahre: 30–60 mg/ED, alle 6 Stunden; max. 240 mg täglich.

Galenik: Sorbitol kann durch eine Erhöhung der osmotischen Last Blähungen und Durchfall verursachen. Bei Kindern unter 6 Monaten sollte zudem das mögliche Vorliegen einer nicht diagnostizierten hereditären Fructoseintoleranz bedacht werden, da Sorbitol zu Fructose verstoffwechselt wird. Die Diagnose einer hereditären Fructoseintoleranz erfolgt in der Regel um den sechsten Lebensmonat, wenn auf Beikost umgestellt wird.
In Konserviertem Wasser DAC sind Methyl-4-hydroxybenzoat und Propyl-4-hydroxybenzoat enthalten. Sie können in pädiatrischen Rezepturen als Konservierungsmittel eingesetzt werden. Aufgrund seines erhöhten Allergisierungspotenzials sollte Konserviertes Wasser DAC jedoch nur nach strenger Nutzen-Risiko-Abwägung eingesetzt und folgender Warnhinweis aufgenommen werden: *„Enthält Methyl-4-hydroxybenzoat und Propyl-4-hydroxybenzoat. Methyl-4-hydroxybenzoat und Propyl-4-hydroxybenzoat können Überempfindlichkeitsreaktionen, auch mit zeitlicher Verzögerung, hervorrufen."*
Alternativ zum Saft ist die Herstellung von Codein-Tropfen (ZRB 008-02) möglich. Codein ist als Fertigarzneimittel in Tropfenform erhältlich (Bronchicum® mono Codein Tropfen u. a.).

SUS

Herstellung

Herstellungsparameter/Herstellungsschritte

1. Codeinphosphat-Hemihydrat wird auf einer Wägeunterlage nach Nullstellung der Waage abgewogen.
2. Wasserfreie Citronensäure wird auf einer Wägeunterlage nach Nullstellung der Waage abgewogen.
3. In einer tarierten Braunglasflasche (= Abgabegefäß) werden Codeinphosphat-Hemihydrat und Wasserfreie Citronensäure in Konserviertem Wasser DAC durch Schütteln gelöst.
4. Anschließend wird mit Sorbitol-Lösung 70 % (nicht kristallisierend) auf die Sollmenge aufgefüllt und erneut homogenisiert.

Abfüllung: s. Herstellung.

Prüfung

Inprozesskontrollen

1. Die Wägeunterlage des Codeinphosphat-Hemihydrats wird rückgewogen. Der angezeigte Wert darf nicht höher sein als 1,0 % der Wirkstoffmasse.
2. Codeinphosphat-Hemihydrat und Wasserfreie Citronensäure sind vollständig im Konservierten Wasser DAC gelöst.
3. Der fertige Saft muss klar und frei von ungelösten Rückständen sein.

Sollergebnis der organoleptischen Prüfung: Klare, homogene Lösung.

Kennzeichnung (Etikett)

Das anzufertigende Rezepturarzneimittel ist gemäß § 14 ApBetrO zu kennzeichnen.

Aufbewahrungshinweise: Zwischen 15 °C und 25 °C aufbewahren.

Warnhinweise/besondere Vorsichtsmaßnahmen: Enthält Methyl-4-hydroxybenzoat und Propyl-4-hydroxybenzoat. Methyl-4-hydroxybenzoat und Propyl-4-hydroxybenzoat können Überempfindlichkeitsreaktionen, auch mit zeitlicher Verzögerung, hervorrufen.

Entsorgungshinweise: Nicht ins Abwasser gelangen lassen. Wird der Hausmüll verbrannt, ist eine Entsorgung über den Hausmüll möglich, andernfalls Restbestände in die Apotheke zurückbringen.

Art der Anwendung/Gebrauchsanweisung: ...-mal täglich ... ml einnehmen.

Sonstige Hinweise: Verschreibungspflichtig.

Dextromethorphanhydrobromid-Saft 1 mg/ml

ZRB 008-05

Applikationsart: oral
Darreichungsform: Saft zur Einnahme
Packmittel: Braunglasflasche mit geeigneter Volumenmarkierung und Kolbenpipette mit Steckeinsatz
Laufzeit: 2 Monate
Quelle: Formulaire Thérapeutique Magistral (FTM)

Zusammensetzung

	Ausgangsstoff	Solleinwaage	Korrektur-faktor
1	Dextromethorphanhydrobromid	0,200 g	✓
2	Sorbitol-Lösung 70 % (nicht kristallisierend)	100,0 g	
3	Saccharin-Natrium	0,40 g	
4	Citronensäure (wasserfrei)	0,30 g	
5	Kaliumsorbat	0,30 g	
6	Bananen-Aroma (flüssig)	0,64 g	
7	Konserviertes Wasser DAC (NRF S.6.)	123,760 g	

Besondere Maßnahmen und Hinweise

Dosierung: Dextromethorphan wird zur Hustenreizstillung angewendet. Für Kinder unter 6 Jahren ist der Wirkstoff kontraindiziert. In der Literatur sind folgende Dosierschemata beschrieben:
Hustenreizstillung: 6–12 Jahre: 7,7 mg/ED alle 4–6 Stunden, max. 46,2 mg täglich. ≥ 12 Jahre: 7,7–23,1 mg/ED alle 4–6 Stunden, max. 92,4 mg täglich. Bei der Dosierung des Wirkstoffs muss darauf geachtet werden, ob sich die Dosis auf die Salzform oder die freie Base bezieht.

Galenik: Sorbitol kann durch Erhöhung der osmotischen Last Blähungen und Durchfall verursachen. Bei Kindern unter 6 Monaten sollte zudem das mögliche Vorliegen einer nicht diagnostizierten hereditären Fructoseintoleranz bedacht werden, da Sorbitol zu Fructose verstoffwechselt wird. Die Diagnose einer hereditären Fructoseintoleranz erfolgt in der Regel um den sechsten Lebensmonat, wenn auf Beikost umgestellt wird.
In Konserviertem Wasser DAC sind Methyl-4-hydroxybenzoat und Propyl-4-hydroxybenzoat enthalten. Sie können in pädiatrischen Rezepturen als Konservierungsmittel eingesetzt werden. Aufgrund seines erhöhten Allergisierungspotenzials sollte es jedoch nur nach strenger Nutzen-Risiko-Abwägung eingesetzt und folgender Warnhinweis aufgenommen werden: *„Enthält Methyl-4-hydroxybenzoat und Propyl-4-hydroxybenzoat. Methyl-4-hydroxybenzoat und Propyl-4-hydroxybenzoat können Überempfindlichkeitsreaktionen, auch mit zeitlicher Verzögerung, hervorrufen."*
Für Kaliumsorbat sind laut Besonderheitenliste des BfArM bei oraler Applikation keine Warnhinweise vorgesehen.

Herstellung

Herstellungsparameter/Herstellungsschritte

1. Dextromethorphanhydrobromid wird auf einer Wägeunterlage nach Nullstellung der Waage abgewogen.
2. Saccharin-Natrium, Wasserfreie Citronensäure und Kaliumsorbat werden auf separaten Wägeunterlagen nach Nullstellung der Waage abgewogen.
3. In einer Braunglasflasche (= Abgabegefäß) wird das abgewogene Dextromethorphanhydrobromid in der Sorbitol-Lösung 70 % (nicht kristallisierend) gelöst.
4. Anschließend werden die Wasserfreie Citronensäure und das Bananenaroma ergänzt und der Ansatz homogenisiert.
5. In einem mit Glasstab tarierten Becherglas werden Kaliumsorbat und Saccharin-Natrium in einer kleinen Menge des benötigten Konservierten Wassers DAC gelöst und dem Ansatz in der Braunglasflasche hinzugefügt.
6. Anschließend wird der Ansatz mit Gereinigtem Wasser auf die Sollmenge aufgefüllt und erneut homogenisiert.

Abfüllung: s. Herstellung.

Prüfung

Inprozesskontrollen

1. Nach dem Überführen des Dextromethorphanhydrobromids in die Braunglasflasche wird die Wägeunterlage rückgewogen. Der angezeigte Wert darf nicht höher sein als 1,0 % der Wirkstoffmasse.
2. Dextromethorphanhydrobromid und die Wasserfreie Citronensäure sind vollständig in der Sorbitol-Lösung 70 % (nicht kristallisierend) gelöst.
3. Kaliumsorbat und Saccharin-Natrium sind vollständig im Konservierten Wasser DAC gelöst.
4. Der fertige Saft muss klar und frei von ungelösten Rückständen sein.

Sollergebnis der organoleptischen Prüfung: Klare, homogene Lösung.

Kennzeichnung (Etikett)

Das anzufertigende Rezepturarzneimittel ist gemäß § 14 ApBetrO zu kennzeichnen.

Aufbewahrungshinweise: Keine.

Warnhinweise/besondere Vorsichtsmaßnahmen: Enthält Methyl-4-hydroxybenzoat und Propyl-4-hydroxybenzoat. Methyl-4-hydroxybenzoat und Propyl-4-hydroxybenzoat können Überempfindlichkeitsreaktionen, auch mit zeitlicher Verzögerung, hervorrufen.

Entsorgungshinweise: Nicht ins Abwasser gelangen lassen. Wird der Hausmüll verbrannt, ist eine Entsorgung über den Hausmüll möglich, andernfalls Restbestände in die Apotheke zurückbringen.

Art der Anwendung/Gebrauchsanweisung: ...-mal täglich ... ml einnehmen.

Sonstige Hinweise: Apothekenpflichtig.

SUS

Eibischwurzelmazerat

ZRB 008-07

Applikationsart: oral
Darreichungsform: Saft zur Einnahme
Packmittel: Braunglasflasche
Laufzeit: 1 Tag
Quelle: Österreichisches Arzneibuch (ÖAB)

Zusammensetzung

	Ausgangsstoff	Solleinwaage	Korrekturfaktor
1	Eibischwurzel	5,0 g	
2	Gereinigtes Wasser	100,0 g	

Besondere Maßnahmen und Hinweise

Dosierung: Die Schleimdroge Eibisch wird zur Linderung von Reizhusten eingesetzt. Das Mazerat sollte kurz im Mund behalten werden, damit die Schleimstoffe des Eibischs Zeit haben, die Schleimhäute zu benetzen, um dadurch den Hustenreiz effizienter zu lindern.

Symptomatische Behandlung von oralen oder pharyngealen Reizungen und damit verbundenem trockenem Husten: 3–5 Jahre: bis zu 4-mal täglich 5 ml. 6–11 Jahre: 3- bis 5-mal täglich 5 ml. Bei Kindern unter 3 Jahren wird eine ärztliche Abklärung der Ursachen empfohlen.

Galenik: Als Fertigarzneimittel ist der ab einem Jahr zugelassene Phytohustil® Hustensaft (zuckerhaltig) verfügbar.

Herstellung

Herstellungsparameter/Herstellungsschritte

1. Die Eibischwurzel in ein mit Glasstab tariertes Becherglas einwiegen und mit dem Gereinigten Wasser übergießen.
2. Den Ansatz abdecken und die Droge unter wiederholtem Umrühren etwa 30 Minuten lang extrahieren, anschließend filtrieren und leicht abpressen.
3. Den Auszug mit Gereinigtem Wasser auf die Sollmenge ergänzen und kurz aufkochen.

Abfüllung: Die Flüssigkeit wird unmittelbar nach der Herstellung abgefüllt.

Prüfung

Inprozesskontrollen: Das fertige Mazerat muss hellbraun aussehen und charakteristisch riechen. Stückchen oder Fasern der Eibischwurzel dürfen im Filtrat nicht zu erkennen sein.

Sollergebnis der organoleptischen Prüfung: Hellbraune, charakteristisch riechende Flüssigkeit.

Kennzeichnung (Etikett)

Das anzufertigende Rezepturarzneimittel ist gemäß § 14 ApBetrO zu kennzeichnen.

Aufbewahrungshinweise: Dicht verschlossen, lichtgeschützt und nicht über 25 °C aufbewahren.

Warnhinweise/besondere Vorsichtsmaßnahmen: Keine.

Entsorgungshinweise: Entsorgung etwaiger Restbestände über den Hausmüll.

Art der Anwendung/Gebrauchsanweisung: ...-mal täglich 5 ml einnehmen.

Sonstige Hinweise: Freiverkäuflich.

Enalaprilmaleat in SyrSpend® SF PH4 1 mg/ml

ZRB 014-07

Applikationsart: oral

Darreichungsform: Suspension

Packmittel: Braunglasflasche mit geeigneter Volumenmarkierung und Kolbenpipette mit Steckeinsatz

Laufzeit: SyrSpend® SF PH4 flüssig/NEO Pulver: 90 Tage. SyrSpend® SF PH4 Pulver: 7 Tage

Quelle: Fagron GmbH & Co. KG

Zusammensetzung

Ausgangsstoff		Solleinwaage		Korrekturfaktor
SyrSpend® SF PH4		flüssig	NEO Pulver	
1	Enalaprilmaleat	0,100 g	0,100 g	✓
2	SyrSpend® SF PH4 flüssig, aromafrei oder mit Aroma	ad 100,0 ml		
3	SyrSpend® SF PH4 NEO Pulver		6,5 g	
4	Gereinigtes Wasser		ad 100,0 ml	

Besondere Maßnahmen und Hinweise

Dosierung: Enalapril wird in der Pädiatrie zur Hypertonie- und Herzinsuffizienzbehandlung angewendet. In der Literatur sind folgende Dosierschemata beschrieben: **Hypertonie/Herzinsuffizienz**: Neugeborene: initial 10 µg/kg KG/d in 1 ED, Steigerung möglich auf max. 500 µg/kg KG/d in 1–3 ED. 1 Monat bis 11 Jahre: initial 100 µg/kg KG/d in 1 ED, Steigerung möglich auf bis zu 1 mg/kg KG/d in 1–2 ED.

Galenik: Bei Kindern unter 2 Jahren wird die Verwendung des konservierungsmittelfreien Pulvers SyrSpend® SF PH4 oder des mit Kaliumsorbat konservierten Pulvers SyrSpend® SF PH4 NEO empfohlen. Die Herstellung kann analog mit anderen auf dem Markt verfügbaren ACE-Hemmern erfolgen. Die jeweiligen Stabilitätsdaten können bei Fagron in Erfahrung gebracht oder der ZRB entnommen werden.

Enalapril ist als Fertigarzneimittel verfügbar. Bei älteren Kindern kann eine Umstellung auf die Tablettenform versucht werden.

Herstellung

Herstellungsparameter/Herstellungsschritte

SyrSpend® SF PH4 flüssig:

1. Die benötigte Menge SyrSpend® SF PH4 flüssig in einem geeigneten Messzylinder abmessen.
2. Das Enalaprilmaleat, falls erforderlich, in einer Reibschale verreiben, bis eine einheitliche, feine Partikelgröße entstanden ist (bei mikronisierten Wirkstoffqualitäten nicht notwendig), dann auf einer geeigneten Wägeunterlage nach Nullstellung der Waage abwiegen und in eine mit Pistill tarierte Fantaschale überführen.
3. Eine kleine Menge SyrSpend® SF PH4 flüssig zugeben und das Enalaprilmaleat unter mehrmaligem Abschaben damit anreiben.
4. Die restliche Menge SyrSpend® SF PH4 flüssig portionsweise zugeben und unter häufigem Abschaben mit dem Ansatz verrühren.
5. Die Suspension unmittelbar nach der Zubereitung in eine Braunglasflasche mit geeigneter Volumenmarkierung abfüllen und gegebenenfalls mit SyrSpend® SF PH4 flüssig bis zur Markierung auffüllen.

Abfüllung: s. Herstellung.

SyrSpend® SF PH4 NEO Pulver:

1. SyrSpend® SF PH4 NEO Pulver abwiegen und in eine Braunglasflasche mit geeigneter Volumenmarkierung überführen.
2. Das Enalaprilmaleat, falls erforderlich, in einer Reibschale verreiben, bis eine einheitliche, feine Partikelgröße entstanden ist (bei mikronisierten Wirkstoffqualitäten nicht notwendig), auf einer geeigneten Wägeunterlage nach Nullstellung der Waage abwiegen und ebenfalls in die Braunglasflasche überführen.
3. Das Enalaprilmaleat mit SyrSpend® SF PH4 NEO Pulver gut vermischen.
4. Mit Gereinigtem Wasser bis zur Volumenmarkierung auffüllen, die Flasche fest verschließen und kräftig schütteln.
5. Gegebenenfalls erneut mit Gereinigtem Wasser bis zur Markierung auffüllen und durch nochmaliges kräftiges Schütteln homogenisieren.

Abfüllung: s. Herstellung.

SUS

Prüfung

Inprozesskontrollen

1. Die Wägeunterlage wird rückgewogen. Der angezeigte Wert darf nicht höher sein als 1,0 % der Wirkstoffmasse.
2. SyrSpend® SF PH4 flüssig: Die Verreibung von Enalaprilmaleat mit SyrSpend® SF PH4 flüssig ist homogen. Agglomerate dürfen nicht zu erkennen sein.
3. Die fertige Suspension muss milchig weiß aussehen, je nach verwendetem SyrSpend®-Produkt nach nichts oder nach dem eingesetzten Aroma riechen und gleichmäßig beschaffen sein. Es dürfen keine Agglomerate zu erkennen sein. Die Suspension lässt sich leicht wieder aufschütteln.

Sollergebnis der organoleptischen Prüfung: Milchig weiße, je nach verwendetem SyrSpend®-Produkt geruchlose oder nach dem eingesetzten Aroma riechende, homogene Suspension.

Kennzeichnung (Etikett)

Das anzufertigende Rezepturarzneimittel ist gemäß § 14 ApBetrO zu kennzeichnen.

Aufbewahrungshinweise: SyrSpend® SF PH4 flüssig/NEO Pulver: Nicht über 25 °C aufbewahren. SyrSpend® SF PH4 Pulver: Im Kühlschrank (bei 2–8 °C) aufbewahren.

Warnhinweise/besondere Vorsichtsmaßnahmen: Dosierhilfe nach jeder Anwendung gründlich mit lauwarmem Wasser reinigen und trocknen lassen sowie spätestens nach 7 Tagen austauschen. Vor Gebrauch schütteln.

Entsorgungshinweise: Nicht ins Abwasser gelangen lassen. Wird der Hausmüll verbrannt, ist eine Entsorgung über den Hausmüll möglich, andernfalls Restbestände in die Apotheke zurückbringen.

Art der Anwendung/Gebrauchsanweisung: ...-mal täglich ... ml einnehmen.

Sonstige Hinweise: Verschreibungspflichtig.

Furosemid in SyrSpend® SF Alka 10 mg/ml

ZRB 004–07

Applikationsart: oral
Darreichungsform: Suspension
Packmittel: Braunglasflasche mit geeigneter Volumenmarkierung und Kolbenpipette mit Steckeinsatz
Laufzeit: 7 Tage
Quelle: Fagron GmbH & Co. KG

Zusammensetzung

Ausgangsstoff		Solleinwaage	Korrekturfaktor
1	Furosemid	1,00 g	✓
2	SyrSpend® SF Alka Pulver	6,3 g	
3	Gereinigtes Wasser	ad 100,0 ml	

Besondere Maßnahmen und Hinweise

Dosierung: Furosemid wird in der Pädiatrie zur Ödemausschwemmung und bei Hypertonie angewendet. In der Literatur ist folgendes Dosierschema beschrieben:
Ödemausschwemmung/Hypertonie: 1 Monat bis 12 Jahre: 1–2 mg/kg KG/d in 2–3 ED, max. 40 mg täglich.
Galenik: Die Herstellung muss zwingend mit dem SyrSpend® SF Alka Pulver erfolgen, da das pH-Optimum von Furosemid im basischen Bereich liegt.
Weitere pädiatrisch geeignete Formulierungen sind: unkonservierte Furosemid-Lösung (NRF 26.1.), Pädiatrische Furosemid-Lösung (ZRB 004–04), Furosemid-Kapseln (ZRB 004–03).
Der Wirkstoff ist als Fertigarzneimittel Lasix® Liquidum in einer flüssigen Darreichungsform auf dem deutschen Markt verfügbar. Allerdings ist aufgrund des enthaltenen Alkohols besondere Vorsicht bei der pädiatrischen Anwendung geboten. Es besteht von Herstellerseiten eine Anwendungsbeschränkung bis zum zwölften Lebensjahr.

Herstellung

Herstellungsparameter/Herstellungsschritte

1. SyrSpend® SF Alka Pulver abwiegen und in eine Braunglasflasche mit geeigneter Volumenmarkierung überführen.
2. Das Furosemid, falls erforderlich, in einer Reibschale verreiben, bis eine einheitliche, feine Partikelgröße entstanden ist (bei mikronisierten Wirkstoffqualitäten nicht notwendig), auf einer geeigneten Wägeunterlage nach Nullstellung der Waage abwiegen und ebenfalls in die Braunglasflasche überführen.
3. Das Furosemid mit SyrSpend® SF Alka Pulver gut vermischen.
4. Mit Gereinigtem Wasser bis zur Volumenmarkierung auffüllen, die Flasche fest verschließen und kräftig schütteln.
5. Gegebenenfalls erneut mit Gereinigtem Wasser bis zur Markierung auffüllen und durch nochmaliges kräftiges Schütteln homogenisieren.

Abfüllung: s. Herstellung.

Prüfung

Inprozesskontrollen

1. Die Wägeunterlage wird rückgewogen. Der angezeigte Wert darf nicht höher sein als 1,0 % der Wirkstoffmasse.
2. Die fertige Suspension muss milchig weiß, geruchlos und gleichmäßig beschaffen sein. Es dürfen keine Agglomerate zu erkennen sein. Die Suspension lässt sich leicht wieder aufschütteln.

Sollergebnis der organoleptischen Prüfung: Milchig weiße, geruchlose, homogene Suspension.

Kennzeichnung (Etikett)

Das anzufertigende Rezepturarzneimittel ist gemäß § 14 ApBetrO zu kennzeichnen.
Aufbewahrungshinweise: Im Kühlschrank (bei 2–8 °C) aufbewahren.
Warnhinweise/besondere Vorsichtsmaßnahmen: Dosierhilfe nach jeder Anwendung gründlich mit lauwarmem Wasser reinigen und trocknen lassen. Vor Gebrauch schütteln.
Entsorgungshinweise: Nicht ins Abwasser gelangen lassen. Wird der Hausmüll verbrannt, ist eine Entsorgung über den Hausmüll möglich, andernfalls Restbestände in die Apotheke zurückbringen.
Art der Anwendung/Gebrauchsanweisung: ...-mal täglich ... ml einnehmen.
Sonstige Hinweise: Verschreibungspflichtig.

Hustensirup mit Eibisch, Spitzwegerich und Thymian

ZRB 004-K01

Applikationsart: oral
Darreichungsform: Saft zur Einnahme
Packmittel: Braunglasflasche
Laufzeit: 6 Monate
Quelle: Österreichisches Arzneibuch (ÖAB)

Zusammensetzung

Ausgangsstoff		Solleinwaage	Korrekturfaktor
1	Eibischsirup	20,0 g	
2	Spitzwegerichsirup	40,0 g	
3	Thymiansirup	40,0 g	

Besondere Maßnahmen und Hinweise

Dosierung: Die Schleimdrogen Eibisch und Spitzwegerich beruhigen die bei Husten gereizten Atemwege. Thymian mit seiner schleimlösenden Komponente erleichtert gleichzeitig das Abhusten.
Symptomatische Behandlung von oralen oder pharyngealen Reizungen und damit verbundenem Husten: 3–5 Jahre: bis zu 4-mal täglich 5 ml. 6–11 Jahre: 3- bis 5-mal 5 ml. Bei Kindern unter 3 Jahren wird eine ärztliche Abklärung der Ursachen empfohlen.

Herstellung

Herstellungsparameter/Herstellungsschritte: Den Eibischsirup, den Spitzwegerichsirup und den Thymiansirup nacheinander in ein mit Glasstab tariertes Becherglas einwiegen und mischen.
Abfüllung: Die Flüssigkeit wird unmittelbar nach der Herstellung abgefüllt.

Prüfung

Inprozesskontrollen: Der fertige Sirup muss rötlich braun und klar aussehen, eine niedrige Viskosität aufweisen und charakteristisch nach Thymol riechen.
Sollergebnis der organoleptischen Prüfung: Rötlich braune, klare, niedrig viskose Lösung mit charakteristischem Geruch nach Thymol.

Kennzeichnung (Etikett)

Das anzufertigende Rezepturarzneimittel ist gemäß § 14 ApBetrO zu kennzeichnen.
Aufbewahrungshinweise: Dicht verschlossen, lichtgeschützt und nicht über 25 °C aufbewahren.
Warnhinweise/besondere Vorsichtsmaßnahmen: Keine.
Entsorgungshinweise: Entsorgung etwaiger Restbestände über den Hausmüll.
Art der Anwendung/Gebrauchsanweisung: ...-mal täglich ... ml einnehmen.
Sonstige Hinweise: Apothekenpflichtig.

Hydrochlorothiazid in SyrSpend® SF PH4 2 mg/ml | 5 mg/ml

ZRB 004–05

Applikationsart: oral
Darreichungsform: Suspension
Packmittel: Braunglasflasche mit geeigneter Volumenmarkierung und Kolbenpipette mit Steckeinsatz
Laufzeit: SyrSpend® SF PH4 flüssig/NEO Pulver: 90 Tage. SyrSpend® SF PH4 Pulver: 7 Tage
Quelle: Fagron GmbH & Co. KG

Zusammensetzung

	Ausgangsstoff	Solleinwaage 2 mg/ml		Solleinwaage 5 mg/ml		Korrekturfaktor
	SyrSpend® SF PH4	flüssig	NEO Pulver	flüssig	NEO Pulver	
1	Hydrochlorothiazid	0,200 g	0,200 g	0,500 g	0,500 g	✓
2	SyrSpend® SF PH4 flüssig, aromafrei oder mit Aroma	ad 100,0 ml		ad 100,0 ml		
3	SyrSpend® SF PH4 NEO Pulver		6,5 g		6,5 g	
4	Gereinigtes Wasser		ad 100,0 ml		ad 100,0 ml	

Besondere Maßnahmen und Hinweise

Dosierung: Hydrochlorothiazid wird in der Pädiatrie zur Ödemausschwemmung angewendet. Weitere Indikationsgebiete in der Kinderheilkunde sind die Hypertonie und chronische Herzinsuffizienz. In der Literatur sind folgende Dosierschemata beschrieben:

Ödeme/chronische Herzinsuffizienz: < 6 Monate 2–3(–4) mg/kg KG/d in 1–2 ED, max. 37,5 mg täglich. > 6 Monate bis 12 Jahre: 1–2 mg/kg KG in 1–2 ED, max. 100 (–200) mg täglich.

Hypertonie: > 1 Monat 1–3 mg/kg KG/d in 1 ED, max. 50 mg täglich.

Galenik: Bei Kindern unter 2 Jahren wird die Verwendung des konservierungsmittelfreien Pulvers SyrSpend® SF PH4 oder des mit Kaliumsorbat konservierten Pulvers SyrSpend® SF PH4 NEO empfohlen.

Herstellung

Herstellungsparameter/Herstellungsschritte

SyrSpend® SF PH4 flüssig:

1. Die benötigte Menge SyrSpend® SF PH4 flüssig in einem geeigneten Messzylinder abmessen.
2. Das Hydrochlorothiazid, falls erforderlich, in einer Reibschale verreiben, bis eine einheitliche, feine Partikelgröße entstanden ist (bei mikronisierten Wirkstoffqualitäten nicht notwendig), dann auf einer geeigneten Wägeunterlage nach Nullstellung der Waage abwiegen und in eine mit Pistill tarierte Fantaschale überführen.
3. Eine kleine Menge SyrSpend® SF PH4 flüssig zugeben und das Hydrochlorothiazid unter mehrmaligem Abschaben damit anreiben.
4. Die restliche Menge SyrSpend® SF PH4 flüssig portionsweise zugeben und unter häufigem Abschaben mit dem Ansatz verrühren.
5. Die Suspension unmittelbar nach der Zubereitung in eine Braunglasflasche mit geeigneter Volumenmarkierung abfüllen und gegebenenfalls mit SyrSpend® SF PH4 flüssig bis zur Markierung auffüllen.

Abfüllung: s. Herstellung.

SyrSpend® SF PH4 NEO Pulver:

1. SyrSpend® SF PH4 NEO Pulver abwiegen und in eine Braunglasflasche mit geeigneter Volumenmarkierung überführen.
2. Das Hydrochlorothiazid, falls erforderlich, in einer Reibschale verreiben, bis eine einheitliche, feine Partikelgröße entstanden ist (bei mikronisierten Wirkstoffqualitäten nicht notwendig), auf einer geeigneten Wägeunterlage nach Nullstellung der Waage abwiegen und ebenfalls in die Braunglasflasche überführen.
3. Das Hydrochlorothiazid mit SyrSpend® SF PH4 NEO Pulver gut vermischen.
4. Mit Gereinigtem Wasser bis zur Volumenmarkierung auffüllen, die Flasche fest verschließen und kräftig schütteln.
5. Gegebenenfalls erneut mit Gereinigtem Wasser bis zur Markierung auffüllen und durch nochmaliges kräftiges Schütteln homogenisieren.

Abfüllung: s. Herstellung.

Prüfung

Inprozesskontrollen

1. Die Wägeunterlage wird rückgewogen. Der angezeigte Wert darf nicht höher sein als 1,0 % der Wirkstoffmasse.
2. SyrSpend® SF PH4 flüssig: Die Verreibung von Hydrochlorothiazid mit SyrSpend® SF PH4 flüssig ist homogen. Agglomerate dürfen nicht zu erkennen sein.
3. Die fertige Suspension muss milchig weiß aussehen, je nach verwendetem SyrSpend®-Produkt nach nichts oder nach dem eingesetzten Aroma riechen und gleichmäßig beschaffen sein. Es dürfen keine Agglomerate zu erkennen sein. Die Suspension lässt sich leicht wieder aufschütteln.

Sollergebnis der organoleptischen Prüfung: Milchig weiße, je nach verwendetem SyrSpend®-Produkt geruchlose oder nach dem eingesetzten Aroma riechende, homogene Suspension.

Kennzeichnung (Etikett)

Das anzufertigende Rezepturarzneimittel ist gemäß § 14 ApBetrO zu kennzeichnen.

Aufbewahrungshinweise: SyrSpend® SF PH4 flüssig/NEO Pulver: 2 mg/ml: Nicht über 25 °C aufbewahren. 5 mg/ml: Im Kühlschrank (bei 2–8 °C) aufbewahren. SyrSpend® SF PH4 Pulver: Im Kühlschrank (bei 2–8 °C) aufbewahren.

Warnhinweise/besondere Vorsichtsmaßnahmen: Dosierhilfe nach jeder Anwendung gründlich mit lauwarmem Wasser reinigen und trocknen lassen sowie spätestens nach 7 Tagen austauschen. Vor Gebrauch schütteln!

Entsorgungshinweise: Nicht ins Abwasser gelangen lassen. Wird der Hausmüll verbrannt, ist eine Entsorgung über den Hausmüll möglich, andernfalls Restbestände in die Apotheke zurückbringen.

Art der Anwendung/Gebrauchsanweisung: ...-mal täglich ... ml einnehmen.

Sonstige Hinweise: Verschreibungspflichtig.

Hydrocortison 1 mg/ml in SyrSpend® SF PH4

ZRB 010–04

Applikationsart: oral
Darreichungsform: Suspension
Packmittel: Braunglasflasche mit geeigneter Volumenmarkierung und Kolbenpipette mit Steckeinsatz
Laufzeit: SyrSpend® SF PH4 flüssig/NEO Pulver: 90 Tage. SyrSpend® SF PH4 Pulver: 7 Tage
Quelle: Fagron GmbH & Co. KG

Zusammensetzung

Ausgangsstoff		Solleinwaage		Korrekturfaktor
SyrSpend® SF PH4		flüssig	NEO Pulver	
1	Hydrocortison (mikrofein gepulvert)	0,100 g	0,100 g	✓
2	SyrSpend® SF PH4 flüssig, aromafrei oder mit Aroma	ad 100,0 ml		
3	SyrSpend® SF PH4 NEO Pulver		6,5 g	
4	Gereinigtes Wasser		ad 100,0 ml	

Besondere Maßnahmen und Hinweise

Dosierung: Hydrocortison wird in der Pädiatrie zur Substitutionstherapie einer primären und sekundären Nebennierenrindeninsuffizienz eingesetzt sowie zur Hemmtherapie eines adrenogenitalen Syndroms. Folgende Dosierschemata sind in der Literatur beschrieben:
Substitutionstherapie Nebennierenrindeninsuffizienz: Bei Kindern 10–15 mg/m² KOF/d in 2–3 ED.
Hemmtherapie adrenogenitales Syndrom: Bei Kindern 10–20 mg/m² KOF/d in 2–3 ED.
Galenik: Bei Kindern unter 2 Jahren wird die Verwendung des konservierungsmittelfreien Pulvers SyrSpend® SF PH4 oder des mit Kaliumsorbat konservierten Pulvers SyrSpend® SF PH4 NEO empfohlen. Hydrocortison ist als Fertigarzneimittel (Alkindi®) auf dem deutschen Markt erhältlich.

Herstellung

Herstellungsparameter/Herstellungsschritte

SyrSpend® SF PH4 flüssig:

1. Die benötigte Menge SyrSpend® SF PH4 flüssig in einem geeigneten Messzylinder abmessen.
2. Das Hydrocortison, falls erforderlich, in einer Reibschale verreiben, bis eine einheitliche, feine Partikelgröße entstanden ist (bei mikronisierten Wirkstoffqualitäten nicht notwendig), dann auf einer geeigneten Wägeunterlage nach Nullstellung der Waage abwiegen und in eine mit Pistill tarierte Fantaschale überführen.
3. Eine kleine Menge SyrSpend® SF PH4 flüssig zugeben und das Hydrocortison unter mehrmaligem Abschaben damit anreiben.
4. Die restliche Menge SyrSpend® SF PH4 flüssig portionsweise zugeben und unter häufigem Abschaben mit dem Ansatz verrühren.
5. Die Suspension unmittelbar nach der Zubereitung in eine Braunglasflasche mit geeigneter Volumenmarkierung abfüllen und gegebenenfalls mit SyrSpend® SF PH4 flüssig bis zur Markierung auffüllen.

Abfüllung: s. Herstellung.

SyrSpend® SF PH4 NEO Pulver:

1. SyrSpend® SF PH4 NEO Pulver abwiegen und in eine Braunglasflasche mit geeigneter Volumenmarkierung überführen.
2. Das Hydrocortison, falls erforderlich, in einer Reibschale verreiben, bis eine einheitliche, feine Partikelgröße entstanden ist (bei mikronisierten Wirkstoffqualitäten nicht notwendig), auf einer geeigneten Wägeunterlage nach Nullstellung der Waage abwiegen und ebenfalls in die Braunglasflasche überführen.
3. Das Hydrocortison mit SyrSpend® SF PH4 NEO Pulver gut vermischen.
4. Mit Gereinigtem Wasser bis zur Volumenmarkierung auffüllen, die Flasche fest verschließen und kräftig schütteln.
5. Gegebenenfalls erneut mit Gereinigtem Wasser bis zur Markierung auffüllen und durch nochmaliges kräftiges Schütteln homogenisieren.

Abfüllung: s. Herstellung.

Prüfung

Inprozesskontrollen

1. Die Wägeunterlage wird rückgewogen. Der angezeigte Wert darf nicht höher sein als 1,0 % der Wirkstoffmasse.
2. SyrSpend® SF PH4 flüssig: Die Verreibung von Hydrocortison mit SyrSpend® SF PH4 flüssig ist homogen. Agglomerate dürfen nicht zu erkennen sein.
3. Die fertige Suspension muss milchig weiß aussehen, je nach verwendetem SyrSpend®-Produkt nach nichts oder nach dem eingesetzten Aroma riechen und gleichmäßig beschaffen sein. Es dürfen keine Agglomerate zu erkennen sein. Die Suspension lässt sich leicht wieder aufschütteln.

Sollergebnis der organoleptischen Prüfung: Milchig weiße, je nach verwendetem SyrSpend®-Produkt geruchlose oder nach dem eingesetzten Aroma riechende, homogene Suspension.

Kennzeichnung (Etikett)

Das anzufertigende Rezepturarzneimittel ist gemäß § 14 ApBetrO zu kennzeichnen.

Aufbewahrungshinweise: SyrSpend® SF PH4 flüssig/NEO Pulver: Nicht über 25 °C aufbewahren. SyrSpend® SF PH4 Pulver: Im Kühlschrank (bei 2–8 °C) aufbewahren.

Warnhinweise/besondere Vorsichtsmaßnahmen: Dosierhilfe nach jeder Anwendung gründlich mit lauwarmem Wasser reinigen und trocknen lassen sowie spätestens nach 7 Tagen austauschen. Vor Gebrauch schütteln!

Entsorgungshinweise: Nicht ins Abwasser gelangen lassen. Wird der Hausmüll verbrannt, ist eine Entsorgung über den Hausmüll möglich, andernfalls Restbestände in die Apotheke zurückbringen.

Art der Anwendung/Gebrauchsanweisung: ...-mal täglich ... ml einnehmen.

Sonstige Hinweise: Verschreibungspflichtig.

Ibuprofen-Suspension 20 mg/ml | 40 mg/ml

ZRB 013-19

Applikationsart: oral
Darreichungsform: Suspension
Packmittel: Braunglasflasche mit geeigneter Volumenmarkierung und Kolbenpipette mit Steckeinsatz
Laufzeit: 2 Monate
Quelle: NRF-Rezepturhinweis

Zusammensetzung

Ausgangsstoff		Solleinwaage 20 mg/ml	Solleinwaage 40 mg/ml	Korrekturfaktor
1	Ibuprofen	2,00 g	4,00 g	✓
2	Grundlage für Suspensionen zum Einnehmen (NRF S.52.)	ad 104,20 g	ad 104,20 g	

Besondere Maßnahmen und Hinweise

Dosierung: Ibuprofen wird in der Pädiatrie zur Behandlung von Schmerzen, Fieber und rheumatischen Erkrankungen angewendet. In der Literatur sind folgende Dosierschemata beschrieben:
Schmerzen/Fieber: 3 Monate bis 12 Jahre: 7–10 mg/kg KG/ED, bis zu 3–4 ED/d, max. 30 mg/kg KG/d.
Rheumatische Erkrankungen: 6–18 Jahre: 7–10 mg/kg KG/ED, bis zu 3–4 ED/d, max. 30 mg/kg KG/d.
Galenik: 104,2 g Suspension entsprechen 100 ml.
Um eine effektive Redispersion zu gewährleisten, sollte das Primärpackmittel das doppelte Volumen der Suspension fassen. Ist der Wirkstoff nicht als Reinsubstanz verfügbar kann auf eine Herstellung aus Tabletten ausgewichen werden. Die chemische Stabilität sowohl für die Herstellung aus dem Reinstoff, wie auch den Tabletten ist für eine Laufzeit von 2 Monate nachgewiesen. Desweiterem kann eine Herstellung auf Basis der Syrspend®-Grundlagen erwogen werden. Hierbei muss beachtet werden, dass für Kinder unter 2 Jahren das konservierungsmittelfreie Pulver verwendet wird.

Die Grundlage für Suspensionen zum Einnehmen (NRF S.52.) kann normalerweise bereits vorgefertigt über die Ausgangsstoffhersteller bezogen werden. Ist dies wegen Lieferschwierigkeiten nicht möglich, kann diese auch selbst in der Apothekenrezeptur hergestellt werden. Hinweise dazu finden sich in der NRF-Vorschrift NRF S.52.
Um den ausgeprägten bitteren Geschmack des Ibuprofens zu überdecken kann der Zubereitung Erdbeer- oder Orangen-Aroma in einer Konzentration von 0,05 bis 0,2 Prozent zugesetzt werden (Bezugsquelle: z. B. Caelo).
In Anlehnung an die Analgetika-Warnhinweis-Verordnung muss folgender Hinweis auf das Etikett aufgebracht werden: *„Bei Schmerzen oder Fieber ohne ärztlichen Rat nicht länger anwenden als von der Apothekerin oder vom Apotheker empfohlen!"*
Ibuprofen ist in diversen kindergerechten Darreichungsformen auf dem deutschen Arzneimittelmarkt. Allerdings kann es immer wieder zu Lieferengpässen kommen, die eine Herstellung in der Apotheke erforderlich machen. Des Weiteren ist eine offizinelle Herstellung von Ibuprofen-Suppositorien denkbar.

Herstellung

Herstellungsparameter/Herstellungsschritte

1. Das Ibuprofen nach Nullstellung der Waage in eine mit Pistill tarierte Fantaschale einwiegen.
2. Das Ibuprofen zunächst mit wenig Grundlage für Suspensionen zum Einnehmen (NRF S.52.) anreiben, bis eine gleichmäßige Paste entstanden ist.

Die entstandene Paste bis zum Erreichen der Sollmasse unter regelmäßigem Abschaben portionsweise in so kleinen Schritten mit weiterer Grundlage für Suspensionen zum Einnehmen (NRF S.52.) verrühren, dass die entstehende Suspension immer gleichmäßig aussieht.

Abfüllung: Die Suspension wird unmittelbar nach der Zubereitung abgefüllt.

Inprozesskontrollen

1. Nach dem Anreiben von Ibuprofen mit der Grundlage für Suspensionen zum Einnehmen (NRF S.52.) ist eine homogene Paste entstanden, in der keine Pulvernester oder Agglomerate zu erkennen sind.
2. Der pH-Wert der fertigen Suspension liegt bei etwa 4,5.
3. Die fertige Suspension ist homogen und frei von Pulvernestern oder Agglomeraten.

Sollergebnis der organoleptischen Prüfung: Homogene Suspension. Pulvernester oder Agglomerate sind nicht zu erkennen.

Kennzeichnung (Etikett)

Das anzufertigende Rezepturarzneimittel ist gemäß § 14 ApBetrO zu kennzeichnen.

Aufbewahrungshinweise: Nicht über 25 °C aufbewahren.

Warnhinweise/besondere Vorsichtsmaßnahmen: Bei Schmerzen oder Fieber ohne ärztlichen Rat nicht länger anwenden als von der Apothekerin oder vom Apotheker empfohlen. Dosierhilfe nach jeder Anwendung gründlich mit lauwarmem Wasser reinigen und trocknen lassen sowie spätestens nach 7 Tagen austauschen. Vor Gebrauch kräftig schütteln.

Entsorgungshinweise: Nicht ins Abwasser gelangen lassen. Wird der Hausmüll verbrannt, ist eine Entsorgung über den Hausmüll möglich, andernfalls Restbestände in die Apotheke zurückbringen.

Art der Anwendung/Gebrauchsanweisung: ...-mal täglich ... ml einnehmen.

Sonstige Hinweise: Apothekenpflichtig.

Levothyroxin-Suspension 25 µg/ml

ZRB 038-02

Applikationsart: oral
Darreichungsform: Suspension
Packmittel: Braunglasflasche mit geeigneter Volumenmarkierung und Kolbenpipette mit Steckeinsatz
Laufzeit: 2 Wochen
Quelle: Universitätsklinikum Heidelberg

Zusammensetzung

Ausgangsstoff		Solleinwaage	Korrekturfaktor
1	L-Thyroxin 100 µg Tabletten	10 St.	
2	Glycerol (wasserfrei)	16,0 ml	
3	Gereinigtes Wasser	ad 40,0 ml	

Besondere Maßnahmen und Hinweise

Dosierung: Levothyroxin wird in der Pädiatrie zur Behandlung von angeborenen und erworbenen Hypothyreosen eingesetzt. Folgende Dosierschemata sind in der Literatur beschrieben:
Angeborene Hypothyreose: Neugeborene, Säuglinge und Kinder initial 10–15 µg/kg KG/d (für 3 Monate), dann Erhaltung mit 100–150 µg/m^2 KOF/d.
Erworbene Hypothyreose: Neugeborene und Säuglinge wie bei der angeborenen Hypothyreose, Kinder initial 12,5–50 µg täglich, schrittweise Steigerung (alle 2–4 Wochen) bis zur Erhaltungsdosis von 100–150 µg/m^2 KOF/d.
Galenik: Glycerol kann in pädiatrischen Rezepturen eingesetzt werden. Wegen seiner möglichen osmotischen Wirkung und der daraus resultierenden Reizung auf den nicht ausgereiften Magen-Darm-Trakt des Säuglings sollte die orale Anwendung auf die kleinstmögliche Menge beschränkt werden. L-Thyroxin ist als Fertigarzneimittel in Tropfenform (L-Thyroxin Henning®) auf dem deutschen Markt verfügbar.

Herstellung

Herstellungsparameter/Herstellungsschritte

1. Die L-Thyroxin-100 µg-Tabletten werden in einer mit Pistill tarierten Fantaschale vorgelegt.
2. Die Tabletten werden mit etwas Wasserfreiem Glycerol übergossen und fein zerrieben.
3. Das restliche Wasserfreie Glycerol wird dem Ansatz zugefügt und unter häufigem Abschaben homogen eingearbeitet.
4. In einem Messzylinder wird etwas Gereinigtes Wasser vorgelegt und die frisch hergestellte Levothyroxin-Suspension dazugegeben.
5. Die Fantaschale wird mehrmals mit kleinen Portionen Gereinigten Wassers ausgespült und dieses ebenfalls in den Messzylinder überführt.
6. Der Messzylinder wird mit Gereinigtem Wasser bis zum Endvolumen aufgefüllt.
7. Die Suspension wird in das Abgabegefäß überführt und kräftig geschüttelt.

Abfüllung: s. Herstellung.

Prüfung

Inprozesskontrollen

1. Die Mischung der zerkleinerten L-Thyroxin-100 µg-Tabletten und des Glycerols muss fein verrieben und gleichmäßig sein. Es dürfen keine größeren festen Bestandteile mehr zu erkennen sein.
2. Die fertige Suspension muss gleichmäßig und weiß aussehen. Agglomerate dürfen nicht zu erkennen sein.

Sollergebnis der organoleptischen Prüfung: Homogene, weiße Suspension.

Kennzeichnung (Etikett)

Das anzufertigende Rezepturarzneimittel ist gemäß § 14 ApBetrO zu kennzeichnen.

Aufbewahrungshinweise: Im Kühlschrank (bei 2–8 °C) aufbewahren. Bei Aufbewahrung bei Raumtemperatur (15–25 °C) verkürzt sich die Laufzeit auf 8 Tage.

Warnhinweise/besondere Vorsichtsmaßnahmen: Vor Gebrauch schütteln.

Entsorgungshinweise: Nicht ins Abwasser gelangen lassen. Wird der Hausmüll verbrannt, ist eine Entsorgung über den Hausmüll möglich, andernfalls Restbestände in die Apotheke zurückbringen.

Art der Anwendung/Gebrauchsanweisung: ...-mal täglich ... ml einnehmen.

Sonstige Hinweise: Verschreibungspflichtig.

Metoprololtartrat in SyrSpend® SF PH4 10 mg/ml

ZRB 014–17

Applikationsart: oral
Darreichungsform: Suspension
Packmittel: Braunglasflasche mit geeigneter Volumenmarkierung und Kolbenpipette mit Steckeinsatz
Laufzeit: SyrSpend® SF PH4 flüssig/NEO Pulver: 90 Tage. SyrSpend® SF PH4 Pulver: 7 Tage
Quelle: Fagron GmbH & Co. KG

Zusammensetzung

Ausgangsstoff		Solleinwaage		Korrekturfaktor
SyrSpend® SF PH4		flüssig	NEO Pulver	
1	Metoprololtartrat	1,00 g	1,00 g	✓
2	SyrSpend® SF PH4 flüssig, aromafrei oder mit Aroma	ad 100,0 ml		
3	SyrSpend® SF PH4 NEO Pulver		6,5 g	
4	Gereinigtes Wasser		ad 100,0 ml	

Besondere Maßnahmen und Hinweise

Dosierung: Metoprololtartrat wird in der Pädiatrie zur Hypertoniebehandlung eingesetzt. In der Literatur ist folgendes Dosierschema beschrieben:
Hypertonie: 1 Monat bis 11 Jahre: 1 mg/kg KG als 2 ED, max. 8 mg/kg KG als 2–4 ED; max. 400 mg als ED.
Galenik: Bei Kindern unter 2 Jahren wird die Verwendung des konservierungsmittelfreien Pulvers SyrSpend® SF PH4 oder des mit Kaliumsorbat konservierten Pulvers SyrSpend® SF PH4 NEO empfohlen.
Eine weitere geeignete pädiatrische Formulierung ist die Metoprololtartrat-Lösung (NRF 10.3.). Allerdings sollte bei kleineren Kindern die Suspension bevorzugt werden, da diese viskoser ist und dadurch besser geschluckt werden kann.

Herstellung

Herstellungsparameter/Herstellungsschritte

SyrSpend® SF PH4 flüssig:

1. Die benötigte Menge SyrSpend® SF PH4 flüssig in einem geeigneten Messzylinder abmessen.
2. Das Metoprololtartrat, falls erforderlich, in einer Reibschale verreiben, bis eine einheitliche, feine Partikelgröße entstanden ist (bei mikronisierten Wirkstoffqualitäten nicht notwendig), dann auf einer geeigneten Wägeunterlage nach Nullstellung der Waage abwiegen und in eine mit Pistill tarierte Fantaschale überführen.
3. Eine kleine Menge SyrSpend® SF PH4 flüssig zugeben und das Metoprololtartrat unter mehrmaligem Abschaben damit anreiben.
4. Die restliche Menge SyrSpend® SF PH4 flüssig portionsweise zugeben und unter häufigem Abschaben mit dem Ansatz verrühren.
5. Die Suspension unmittelbar nach der Zubereitung in eine Braunglasflasche mit geeigneter Volumenmarkierung abfüllen und gegebenenfalls mit SyrSpend® SF PH4 flüssig bis zur Markierung auffüllen.

Abfüllung: s. Herstellung.

SyrSpend® SF PH4 NEO Pulver:

1. SyrSpend® SF PH4 NEO Pulver abwiegen und in eine Braunglasflasche mit geeigneter Volumenmarkierung überführen.
2. Das Metoprololtartrat, falls erforderlich, in einer Reibschale verreiben, bis eine einheitliche, feine Partikelgröße entstanden ist (bei mikronisierten Wirkstoffqualitäten nicht notwendig), auf einer geeigneten Wägeunterlage nach Nullstellung der Waage abwiegen und ebenfalls in die Braunglasflasche überführen.
3. Das Metoprololtartrat mit SyrSpend® SF PH4 NEO Pulver gut vermischen.
4. Mit Gereinigtem Wasser bis zur Volumenmarkierung auffüllen, die Flasche fest verschließen und kräftig schütteln.
5. Gegebenenfalls erneut mit Gereinigtem Wasser bis zur Markierung auffüllen und durch nochmaliges kräftiges Schütteln homogenisieren.

Abfüllung: s. Herstellung.

Prüfung

Inprozesskontrollen

1. Die Wägeunterlage wird rückgewogen. Der angezeigte Wert darf nicht höher sein als 1,0 % der Wirkstoffmasse.
2. SyrSpend® SF PH4 flüssig: Die Verreibung von Metoprololtartrat mit SyrSpend® SF PH4 flüssig ist homogen. Agglomerate dürfen nicht zu erkennen sein.
3. Die fertige Suspension muss milchig weiß aussehen, je nach verwendetem SyrSpend®-Produkt nach nichts oder nach dem eingesetzten Aroma riechen und gleichmäßig beschaffen sein. Es dürfen keine Agglomerate zu erkennen sein. Die Suspension lässt sich leicht wieder aufschütteln.

Sollergebnis der organoleptischen Prüfung: Milchig weiße, je nach verwendetem SyrSpend®-Produkt geruchlose oder nach dem eingesetzten Aroma riechende, homogene Suspension.

Kennzeichnung (Etikett)

Das anzufertigende Rezepturarzneimittel ist gemäß § 14 ApBetrO zu kennzeichnen.
Aufbewahrungshinweise: SyrSpend® SF PH4 flüssig/NEO Pulver: Nicht über 25 °C aufbewahren. SyrSpend® SF PH4 Pulver: Im Kühlschrank (bei 2–8 °C) aufbewahren.
Warnhinweise/besondere Vorsichtsmaßnahmen: Dosierhilfe nach jeder Anwendung gründlich mit lauwarmem Wasser reinigen und trocknen lassen sowie spätestens nach 7 Tagen austauschen. Vor Gebrauch schütteln.
Entsorgungshinweise: Nicht ins Abwasser gelangen lassen. Wird der Hausmüll verbrannt, ist eine Entsorgung über den Hausmüll möglich, andernfalls Restbestände in die Apotheke zurückbringen.
Art der Anwendung/Gebrauchsanweisung: ...-mal täglich ... ml einnehmen.
Sonstige Hinweise: Verschreibungspflichtig.

Pädiatrische Omeprazol-Suspension 2 mg/g

ZRB 001-03

Applikationsart: oral
Darreichungsform: Suspension
Packmittel: Braunglasflasche mit kindergesichertem Schraubverschluss und Kolbenpipette mit Steckeinsatz
Laufzeit: 4 Wochen
Quelle: Formulaire Thérapeutique Magistral (FTM)

Zusammensetzung

Ausgangsstoff		Solleinwaage		Korrekturfaktor
1	Omeprazol	0,200	g	✓
2	Natriumhydrogencarbonat	8,4	g	
3	Polysorbat 80	3	Tr.	
4	Gereinigtes Wasser	ad 100,0	g	

Besondere Maßnahmen und Hinweise

Dosierung: Omeprazol wird in der Pädiatrie zur Behandlung von einer Refluxösophagitis sowie zu deren Rezidivprophylaxe angewendet. Des Weiteren kann es bei einem durch H. pylori hervorgerufenen Ulcus duodeni eingesetzt werden. In der Literatur sind folgende Dosierschemata beschrieben:
Refluxösophagitis/Rezidivprophylaxe: 1 Monat bis 1 Jahr: 700 µg/kg KG/d, kann bis auf 3 mg/kg KG/d erhöht werden, maximal 20 mg/d. 2 bis 17 Jahre (Körpergewicht 10–19 kg): 10(–20) mg 1-mal täglich. 2–17 Jahre (Körpergewicht > 20 kg): 20(–40) mg 1-mal täglich.
H. pylori-Eradikationstherapie: 1–11 Jahre: 1–2 mg/kg KG in 1 ED, max. 40 mg/ED/d.
Galenik: Die Herstellung ist ohne Erwärmen durchzuführen, da Natriumhydrogencarbonat thermolabil ist und der pH-Wert der Zubereitung sonst stark ansteigen würde. Das Gereinigte Wasser muss deshalb Raumtemperatur haben. Der verwandte Wirkstoff Esomeprazol ist als Fertigarzneimittel (Nexium® 10 mg magensaftresistentes Granulat zur Herstellung einer Suspension zum Einnehmen) auf dem deutschen Markt verfügbar.

Herstellung

Herstellungsparameter/Herstellungsschritte

1. In einem mit Glasstab tarierten Becherglas wird die benötigte Menge Natriumhydrogencarbonat in einem Großteil des Gereinigten Wassers (ca. 90 %) unter Rühren gelöst.
2. Die benötigte Menge Omeprazol wird auf einer Wägeunterlage nach Nullstellung der Waage gewogen und in das Becherglas überführt. Anschließend wird die benötigte Menge Polysorbat 80 zugegeben und der Ansatz durch Rühren homogenisiert.
3. Den Ansatz mit Gereinigtem Wasser auf die Sollmenge ergänzen und durch Rühren homogenisieren.
4. Mithilfe eines Hochleistungs-Homogenisators werden etwaige Omeprazol-Agglomerate zerteilt und die Zubereitung homogenisiert.

Abfüllung: Die Suspension wird unmittelbar nach der Herstellung abgefüllt.

Prüfung

Inprozesskontrollen

1. Beim Lösen des Natriumhydrogencarbonats ist das Gereinigte Wasser nicht wärmer als 25 °C.
2. Nach der Einwaage von Omeprazol wird die Wägeunterlage rückgewogen. Der angezeigte Wert darf nicht höher sein als 1,0 % der Wirkstoffmasse.
3. In der fertigen Suspension ist der Wirkstoff homogen dispergiert und leicht aufschüttelbar, größere Agglomerate sind nicht erkennbar.

Sollergebnis der organoleptischen Prüfung: Feine, gut aufschüttelbare Suspension weißer Feststoffpartikel.

Kennzeichnung (Etikett)

Das anzufertigende Rezepturarzneimittel ist gemäß § 14 ApBetrO zu kennzeichnen.

Aufbewahrungshinweise: Im Kühlschrank (bei 2–8 °C) aufbewahren.

Warnhinweise/besondere Vorsichtsmaßnahmen: Vor Gebrauch schütteln.

Entsorgungshinweise: Nicht ins Abwasser gelangen lassen. Wird der Hausmüll verbrannt, ist eine Entsorgung über den Hausmüll möglich, andernfalls Restbestände in die Apotheke zurückbringen.

Art der Anwendung/Gebrauchsanweisung: ...-mal täglich ... ml einnehmen.

Sonstige Hinweise: Verschreibungspflichtig. Ausnahmen möglich.

Pädiatrische Nitrofurantoin-Suspension 6 mg/ml

ZRB 006-15

Applikationsart: oral
Darreichungsform: Suspension
Packmittel: Braunglasflasche mit Kolbenpipette und Steckeinsatz
Laufzeit: 2 Monate
Quelle: Formulaire Thérapeutique Magistral (FTM)

Zusammensetzung

Ausgangsstoff		Solleinwaage	Korrekturfaktor
1	Nitrofurantoin	0,420 g	✓
2	Carmellose-Natrium (400mPa·s)	1,05 g	
3	Mikrokristalline Cellulose	1,05 g	
4	Glycerol 85 %	7,0 g	
5	Bananen-Aroma (flüssig)	0,07 g	
6	Gereinigtes Wasser	61,41 g	

Besondere Maßnahmen und Hinweise

Dosierung: Nitrofurantoin wird in der Pädiatrie zur Akuttherapie und Rezidivprophylaxe bei Harnwegsinfekten eingesetzt. In der Literatur sind folgende Dosierschemata beschrieben:

Akuttherapie: > 3 Monate bis 11 Jahre: 750 µg/kg KG in 4 ED für 3 Tage.

Rezidivprophylaxe: > 3 Monate bis 11 Jahre: 1 mg/kg KG/d in 1 ED.

Galenik: 71,0 g der Zubereitung entsprechen 70,0 ml.

Bei Kindern unter 2 Jahren sollte Mikrokristalline Cellulose mit einer Korngröße von 100 µm verwendet werden, um das Risiko einer möglichen Pinozytose der Cellulosepartikel im Darm zu minimieren. Alternativ wäre die Einarbeitung des Wirkstoffs in eine der Syrspend®-Grundlagen möglich.

Herstellung

Herstellungsparameter/Herstellungsschritte

1. Die Dispersion aus Mikrokristalliner Cellulose und Carmellose-Natrium wird frisch hergestellt:

   100 g enthalten:

Mikrokristalline Cellulose		2,0 g
Carmellose-Natrium (400 mPa·s)		2,0 g
Gereinigtes Wasser	ad	100,0 g

   Zubereitung: Das Gereinigte Wasser in ein mit Glasstab tariertes Becherglas einwiegen. Mikrokristalline Cellulose und Carmellose-Natrium zugeben und 3 Minuten unter Rühren dispergieren, evtl. mithilfe eines Homogenisators homogenisieren.
2. Die Dispersion von Mikrokristalliner Cellulose und Carmellose-Natrium, das Glycerol 85 % und das Bananen-Aroma in eine mit Pistill tarierte Fantaschale einwiegen und unter mehrmaligem Abschaben homogen verrühren.
3. Das zuvor auf einer geeigneten Wägeunterlage abgewogene Nitrofurantoin zugeben und vorsichtig in den Ansatz einarbeiten. CAVE: Übermäßiges Mischen kann die Makrokristalle von Nitrofurantoin zerstören und so zu unerwünschten Wirkungen führen.
4. Mit Gereinigtem Wasser auf die Sollmenge ergänzen und vorsichtig homogenisieren.

Abfüllung: Die Suspension wird unmittelbar nach der Herstellung abgefüllt.

Prüfung

Inprozesskontrollen

1. Die Dispersion aus Mikrokristalliner Cellulose und Carmellose-Natrium ist farblos und kann opaleszieren.
2. Der Ansatz aus der Dispersion von Mikrokristalliner Cellulose und Carmellose-Natrium, Glycerol 85 % und Bananen-Aroma ist homogen. Agglomerate sind nicht zu erkennen.
3. Die Wägeunterlage wird rückgewogen. Der angezeigte Wert darf nicht höher sein als 1,0 % der Wirkstoffmasse.
4. Die fertige Suspension ist homogen. Agglomerate sind nicht zu erkennen.

Sollergebnis der organoleptischen Prüfung: Weiße, homogene Suspension mit Geruch nach Banane.

Kennzeichnung (Etikett)

Das anzufertigende Rezepturarzneimittel ist gemäß § 14 ApBetrO zu kennzeichnen.

Aufbewahrungshinweise: Nicht über 25 °C aufbewahren.

Warnhinweise/besondere Vorsichtsmaßnahmen: Vor Gebrauch vorsichtig und langsam umschütteln.

Entsorgungshinweise: Nicht ins Abwasser gelangen lassen. Wird der Hausmüll verbrannt, ist eine Entsorgung über den Hausmüll möglich, andernfalls Restbestände in die Apotheke zurückbringen.

Art der Anwendung/Gebrauchsanweisung: ...-mal täglich ... ml einnehmen.

Sonstige Hinweise: Verschreibungspflichtig.

Paracetamol in SyrSpend® SF PH4 50 mg/ml

ZRB 013-06

Applikationsart: oral
Darreichungsform: Suspension
Packmittel: Braunglasflasche mit geeigneter Volumenmarkierung und Kolbenpipette mit Steckeinsatz
Laufzeit: SyrSpend® SF PH4 flüssig/NEO Pulver: 90 Tage. SyrSpend® SF PH4 Pulver: 7 Tage
Quelle: Fagron GmbH & Co. KG

Zusammensetzung

Ausgangsstoff		Solleinwaage		Korrekturfaktor
SyrSpend® SF PH4		flüssig	NEO Pulver	
1	Paracetamol	5,00 g	5,00 g	✓
2	SyrSpend® SF PH4 flüssig, aromafrei oder mit Aroma	ad 100,0 ml		
3	SyrSpend® SF PH4 NEO Pulver		6,5 g	
4	Gereinigtes Wasser		ad 100,0 ml	

Besondere Maßnahmen und Hinweise

Dosierung: Paracetamol wird in der Pädiatrie zur Analgesie und Antipyrese eingesetzt. Folgendes Dosierschema zur peroralen Gabe ist in der Literatur beschrieben:
Analgesie/Antipyrese: < 12 Jahre/< 43 kg: 10–15 mg/kg KG/ED, bis zu 4 ED täglich, max. 60 mg/kg KG/d.
≥ 12 Jahre/≥ 43: kg 500–1000 mg/ED, max. 4000 mg täglich. Bei einem Körpergewicht unter 50 kg sollte eine maximale Dosis von 60 mg/kg KG/d nicht überschritten werden.
Galenik: Bei Kindern unter 2 Jahren wird die Verwendung des konservierungsmittelfreien Pulvers SyrSpend® SF PH4 oder des mit Kaliumsorbat konservierten Pulvers SyrSpend® SF PH4 NEO empfohlen.

In Anlehnung an die Analgetika-Warnhinweis-Verordnung muss folgender Hinweis auf das Etikett aufgebracht werden: *Bei Schmerzen oder Fieber ohne ärztlichen Rat nicht länger anwenden als von der Apothekerin oder vom Apotheker empfohlen!* Paracetamol ist in diversen kindergerechten Darreichungsformen auf dem deutschen Arzneimittelmarkt. Allerdings kann es immer wieder zu Lieferengpässen kommen, die eine Herstellung in der Apotheke erforderlich machen. Im NRF ist zudem eine Herstellungsvorschrift für eine weitere Paracetamol-Suspension gelistet. Der im NRF aufgeführte Paracetamol-Saft ist wegen seines hohen Propylenglycol-Gehalts nicht für Kinder geeignet. Außerdem ist eine offizinelle Herstellung von Paracetamol-Suppositorien denkbar.

Herstellung

Herstellungsparameter/Herstellungsschritte

SyrSpend® SF PH4 flüssig:

1. Die benötigte Menge SyrSpend® SF PH4 flüssig in einem geeigneten Messzylinder abmessen.
2. Das Paracetamol, falls erforderlich, in einer Reibschale verreiben, bis eine einheitliche, feine Partikelgröße entstanden ist (bei mikronisierten Wirkstoffqualitäten nicht notwendig), dann auf einer geeigneten Wägeunterlage nach Nullstellung der Waage abwiegen und in eine mit Pistill tarierte Fantaschale überführen.
3. Eine kleine Menge SyrSpend® SF PH4 flüssig zugeben und das Paracetamol unter mehrmaligem Abschaben damit anreiben.
4. Die restliche Menge SyrSpend® SF PH4 flüssig portionsweise zugeben und unter häufigem Abschaben mit dem Ansatz verrühren.
5. Die Suspension unmittelbar nach der Zubereitung in eine Braunglasflasche mit geeigneter Volumenmarkierung abfüllen und gegebenenfalls mit SyrSpend® SF PH4 flüssig bis zur Markierung auffüllen.

Abfüllung: s. Herstellung.

SyrSpend® SF PH4 NEO Pulver:

1. SyrSpend® SF PH4 NEO Pulver abwiegen und in eine Braunglasflasche mit geeigneter Volumenmarkierung überführen.
2. Das Paracetamol, falls erforderlich, in einer Reibschale verreiben, bis eine einheitliche, feine Partikelgröße entstanden ist (bei mikronisierten Wirkstoffqualitäten nicht notwendig), auf einer geeigneten Wägeunterlage nach Nullstellung der Waage abwiegen und ebenfalls in die Braunglasflasche überführen.
3. Das Paracetamol mit SyrSpend® SF PH4 NEO Pulver gut vermischen.

4. Mit Gereinigtem Wasser bis zur Volumenmarkierung auffüllen, die Flasche fest verschließen und kräftig schütteln.
5. Gegebenenfalls erneut mit Gereinigtem Wasser bis zur Markierung auffüllen und durch nochmaliges kräftiges Schütteln homogenisieren.

Abfüllung: s. Herstellung.

Prüfung

Inprozesskontrollen

1. Die Wägeunterlage wird rückgewogen. Der angezeigte Wert darf nicht höher sein als 1,0 % der Wirkstoffmasse.
2. SyrSpend® SF PH4 flüssig: Die Verreibung von Paracetamol mit SyrSpend® SF PH4 flüssig ist homogen. Agglomerate dürfen nicht zu erkennen sein.
3. Die fertige Suspension muss milchig weiß aussehen, je nach verwendetem SyrSpend®-Produkt nach nichts oder nach dem eingesetzten Aroma riechen und gleichmäßig beschaffen sein. Es dürfen keine Agglomerate zu erkennen sein. Die Suspension lässt sich leicht wieder aufschütteln.

Sollergebnis der organoleptischen Prüfung: Milchig weiße, je nach verwendetem SyrSpend®-Produkt geruchlose oder nach dem eingesetzten Aroma riechende, homogene Suspension.

Kennzeichnung (Etikett)

Das anzufertigende Rezepturarzneimittel ist gemäß § 14 ApBetrO zu kennzeichnen.

Aufbewahrungshinweise: SyrSpend® SF PH4 flüssig/NEO Pulver: Nicht über 25 °C aufbewahren. SyrSpend® SF PH4 Pulver: Im Kühlschrank (bei 2–8 °C) aufbewahren.

Warnhinweise/besondere Vorsichtsmaßnahmen: Bei Schmerzen oder Fieber ohne ärztlichen Rat nicht länger anwenden als von der Apothekerin oder vom Apotheker empfohlen. Dosierhilfe nach jeder Anwendung gründlich mit lauwarmem Wasser reinigen und trocknen lassen sowie spätestens nach 7 Tagen austauschen. Vor Gebrauch schütteln.

Entsorgungshinweise: Nicht ins Abwasser gelangen lassen. Wird der Hausmüll verbrannt, ist eine Entsorgung über den Hausmüll möglich, andernfalls Restbestände in die Apotheke zurückbringen.

Art der Anwendung/Gebrauchsanweisung: ...-mal täglich ... ml einnehmen.

Sonstige Hinweise: Verschreibungspflichtig ab 200 ml.

Phenobarbital in SyrSpend® SF PH4 9 mg/ml | 15 mg/ml

ZRB 016–05

Applikationsart: oral
Darreichungsform: Suspension
Packmittel: Braunglasflasche mit geeigneter Volumenmarkierung und Kolbenpipette mit Steckeinsatz
Laufzeit: SyrSpend® SF PH4 flüssig/NEO Pulver: 90 Tage. SyrSpend® SF PH4 Pulver: 7 Tage
Quelle: Fagron GmbH & Co. KG

Zusammensetzung

	Ausgangsstoff	Solleinwaage 9 mg/ml		Solleinwaage 15 mg/ml		Korrekturfaktor
	SyrSpend® SF PH4	flüssig	NEO Pulver	flüssig	NEO Pulver	
1	Phenobarbital	0,900 g	0,900 g	1,50 g	1,50 g	✓
2	SyrSpend® SF PH4 flüssig, aromafrei oder mit Aroma	ad 100,0 ml		ad 100,0 ml		
3	SyrSpend® SF PH4 NEO Pulver		6,5 g		6,5 g	
4	Gereinigtes Wasser		ad 100,0 ml		ad 100,0 ml	

Besondere Maßnahmen und Hinweise

Dosierung: Phenobarbital wird in der Pädiatrie zur Therapie einer Epilepsie eingesetzt. In der Literatur ist folgendes Dosierschema beschrieben:
Epilepsie: 3–4 mg/kg KG/d in 2 ED.
Galenik: Bei Kindern unter 2 Jahren wird die Verwendung des konservierungsmittelfreien Pulvers SyrSpend® SF PH4 oder des mit Kaliumsorbat konservierten Pulvers SyrSpend® SF PH4 NEO empfohlen.

Herstellung

Herstellungsparameter/Herstellungsschritte

SyrSpend® SF PH4 flüssig:

1. Die benötigte Menge SyrSpend® SF PH4 flüssig in einem geeigneten Messzylinder abmessen.
2. Das Phenobarbital, falls erforderlich, in einer Reibschale verreiben, bis eine einheitliche, feine Partikelgröße entstanden ist (bei mikronisierten Wirkstoffqualitäten nicht notwendig), dann auf einer geeigneten Wägeunterlage nach Nullstellung der Waage abwiegen und in eine mit Pistill tarierte Fantaschale überführen.
3. Eine kleine Menge SyrSpend® SF PH4 flüssig zugeben und das Phenobarbital unter mehrmaligem Abschaben damit anreiben.
4. Die restliche Menge SyrSpend® SF PH4 flüssig portionsweise zugeben und unter häufigem Abschaben mit dem Ansatz verrühren.
5. Die Suspension unmittelbar nach der Zubereitung in eine Braunglasflasche mit geeigneter Volumenmarkierung abfüllen und gegebenenfalls mit SyrSpend® SF PH4 flüssig bis zur Markierung auffüllen.

Abfüllung: s. Herstellung.

SyrSpend® SF PH4 NEO Pulver:

1. SyrSpend® SF PH4 NEO Pulver abwiegen und in eine Braunglasflasche mit geeigneter Volumenmarkierung überführen.
2. Das Phenobarbital, falls erforderlich, in einer Reibschale verreiben, bis eine einheitliche, feine Partikelgröße entstanden ist (bei mikronisierten Wirkstoffqualitäten nicht notwendig), auf einer geeigneten Wägeunterlage nach Nullstellung der Waage abwiegen und ebenfalls in die Braunglasflasche überführen.
3. Das Phenobarbital mit SyrSpend® SF PH4 NEO Pulver gut vermischen.
4. Mit Gereinigtem Wasser bis zur Volumenmarkierung auffüllen, die Flasche fest verschließen und kräftig schütteln.
5. Gegebenenfalls erneut mit Gereinigtem Wasser bis zur Markierung auffüllen und durch nochmaliges kräftiges Schütteln homogenisieren.

Abfüllung: s. Herstellung.

Prüfung

Inprozesskontrollen

1. Die Wägeunterlage wird rückgewogen. Der angezeigte Wert darf nicht höher sein als 1,0 % der Wirkstoffmasse.
2. SyrSpend® SF PH4 flüssig: Die Verreibung von Phenobarbital mit SyrSpend® SF PH4 flüssig ist homogen. Agglomerate dürfen nicht zu erkennen sein.
3. Die fertige Suspension muss milchig weiß aussehen, je nach verwendetem SyrSpend®-Produkt nach nichts oder nach dem eingesetzten Aroma riechen und gleichmäßig beschaffen sein. Es dürfen keine Agglomerate zu erkennen sein. Die Suspension lässt sich leicht wieder aufschütteln.

Sollergebnis der organoleptischen Prüfung: Milchig weiße, je nach verwendetem SyrSpend®-Produkt geruchlose oder nach dem eingesetzten Aroma riechende, homogene Suspension.

SUS

Kennzeichnung (Etikett)

Das anzufertigende Rezepturarzneimittel ist gemäß § 14 ApBetrO zu kennzeichnen.

Aufbewahrungshinweise: SyrSpend® SF PH4 flüssig/NEO Pulver: 9 mg/ml: Nicht über 25 °C aufbewahren. 15 mg/ml: Im Kühlschrank (bei 2–8 °C) aufbewahren. SyrSpend® SF PH4 Pulver: Im Kühlschrank (bei 2–8 °C) aufbewahren.

Warnhinweise/besondere Vorsichtsmaßnahmen: Dosierhilfe nach jeder Anwendung gründlich mit lauwarmem Wasser reinigen und trocknen lassen sowie spätestens nach 7 Tagen austauschen. Vor Gebrauch schütteln.

Entsorgungshinweise: Nicht ins Abwasser gelangen lassen. Wird der Hausmüll verbrannt, ist eine Entsorgung über den Hausmüll möglich, andernfalls Restbestände in die Apotheke zurückbringen.

Art der Anwendung/Gebrauchsanweisung: ...-mal täglich ... ml einnehmen.

Sonstige Hinweise: Verschreibungspflichtig.

Propranololhydrochlorid in SyrSpend® SF PH4 0,5 mg/ml | 1 mg/ml | 5 mg/ml

ZRB 014–13

Applikationsartoral

Darreichungsform: Suspension

Packmittel: Braunglasflasche mit geeigneter Volumenmarkierung und Kolbenpipette mit Steckeinsatz

Laufzeit: SyrSpend® SF PH4 flüssig/NEO Pulver: 90 Tage. SyrSpend® SF PH4 Pulver: 7 Tage

Quelle: Fagron GmbH & Co. KG

Zusammensetzung

Ausgangsstoff	Solleinwaage 0,5 mg/ml		Solleinwaage 1 mg/ml		Solleinwaage 5 mg/ml		Korrekturfaktor
SyrSpend® SF PH4	flüssig	NEO Pulver	flüssig	NEO Pulver	flüssig	NEO Pulver	
1 Propranololhydrochlorid	0,0500 g	0,0500 g	0,100 g	0,100 g	0,500 g	0,500 g	✓
2 SyrSpend® SF PH4 flüssig, aromafrei oder mit Aroma	ad 100,0 ml		ad 100,0 ml		ad 100,0 ml		
3 SyrSpend® SF PH4 NEO Pulver		6,5 g		6,5 g		6,5 g	
4 Gereinigtes Wasser		ad 100,0 ml		ad 100,0 ml		ad 100,0 ml	

Besondere Maßnahmen und Hinweise

Dosierung: Propranolol wird in der Pädiatrie zur Behandlung von Hypertonie, akuten tachykarden Herzrhythmusstörungen sowie zur Migräneprophylaxe und der Therapie von proliferativen infantilen Hämangiomen eingesetzt. In der Literatur sind folgende Dosierschemata beschrieben:

Tachykardien: 0,25–0,5 mg/kg KG/d in 3–4 ED (max. 1 mg/kg KG pro Dosis, bis zu 4-mal täglich), max. 160 mg.

Hypertonie: 1 Monat bis 11 Jahre: initial 0,25–1 mg/kg KG 3-mal täglich, dann Erhöhung auf 5 mg/kg KG/d in Einzeldosen aufgeteilt.

Migräneprophylaxe: 2–11 Jahre: initial 0,2–0,5 mg/kg KG 2-mal täglich, max. 4 mg/kg KG/d.

Hämangiom: Der Therapiebeginn liegt je nach Manifestation zwischen der 5. Lebenswoche und dem 5. Monat. In der ersten Einnahmewoche wird 1 mg/kg KG/d in 2 ED gegeben, in der zweiten Woche 2 mg/kg KG/d in 2 ED. Die anschließende Erhaltungsdosis liegt bei 3 mg/kg KG/d in 2 Einzeldosen.

Galenik: Bei Kindern unter 2 Jahren wird die Verwendung des konservierungsmittelfreien Pulvers SyrSpend® SF PH4 oder des mit Kaliumsorbat konservierten Pulvers SyrSpend® SF PH4 NEO empfohlen. Ebenfalls möglich ist die Herstellung einer Propranololhydrochlorid-Lösung 1 mg/ml nach NRF 10.6. oder der Propranolol-Lösung 5 mg/ml nach NRF 11.142. Zur Behandlung von Hypertonie und Herzrhythmusstörungen werden in der Regel die niedriger dosierten Zubereitungen (0,5 und 0,1 mg/ml) eingesetzt, zur Hämangiom-Behandlung die höheren (5 mg/ml).

Zur Therapie des Hämangioms ist das Fertigarzneimittel Hemangiol® als kindgerechte Darreichungsform verfügbar.

Herstellung

Herstellungsparameter/Herstellungsschritte

SyrSpend® SF PH4 flüssig:

1. Die benötigte Menge SyrSpend® SF PH4 flüssig in einem geeigneten Messzylinder abmessen.
2. Das Propranololhydrochlorid, falls erforderlich, in einer Reibschale verreiben, bis eine einheitliche, feine Partikelgröße entstanden ist (bei mikronisierten Wirkstoffqualitäten nicht notwendig), dann auf einer geeigneten Wägeunterlage nach Nullstellung der Waage abwiegen und in eine mit Pistill tarierte Fantaschale überführen.
3. Eine kleine Menge SyrSpend® SF PH4 flüssig zugeben und das Propranololhydrochlorid unter mehrmaligem Abschaben damit anreiben.

4. Die restliche Menge SyrSpend® SF PH4 flüssig portionsweise zugeben und unter häufigem Abschaben mit dem Ansatz verrühren.
5. Die Suspension unmittelbar nach der Zubereitung in eine Braunglasflasche mit geeigneter Volumenmarkierung abfüllen und gegebenenfalls mit SyrSpend® SF PH4 flüssig bis zur Markierung auffüllen.

Abfüllung: s. Herstellung.

SyrSpend® SF PH4 Pulver:

1. SyrSpend® SF PH4 Pulver abwiegen und in eine Braunglasflasche mit geeigneter Volumenmarkierung überführen.
2. Das Propranololhydrochlorid, falls erforderlich, in einer Reibschale verreiben, bis eine einheitliche, feine Partikelgröße entstanden ist (bei mikronisierten Wirkstoffqualitäten nicht notwendig), auf einer geeigneten Wägeunterlage nach Nullstellung der Waage abwiegen und ebenfalls in die Braunglasflasche überführen.
3. Das Propranololhydrochlorid mit SyrSpend® SF PH4 Pulver gut vermischen.
4. Mit Gereinigtem Wasser bis zur Volumenmarkierung auffüllen, die Flasche fest verschließen und kräftig schütteln.
5. Gegebenenfalls erneut mit Gereinigtem Wasser bis zur Markierung auffüllen und durch nochmaliges kräftiges Schütteln homogenisieren.

Abfüllung: s. Herstellung.

Prüfung

Inprozesskontrollen

1. Die Wägeunterlage wird rückgewogen. Der angezeigte Wert darf nicht höher sein als 1,0 % der Wirkstoffmasse.
2. SyrSpend® SF PH4 flüssig: Die Verreibung von Propranololhydrochlorid mit SyrSpend® SF PH4 flüssig ist homogen. Agglomerate dürfen nicht zu erkennen sein.
3. Die fertige Suspension muss milchig weiß aussehen, je nach verwendetem SyrSpend®-Produkt nach nichts oder nach dem eingesetzten Aroma riechen und gleichmäßig beschaffen sein. Es dürfen keine Agglomerate zu erkennen sein. Die Suspension lässt sich leicht wieder aufschütteln.

Sollergebnis der organoleptischen Prüfung: Milchig weiße, je nach verwendetem SyrSpend®-Produkt geruchlose oder nach dem eingesetzten Aroma riechende, homogene Suspension.

Kennzeichnung (Etikett)

Das anzufertigende Rezepturarzneimittel ist gemäß § 14 ApBetrO zu kennzeichnen.

Aufbewahrungshinweise: SyrSpend® SF PH4 flüssig/NEO Pulver: 0,5 mg/ml und 5 mg/ml: Im Kühlschrank (bei 2–8 °C) aufbewahren. 1 mg/ml: Bei Raumtemperatur (15–25 °C) aufbewahren. SyrSpend® SF PH4 Pulver: Im Kühlschrank (bei 2–8 °C) aufbewahren.

Warnhinweise/besondere Vorsichtsmaßnahmen: Dosierhilfe nach jeder Anwendung gründlich mit lauwarmem Wasser reinigen und trocknen lassen sowie spätestens nach 7 Tagen austauschen. Vor Gebrauch schütteln.

Entsorgungshinweise: Nicht ins Abwasser gelangen lassen. Wird der Hausmüll verbrannt, ist eine Entsorgung über den Hausmüll möglich, andernfalls Restbestände in die Apotheke zurückbringen.

Art der Anwendung/Gebrauchsanweisung: ...-mal täglich ... ml einnehmen.

Sonstige Hinweise: Verschreibungspflichtig.

Rifampicin in SyrSpend® SF PH4 25 mg/ml

ZRB 006-04

Applikationsart: oral

Darreichungsform: Suspension

Packmittel: Braunglasflasche mit geeigneter Volumenmarkierung und Kolbenpipette mit Steckeinsatz

Laufzeit: SyrSpend® SF PH4 flüssig/NEO Pulver: 60 Tage. SyrSpend® SF PH4 Pulver: 7 Tage

Quelle: Fagron GmbH & Co. KG

Zusammensetzung

	Ausgangsstoff	Solleinwaage		Korrekturfaktor
	SyrSpend® SF PH4	flüssig	NEO Pulver	
1	Rifampicin	2,50 g	2,50 g	✓
2	SyrSpend® SF PH4 flüssig, aromafrei oder mit Aroma	ad 100,0 ml		
3	SyrSpend® SF PH4 NEO Pulver		6,5 g	
4	Gereinigtes Wasser		ad 100,0 ml	

Besondere Maßnahmen und Hinweise

Dosierung: Rifampicin wird in der Pädiatrie zur Behandlung der Tuberkulose und der Therapie von nicht tuberkulösen Mykobakterien eingesetzt. In der Literatur sind folgende Dosierschemata beschrieben:

Tuberkulose: < 3 Monate und < 50 kg: 15 mg/kg KG/d, max. 450 mg täglich. > 3 Monate und > 50 kg: 15 mg/kg KG, max. 600 mg täglich.

Therapie nicht tuberkulöser Mykobakterien: 6–12 Jahre: 10–20 mg/kg KG/d, bei langfristiger Therapie max. 450 mg täglich. > 12 Jahre: 10 mg/kg KG/d, max. 600 mg täglich.

Galenik: Bei Kindern unter 2 Jahren wird die Verwendung des konservierungsmittelfreien Pulvers SyrSpend® SF PH4 oder des mit Kaliumsorbat konservierten Pulvers SyrSpend® SF PH4 NEO empfohlen. Rifampicin ist als kindergerechtes Fertigarzneimittel (EREMFAT® Sirup) auf dem deutschen Markt verfügbar.

Herstellung

Herstellungsparameter/Herstellungsschritte

SyrSpend® SF PH4 flüssig:

1. Die benötigte Menge SyrSpend® SF PH4 flüssig in einem geeigneten Messzylinder abmessen.
2. Das Rifampicin, falls erforderlich, in einer Reibschale verreiben, bis eine einheitliche, feine Partikelgröße entstanden ist (bei mikronisierten Wirkstoffqualitäten nicht notwendig), dann auf einer geeigneten Wägeunterlage nach Nullstellung der Waage abwiegen und in eine mit Pistill tarierte Fantaschale überführen.
3. Eine kleine Menge SyrSpend® SF PH4 flüssig zugeben und das Rifampicin unter mehrmaligem Abschaben damit anreiben.
4. Die restliche Menge SyrSpend® SF PH4 flüssig portionsweise zugeben und unter häufigem Abschaben mit dem Ansatz verrühren.
5. Die Suspension unmittelbar nach der Zubereitung in eine Braunglasflasche mit geeigneter Volumenmarkierung abfüllen und gegebenenfalls mit SyrSpend® SF PH4 flüssig bis zur Markierung auffüllen.

Abfüllung: s. Herstellung.

SyrSpend® SF PH4 NEO Pulver:

1. SyrSpend® SF PH4 NEO Pulver abwiegen und in eine Braunglasflasche mit geeigneter Volumenmarkierung überführen.
2. Das Rifampicin, falls erforderlich, in einer Reibschale verreiben, bis eine einheitliche, feine Partikelgröße entstanden ist (bei mikronisierten Wirkstoffqualitäten nicht notwendig), auf einer geeigneten Wägeunterlage nach Nullstellung der Waage abwiegen und ebenfalls in die Braunglasflasche überführen.
3. Das Rifampicin mit SyrSpend® SF PH4 NEO Pulver gut vermischen.
4. Mit Gereinigtem Wasser bis zur Volumenmarkierung auffüllen, die Flasche fest verschließen und kräftig schütteln.
5. Gegebenenfalls erneut mit Gereinigtem Wasser bis zur Markierung auffüllen und durch nochmaliges kräftiges Schütteln homogenisieren.

Abfüllung: s. Herstellung.

Prüfung

Inprozesskontrollen

1. Die Wägeunterlage wird rückgewogen. Der angezeigte Wert darf nicht höher sein als 1,0 % der Wirkstoffmasse.
2. SyrSpend® SF PH4 flüssig: Die Verreibung von Rifampicin mit SyrSpend® SF PH4 flüssig ist homogen. Agglomerate dürfen nicht zu erkennen sein.
3. Die fertige Suspension muss milchig weiß aussehen, je nach verwendetem SyrSpend®-Produkt nach nichts oder nach dem eingesetzten Aroma riechen und gleichmäßig beschaffen sein. Es dürfen keine Agglomerate zu erkennen sein. Die Suspension lässt sich leicht wieder aufschütteln.

Sollergebnis der organoleptischen Prüfung: Milchig weiße, je nach verwendetem SyrSpend®-Produkt geruchlose oder nach dem eingesetzten Aroma riechende, homogene Suspension.

Kennzeichnung (Etikett)

Das anzufertigende Rezepturarzneimittel ist gemäß § 14 ApBetrO zu kennzeichnen.

Aufbewahrungshinweise: SyrSpend® SF PH4 flüssig/NEO Pulver: Nicht über 25 °C aufbewahren. SyrSpend® SF PH4 Pulver: Im Kühlschrank (bei 2–8 °C) aufbewahren.

Warnhinweise/besondere Vorsichtsmaßnahmen: Dosierhilfe nach jeder Anwendung gründlich mit lauwarmem Wasser reinigen und trocknen lassen sowie spätestens nach 7 Tagen austauschen. Vor Gebrauch schütteln!

Entsorgungshinweise: Nicht ins Abwasser gelangen lassen. Wird der Hausmüll verbrannt, ist eine Entsorgung über den Hausmüll möglich, andernfalls Restbestände in die Apotheke zurückbringen.

Art der Anwendung/Gebrauchsanweisung: ...-mal täglich ... ml einnehmen.

Sonstige Hinweise: Verschreibungspflichtig.

Sildenafilcitrat in SyrSpend® SF PH4 2,5 mg/ml

ZRB 014–14

Applikationsart: oral
Darreichungsform: Suspension
Packmittel: Braunglasflasche mit geeigneter Volumenmarkierung und Kolbenpipette mit Steckeinsatz
Laufzeit: SyrSpend® SF PH4 flüssig/NEO Pulver: 90 Tage. SyrSpend® SF PH4 Pulver: 7 Tage
Quelle: Fagron GmbH & Co. KG

SUS

Zusammensetzung

Ausgangsstoff		Solleinwaage		Korrekturfaktor
SyrSpend® SF PH4		flüssig	NEO Pulver	
1	Sildenafilcitrat	0,2500 g	0,2500 g	✓
2	SyrSpend® SF PH4 flüssig, aromafrei oder mit Aroma	ad 100,0 ml		
3	SyrSpend® SF PH4 NEO Pulver		6,5 g	
4	Gereinigtes Wasser		ad 100,0 ml	

Besondere Maßnahmen und Hinweise

Dosierung: Sildenafil wird in der Pädiatrie zur Therapie der pulmonalen arteriellen Hypertonie eingesetzt. In der Literatur ist folgendes Dosierschema beschrieben:
Pulmonale Hypertonie: 1–11 Monate: initial 0,2–0,5 mg/kg KG bis zum Erreichen des gewünschten Effekts, maximal 30 mg/d. 1–17 Jahre: ≤ 20 kg KG 3-mal täglich 10 mg; > 20 kg KG 3-mal täglich 20 mg. Es liegt eine pädiatrische Zulassung ab 1 Jahr für den Wirkstoff vor.
Galenik: Bei Kindern unter 2 Jahren wird die Verwendung des konservierungsmittelfreien Pulvers SyrSpend® SF PH4 oder des mit Kaliumsorbat konservierten Pulvers SyrSpend® SF PH4 NEO empfohlen.
Als kindgerechte Darreichungsform ist das Fertigarzneimittel Revatio® auf dem deutschen Markt verfügbar. Es handelt sich hierbei um ein Pulver, aus dem eine Sildena-

fil-Suspension hergestellt werden kann. Der Preis des Fertigarzneimittels liegt jedoch deutlich über dem der Rezepturherstellung. Eine weitere Möglichkeit der Herstellung wäre die Sildenafil-Suspension 10 mg/ml nach NRF 10.7.

Herstellung

Herstellungsparameter/Herstellungsschritte

SyrSpend® SF PH4 flüssig:

1. Die benötigte Menge SyrSpend® SF PH4 flüssig in einem geeigneten Messzylinder abmessen.
2. Das Sildenafilcitrat, falls erforderlich, in einer Reibschale verreiben, bis eine einheitliche, feine Partikelgröße entstanden ist (bei mikronisierten Wirkstoffqualitäten nicht notwendig), dann auf einer geeigneten Wägeunterlage nach Nullstellung der Waage abwiegen und in eine mit Pistill tarierte Fantaschale überführen.
3. Eine kleine Menge SyrSpend® SF PH4 flüssig zugeben und das Sildenafilcitrat unter mehrmaligem Abschaben damit anreiben.
4. Die restliche Menge SyrSpend® SF PH4 flüssig portionsweise zugeben und unter häufigem Abschaben mit dem Ansatz verrühren.
5. Die Suspension unmittelbar nach der Zubereitung in eine Braunglasflasche mit geeigneter Volumenmarkierung abfüllen und gegebenenfalls mit SyrSpend® SF PH4 flüssig bis zur Markierung auffüllen.

Abfüllung: s. Herstellung.

SyrSpend® SF PH4 NEO Pulver:

1. SyrSpend® SF PH4 NEO Pulver abwiegen und in eine Braunglasflasche mit geeigneter Volumenmarkierung überführen.
2. Das Sildenafilcitrat, falls erforderlich, in einer Reibschale verreiben, bis eine einheitliche, feine Partikelgröße entstanden ist (bei mikronisierten Wirkstoffqualitäten nicht notwendig), auf einer geeigneten Wägeunterlage nach Nullstellung der Waage abwiegen und ebenfalls in die Braunglasflasche überführen.
3. Das Sildenafilcitrat mit SyrSpend® SF PH4 NEO Pulver gut vermischen.
4. Mit Gereinigtem Wasser bis zur Volumenmarkierung auffüllen, die Flasche fest verschließen und kräftig schütteln.
5. Gegebenenfalls erneut mit Gereinigtem Wasser bis zur Markierung auffüllen und durch nochmaliges kräftiges Schütteln homogenisieren.

Abfüllung: s. Herstellung.

Prüfung

Inprozesskontrollen

1. Die Wägeunterlage wird rückgewogen. Der angezeigte Wert darf nicht höher sein als 1,0 % der Wirkstoffmasse.

2. SyrSpend® SF PH4 flüssig: Die Verreibung von Sildenafilcitrat mit SyrSpend® SF PH4 flüssig ist homogen. Agglomerate dürfen nicht zu erkennen sein.
3. Die fertige Suspension muss milchig weiß aussehen, je nach verwendetem SyrSpend®-Produkt nach nichts oder nach dem eingesetzten Aroma riechen und gleichmäßig beschaffen sein. Es dürfen keine Agglomerate zu erkennen sein. Die Suspension lässt sich leicht wieder aufschütteln.

Sollergebnis der organoleptischen Prüfung: Milchig weiße, je nach verwendetem SyrSpend®-Produkt geruchlose oder nach dem eingesetzten Aroma riechende, homogene Suspension.

Kennzeichnung (Etikett)

Das anzufertigende Rezepturarzneimittel ist gemäß § 14 ApBetrO zu kennzeichnen.

Aufbewahrungshinweise: SyrSpend® SF PH4 flüssig/NEO Pulver: Nicht über 25 °C aufbewahren. SyrSpend® SF PH4 Pulver: Im Kühlschrank (bei 2–8 °C) aufbewahren.

Warnhinweise/besondere Vorsichtsmaßnahmen: Dosierhilfe nach jeder Anwendung gründlich mit lauwarmem Wasser reinigen und trocknen lassen sowie spätestens nach 7 Tagen austauschen. Vor Gebrauch schütteln!

Entsorgungshinweise: Nicht ins Abwasser gelangen lassen. Wird der Hausmüll verbrannt, ist eine Entsorgung über den Hausmüll möglich, andernfalls Restbestände in die Apotheke zurückbringen.

Art der Anwendung/Gebrauchsanweisung: ...-mal täglich ... ml einnehmen.

Sonstige Hinweise: Verschreibungspflichtig.

Spironolacton in SyrSpend® SF PH4 2 mg/ml | 2,5 mg/ml | 25 mg/ml

ZRB 004-06

Applikationsart: oral
Darreichungsform: Suspension
Packmittel: Braunglasflasche mit geeigneter Volumenmarkierung und Kolbenpipette mit Steckeinsatz
Laufzeit: SyrSpend® SF PH4 flüssig/NEO Pulver: 90 Tage. SyrSpend® SF PH4 Pulver: 7 Tage
Quelle: Fagron GmbH & Co. KG

Zusammensetzung

	Ausgangsstoff	Solleinwaage 2 mg/ml		Solleinwaage 2,5 mg/ml		Solleinwaage 25 mg/ml		Korrekturfaktor
	SyrSpend® SF PH4	flüssig	NEO Pulver	flüssig	NEO Pulver	flüssig	NEO Pulver	
1	Spironolacton	0,200 g	0,200 g	0,250 g	0,250 g	2,50 g	2,50 g	✓
2	SyrSpend® SF PH4 flüssig, aromafrei oder mit Aroma	ad 100,0 ml		ad 100,0 ml		ad 100,0 ml		
3	SyrSpend® SF PH4 NEO Pulver		6,5 g		6,5 g		6,5 g	
4	Gereinigtes Wasser		ad 100,0 ml		ad 100,0 ml		ad 100,0 ml	

Besondere Maßnahmen und Hinweise

Dosierung: Spironolacton wird in der Pädiatrie zur Therapie eines primären Hyperaldosteronismus sowie zur Behandlung von Ödemen und/oder Aszites, die mit einem sekundären Hyperaldosteronismus einhergehen, eingesetzt. Des Weiteren kann es bei durch eine Herzinsuffizienz verursachten Ödemen oder einem Aszites angewendet werden. In der Literatur sind folgende Dosierschemata für Kinder beschrieben:

Primärer Hyperaldosteronismus/Ödeme und/oder Aszites bei sekundärem Hyperaldosteronismus: Initial 3 mg/kg KG/d über 5 Tage, dann Steigerung auf bis zu 9 mg/kg KG/d möglich.

Ödeme/Aszites bei Herzinsuffizienz: 1 Monat bis 11 Jahre: initial 1–3 mg/kg KG/d in 1–2 EDs, bis zu 9 mg/kg KG/d möglich bei einem resistenten Aszites.

Galenik: Bei Kindern unter 2 Jahren wird die Verwendung des konservierungsmittelfreien Pulvers SyrSpend® SF PH4 oder des mit Kaliumsorbat konservierten Pulvers SyrSpend® SF PH4 NEO empfohlen.

Herstellung

Herstellungsparameter/Herstellungsschritte

SyrSpend® SF PH4 flüssig:

1. Die benötigte Menge SyrSpend® SF PH4 flüssig in einem geeigneten Messzylinder abmessen.
2. Das Spironolacton, falls erforderlich, in einer Reibschale verreiben, bis eine einheitliche, feine Partikelgröße entstanden ist (bei mikronisierten Wirkstoffqualitäten nicht notwendig), dann auf einer geeigneten Wägeunterlage nach Nullstellung der Waage abwiegen und in eine mit Pistill tarierte Fantaschale überführen.
3. Eine kleine Menge SyrSpend® SF PH4 flüssig zugeben und das Spironolacton unter mehrmaligem Abschaben damit anreiben.
4. Die restliche Menge SyrSpend® SF PH4 flüssig portionsweise zugeben und unter häufigem Abschaben mit dem Ansatz verrühren.
5. Die Suspension unmittelbar nach der Zubereitung in eine Braunglasflasche mit geeigneter Volumenmarkierung abfüllen und gegebenenfalls mit SyrSpend® SF PH4 flüssig bis zur Markierung auffüllen.

Abfüllung: s. Herstellung.

SyrSpend® SF PH4 NEO Pulver:

1. SyrSpend® SF PH4 NEO Pulver abwiegen und in eine Braunglasflasche mit geeigneter Volumenmarkierung überführen.
2. Das Spironolacton, falls erforderlich, in einer Reibschale verreiben, bis eine einheitliche, feine Partikelgröße entstanden ist (bei mikronisierten Wirkstoffqualitäten nicht notwendig), auf einer geeigneten Wägeunterlage nach Nullstellung der Waage abwiegen und ebenfalls in die Braunglasflasche überführen.

3. Das Spironolacton mit SyrSpend® SF PH4 NEO Pulver gut vermischen.
4. Mit Gereinigtem Wasser bis zur Volumenmarkierung auffüllen, die Flasche fest verschließen und kräftig schütteln.
5. Gegebenenfalls erneut mit Gereinigtem Wasser bis zur Markierung auffüllen und durch nochmaliges kräftiges Schütteln homogenisieren.

Abfüllung: s. Herstellung.

Prüfung

Inprozesskontrollen

1. Die Wägeunterlage wird rückgewogen. Der angezeigte Wert darf nicht höher sein als 1,0 % der Wirkstoffmasse.
2. SyrSpend® SF PH4 flüssig: Die Verreibung von Spironolacton mit SyrSpend® SF PH4 flüssig ist homogen. Agglomerate dürfen nicht zu erkennen sein.
3. Die fertige Suspension muss milchig weiß aussehen, je nach verwendetem SyrSpend®-Produkt nach nichts oder nach dem eingesetzten Aroma riechen und gleichmäßig beschaffen sein. Es dürfen keine Agglomerate zu erkennen sein. Die Suspension lässt sich leicht wieder aufschütteln.

Sollergebnis der organoleptischen Prüfung: Milchig weiße, je nach verwendetem SyrSpend®-Produkt geruchlose oder nach dem eingesetzten Aroma riechende, homogene Suspension.

Kennzeichnung (Etikett)

Das anzufertigende Rezepturarzneimittel ist gemäß § 14 ApBetrO zu kennzeichnen.

Aufbewahrungshinweise: SyrSpend® SF PH4 flüssig/NEO Pulver: 2 bzw. 2,5 mg/ml: Im Kühlschrank (bei 2–8 °C) aufbewahren. 25 mg/ml: Nicht über 25 °C aufbewahren. SyrSpend® SF PH4 Pulver: Im Kühlschrank (bei 2–8 °C) aufbewahren.

Warnhinweise/besondere Vorsichtsmaßnahmen: Dosierhilfe nach jeder Anwendung gründlich mit lauwarmem Wasser reinigen und trocknen lassen sowie spätestens nach 7 Tagen austauschen. Vor Gebrauch schütteln.

Entsorgungshinweise: Nicht ins Abwasser gelangen lassen. Wird der Hausmüll verbrannt, ist eine Entsorgung über den Hausmüll möglich, andernfalls Restbestände in die Apotheke zurückbringen.

Art der Anwendung/Gebrauchsanweisung: ...-mal täglich ... ml einnehmen.

Sonstige Hinweise: Verschreibungspflichtig.

Pädiatrische Trimethoprim-Suspension 10 mg/ml

ZRB 006-17

Applikationsart: oral
Darreichungsform: Suspension
Packmittel: Braunglasflasche mit Kolbenpipette und Steckeinsatz
Laufzeit: 2 Monate
Quelle: Formulaire Thérapeutique Magistral (FTM)

Zusammensetzung

Ausgangsstoff		Solleinwaage	Korrekturfaktor
1	Trimethoprim	1,00 g	✓
2	Polysorbat 80	0,10 g	
3	Xanthangummi	0,150 g	
4	Bananen-Aroma (flüssig)	0,10 g	
5	Gereinigtes Wasser	50,0 g	
6	Sorbitol-Lösung 70 % (nicht kristallisierend)	58,65 g	

Besondere Maßnahmen und Hinweise

Dosierung: Trimethoprim wird in der Pädiatrie zur Behandlung von akuten Harnwegsinfekten sowie deren Prophylaxe angewendet. In der Literatur ist folgendes Dosierschema zur Anwendung bei Kindern beschrieben:
Akuttherapie: 4–5 Wochen: 4 mg/kg KG 2-mal täglich. 6 Wochen bis 2 Monate: 4 mg/kg KG 2-mal täglich, alternativ 25 mg 2-mal täglich. 3–5 Monate: 4 mg/kg KG 2-mal täglich, alternativ 25 mg 2-mal täglich für 3 Tage. 6 Monate bis 5 Jahre: 4 mg/kg KG 2-mal täglich für 3 Tage, alternativ 50 mg 2-mal täglich für 3 Tage. 6–11 Jahre: 4 mg/kg KG 2-mal täglich für 3 Tage, alternativ 100 mg 2-mal täglich für 3 Tage. Die maximale Einzeldosis von je 200 mg darf in keiner Altersgruppe überschritten werden.
Langzeitprophylaxe: < 12 Jahre: 2 mg/kg KG/d in 1 ED.
Galenik: 110,0 g der Zubereitung entsprechen 100,0 ml.
Sorbitol kann durch Erhöhung der osmotischen Last Blähungen und Durchfall verursachen. Bei Kindern unter 6 Monaten sollte zudem das mögliche Vorliegen einer nicht

diagnostizierten hereditären Fructoseintoleranz bedacht werden, da Sorbitol zu Fructose verstoffwechselt wird. Die Diagnose einer hereditären Fructoseintoleranz erfolgt in der Regel um den sechsten Lebensmonat, wenn auf Beikost umgestellt wird.
Es sind pädiatrisch geeignete Fertigarzneimittel (Infectotrimet® 50 bzw. 100 mg/5 ml) verfügbar.

Herstellung

Herstellungsparameter/Herstellungsschritte

1. Das Trimethoprim und das Xanthangummi in eine mit Pistill tarierte Fantaschale einwiegen und mischen.
2. Das Polysorbat 80 und etwa 20 % der benötigten Menge an Sorbitol-Lösung 70 % zugeben und das Trimethoprim sowie das Xanthangummi unter mehrmaligem Abschaben damit anreiben.
3. Das Bananen-Aroma und das Gereinigte Wasser zugeben und unter häufigem Abschaben mit dem Ansatz verrühren.
4. Den Ansatz mit Sorbitol-Lösung 70 % bis zur Sollmenge ergänzen und homogenisieren.

Abfüllung: Die Suspension wird unmittelbar nach der Herstellung abgefüllt.

Prüfung

Inprozesskontrollen

1. Die Anreibung von Trimethoprim und Xanthangummi mit Polysorbat 80 und Sorbitol-Lösung 70 % ist homogen. Agglomerate sind nicht zu erkennen.
2. Die fertige Suspension ist homogen. Agglomerate sind nicht zu erkennen.

Sollergebnis der organoleptischen Prüfung: Viskose, homogene Suspension mit Geruch nach Banane.

Kennzeichnung (Etikett)

Das anzufertigende Rezepturarzneimittel ist gemäß § 14 ApBetrO zu kennzeichnen.
Aufbewahrungshinweise: Bei Raumtemperatur (15–25 °C) aufbewahren.
Warnhinweise/besondere Vorsichtsmaßnahmen: Vor Gebrauch schütteln.
Entsorgungshinweise: Nicht ins Abwasser gelangen lassen. Wird der Hausmüll verbrannt, ist eine Entsorgung über den Hausmüll möglich, andernfalls Restbestände in die Apotheke zurückbringen.
Art der Anwendung/Gebrauchsanweisung: ...-mal täglich ... ml einnehmen.
Sonstige Hinweise: Verschreibungspflichtig.

Pädiatrische Dexamethason-Lösung 0,1 mg/ml

ZRB 010-08

Applikationsart: oral
Darreichungsform: Saft zur Einnahme
Packmittel: Braunglasflasche mit geeigneter Volumenmarkierung und Kolbenpipette mit Steckeinsatz
Laufzeit: 2 Monate
Quelle: Formulaire Thérapeutique Magistral (FTM)

Zusammensetzung

	Ausgangsstoff	Solleinwaage		Korrekturfaktor
1	Dexamethason (mikrofein gepulvert)	0,0100	g	✓
2	Ethanol 96 % (V/V)	2,430	g	
3	Gereinigtes Wasser	3,0	g	
4	Zuckersirup DAB	ad 100,0	ml	

Besondere Maßnahmen und Hinweise

Dosierung: Dexamethason wird in der Pädiatrie zur Behandlung eines akuten Asthmaanfalls, bei Pseudokrupp-Anfällen, bei akuten, schweren Hauterkrankungen, bei der juvenilen idiopathischen Arthritis und bei schweren Infektionskrankheiten eingesetzt. In der Literatur sind folgende Dosierschemata beschrieben:

Akuter Asthmaanfall: < 2 Jahre: 1,5 mg täglich. ≥ 2 Jahre: initial 1,2 mg/kg KG, Erhaltung 0,3 mg/kg KG alle 4–6 Stunden, max. 9 mg/ED.

Pseudokrupp: ab ≥ 1. Monat 0,15 mg/kg KG als ED.

Akute, schwere Hauterkrankung: Hier kann neben einer topischen Therapie die systemische Gabe erwogen werden. Säuglinge/Kinder: 0,075–0,45 mg/kg KG/d.

Juvenile idiopathische Arthritis: 0,15–0,45 mg/kg KG/d.

Schwere Infektionskrankheiten: Säuglinge/Kinder: 0,075–0,15 mg/kg KG/d.
Galenik: Wird mit der verordneten Dosis **weniger als 6 mg/kg Ethanol täglich** durch das Arzneimittel aufgenommen, so ist mit keinem negativen Effekt zu rechnen, und es müssen keine Vorsichtsmaßnahmen getroffen werden. Wird durch die verordnete Dosis zwischen **6 mg/kg bis weniger als 75 mg/kg Ethanol täglich** aufgenommen, so muss bei Kindern unter 6 Jahren mit dem Arzt Rücksprache genommen werden. Für Kinder von 2–6 Jahren wird eine maximale Dosis von bis zu 6 mg/kg KG/d Ethanol vorgeschlagen. Über 6 Jahren ist eine Aufnahme von bis zu 75 mg/kg KG/d Ethanol möglich.
Es sind pädiatrisch geeignete Fertigarzneimittel (Dexaliquid® 2 mg/5 ml Lösung zum Einnehmen, Infectodexakrupp® 2 mg/5 ml Saft) auf dem deutschen Markt verfügbar.
Bei der Verwendung von Ethanol in Rezepturen sieht das BfArM Warnhinweise vor, die auf das Etikett aufgebracht werden sollten. Diese finden sich unter: Kennzeichnung (Etikett).

Herstellung

Herstellungsparameter/Herstellungsschritte

1. Das Dexamethason auf einer geeigneten Wägeunterlage abwiegen und in ein mit Glasstab tariertes Becherglas überführen.
2. Den Ethanol 96 % (V/V) zugeben und das Dexamethason unter Rühren darin lösen.
3. Das Gereinigte Wasser zugeben und mit dem Ansatz mischen.
4. Den Zuckersirup DAB zugeben und mit dem Ansatz mischen.
5. Die Mischung in eine Braunglasflasche mit geeigneter Volumenmarkierung überführen und mit Zuckersirup DAB bis zur Markierung auffüllen.

Abfüllung: Siehe Herstellung.

Prüfung

Inprozesskontrollen

1. Die Wägeunterlage wird rückgewogen. Der angezeigte Wert darf nicht höher sein als 1,0 % der Wirkstoffmasse.
2. Die Lösung aus Dexamethason und Ethanol 96 % (V/V) ist klar und farblos. Ungelöste Bestandteile sind nicht zu erkennen.
3. Die fertige Lösung ist klar und fast farblos. Ungelöste Bestandteile sind nicht zu erkennen.

Sollergebnis der organoleptischen Prüfung: Klare, fast farblose, homogene Lösung.

Kennzeichnung (Etikett)

Das anzufertigende Rezepturarzneimittel ist gemäß § 14 ApBetrO zu kennzeichnen.

Aufbewahrungshinweise: Bei Raumtemperatur (15–25 °C) aufbewahren. Vor Licht geschützt aufbewahren.

Warnhinweise/besondere Vorsichtsmaßnahmen: Enthält x mg Alkohol (Ethanol) pro Dosiereinheit/Dosiervolumen entsprechend x mg/g bzw. x mg/ml (Auswahl des weiteren Warnhinweises, soweit für die pädiatrische Rezeptur als relevant erachtet).

< 15 mg/kg pro Dosis: Die geringe Alkoholmenge in diesem Arzneimittel hat keine wahrnehmbaren Auswirkungen.

≥ 15 mg/kg und ≤ 75 mg/kg pro Dosis: Es ist unwahrscheinlich, dass die Alkoholmenge in diesem Arzneimittel Auswirkungen auf Erwachsene und Jugendliche hat oder dass bei Kindern Auswirkungen wahrnehmbar sind. Bei kleinen Kindern können Auswirkungen möglich sein, z. B. Schläfrigkeit. Die Alkoholmenge in diesem Arzneimittel kann die Wirkungen anderer Arzneimittel verändern.

≥ 75 mg/kg pro Dosis: Der Alkohol in diesem Arzneimittel hat wahrscheinlich Auswirkungen auf Kinder. Dazu gehören Schläfrigkeit und Verhaltensänderungen. Es kann auch zu Beeinträchtigungen der Konzentrationsfähigkeit und der Fähigkeit zur Teilnahme an körperlichen Aktivitäten kommen.

Entsorgungshinweise: Nicht ins Abwasser gelangen lassen. Wird der Hausmüll verbrannt, ist eine Entsorgung über den Hausmüll möglich, andernfalls Restbestände in die Apotheke zurückbringen.

Art der Anwendung/Gebrauchsanweisung: ...-mal täglich ... ml einnehmen.

Sonstige Hinweise: Verschreibungspflichtig.

Pädiatrische Furosemid-Lösung 2 mg/ml

ZRB 004-04

Applikationsart: oral
Darreichungsform: Saft zur Einnahme
Packmittel: Braunglasflasche mit kindergesichertem Schraubverschluss und Kolbenpipette mit Steckeinsatz
Laufzeit: 2 Monate
Quelle: Formulaire Thérapeutique Magistral (FTM)

Zusammensetzung

Ausgangsstoff		Solleinwaage	Korrekturfaktor
1	Furosemid	0,100 g	✓
2	Trometamol	0,050 g	
3	Saccharin-Natrium	0,050 g	
4	Konserviertes Wasser DAC (NRF S.6.)	ad 50,0 g	

Besondere Maßnahmen und Hinweise

Dosierung: Furosemid wird in der Pädiatrie zur Ödemausschwemmung und bei Hypertonie angewendet. In der Literatur ist folgendes Dosierschema beschrieben:
Ödemausschwemmung/Hypertonie: 1 Monat bis 12 Jahre: 1–2 mg/kg KG/d, in 2–3 ED, max. 40 mg täglich.

Galenik: In Konserviertem Wasser DAC sind Methyl-4-hydroxybenzoat und Propyl-4-hydroxybenzoat enthalten. Diese Stoffe können in pädiatrischen Rezepturen als Konservierungsmittel eingesetzt werden. Aufgrund des erhöhten Allergisierungspotenzials der Parabene sollte es jedoch nur nach strenger Nutzen-Risiko-Abwägung eingesetzt und folgender Warnhinweis aufgenommen werden: *„Enthält Methyl-4-hydroxybenzoat und Propyl-4-hydroxybenzoat. Methyl-4-hydroxybenzoat und Propyl-4-hydroxybenzoat können Überempfindlichkeitsreaktionen, auch mit zeitlicher Verzögerung, hervorrufen."*

Weitere pädiatrisch geeignete Formulierungen sind: unkonservierte Furosemid-Lösung (NRF 26.1.), Furosemid 10 g/ml in SyrSpend® SF Alka (ZRB 004-07), Furosemid-Kapseln (ZRB 004-03).

Der Wirkstoff ist als Fertigarzneimittel Lasix® Liquidum in einer flüssigen Darreichungsform auf dem deutschen Markt verfügbar. Allerdings ist aufgrund des enthaltenen Alkohols besondere Vorsicht bei der pädiatrischen Anwendung geboten. Es besteht von Herstellerseiten eine Anwendungsbeschränkung bis zum zwölften Lebensjahr.

Herstellung

Herstellungsparameter/Herstellungsschritte

1. In einem mit Glasstab tarierten Becherglas wird der Großteil des Konservierten Wassers DAC (ca. 80 % der benötigten Menge) auf mindestens 90 °C erhitzt.
2. Auf geeigneten Wägeunterlagen werden nacheinander die benötigten Mengen Furosemid, Saccharin-Natrium und Trometamol abgewogen und in das Becherglas überführt. Der Ansatz wird bis zur vollständigen Auflösung der Feststoffe auf mindestens 90 °C gehalten und gerührt.
3. Nach Abkühlung auf Raumtemperatur wird der Ansatz mit Konserviertem Wasser DAC zur Sollmenge ergänzt.

Abfüllung: Die Lösung wird unmittelbar nach der Herstellung abgefüllt.

Prüfung

Inprozesskontrollen: Die fertige Lösung ist klar und farblos. Ungelöste Rückstände sind nicht zu erkennen.

Sollergebnis der organoleptischen Prüfung: Klare, farblose Lösung mit charakteristischem Geruch nach p-Hydroxybenzoesäureestern.

Kennzeichnung (Etikett)

Das anzufertigende Rezepturarzneimittel ist gemäß § 14 ApBetrO zu kennzeichnen.

Aufbewahrungshinweise: Dicht verschlossen, lichtgeschützt und nicht über 25 °C aufbewahren.

Warnhinweise/besondere Vorsichtsmaßnahmen: Enthält Methyl-4-hydroxybenzoat und Propyl-4-hydroxybenzoat. Methyl-4-hydroxybenzoat und Propyl-4-hydroxybenzoat können Überempfindlichkeitsreaktionen, auch mit zeitlicher Verzögerung, hervorrufen.

Entsorgungshinweise: Nicht ins Abwasser gelangen lassen. Wird der Hausmüll verbrannt, ist eine Entsorgung über den Hausmüll möglich, andernfalls Restbestände in die Apotheke zurückbringen.

Art der Anwendung/Gebrauchsanweisung: ...-mal täglich ... ml einnehmen.

Sonstige Hinweise: Verschreibungspflichtig.

Zusammensetzung Konserviertes Wasser DAC (NRF S.6.): Propyl-4-hydroxybenzoat, Methyl-4-hydroxybenzoat, Gereinigtes Wasser.

Melatonin-Lösung 1 mg/ml

ZRB 027-03

Applikationsart: oral

Darreichungsform: Tropfen zur Einnahme

Packmittel: Flasche aus PET oder Braunglas mit Kolbenpipette mit Steckeinsatz

Laufzeit: 3 Monate

Quelle: Universitätsklinikum Heidelberg

Zusammensetzung

	Ausgangsstoff	Solleinwaage	Korrekturfaktor
1	Melatonin	0,0500 g	✓
2	Sorbitol-Lösung 70 % (nicht kristallisierend)	13,0 g	
3	Methyl-4-hydroxybenzoat	0,0750 g	✓
4	Gereinigtes Wasser	39,875 g	

Besondere Maßnahmen und Hinweise

Dosierung: Melatonin wird in der Pädiatrie in retardierter Form zur Behandlung von Schlafstörungen, die mit einer Autismus-Spektrum-Störung und/oder einem Smith-Magenis-Syndrom einhergehen, eingesetzt. Des Weiteren kann Melatonin off-label bei Schlafstörungen im Kindesalter angewendet werden. In der Literatur ist folgendes Dosierschema beschrieben:

Schlafstörungen: 1 Monat bis 18 Jahre: inital 0,1–0,5 mg/d als 1 ED, Erhöhung auf max. 5 mg/d als 1 ED möglich.

Galenik: Sorbitol kann durch Erhöhung der osmotischen Last Blähungen und Durchfall verursachen. Bei Kindern unter 6 Monaten sollte zudem das mögliche Vorliegen einer nicht diagnostizierten hereditären Fructoseintoleranz bedacht werden, da Sorbitol zu Fructose verstoffwechselt wird. Die Diagnose einer hereditären Fructoseintoleranz erfolgt in der Regel um den sechsten Lebensmonat, wenn auf Beikost umgestellt wird.

Methyl-4-hydroxybenzoat kann in pädiatrischen Rezepturen als Konservierungsmittel eingesetzt werden. Aufgrund seines erhöhten Allergisierungspotenzials sollte es jedoch nur nach strenger Nutzen-Risiko-Abwägung eingesetzt und folgender Warnhinweis aufgenommen werden: *„Enthält Methyl-4-hydroxybenzoat. Methyl-4-hydroxybenzoat kann Überempfindlichkeitsreaktionen, auch mit zeitlicher Verzögerung, hervorrufen."*
Melatonin kann ebenfalls in eine SyrSpend®-Suspensionsgrundlage eingearbeitet werden.

Herstellung

Herstellungsparameter/Herstellungsschritte

1. Das Methyl-4-hydroxybenzoat auf einer geeigneten Wägeunterlage abwiegen und in ein mit Glasstab tariertes Becherglas überführen.
2. Das Gereinigte Wasser dazugeben und das Methyl-4-hydroxybenzoat, ggf. unter leichtem Erwärmen, darin lösen.
3. Die nicht kristallisierende Sorbitol-Lösung dazugeben und den Ansatz damit mischen.
4. Das Melatonin auf einer geeigneten Wägeunterlage abwiegen und in den Ansatz überführen.
5. Das Becherglas mit Folie oder Parafilm verschließen und mit dem Magnetrührer unter leichtem Erwärmen (etwa 50 °C) bis zum vollständigen Auflösen des Melatonins rühren. (Hinweis: Dies kann einige Stunden dauern, da die Melatonin-Konzentration der maximalen Löslichkeit entspricht.)
6. Eventuelle Verdunstungsverluste werden mit Gereinigtem Wasser ausgeglichen und homogen in die Lösung eingearbeitet.

Abfüllung: Die Lösung wird unmittelbar nach der Herstellung abgefüllt.

Prüfung

Inprozesskontrollen

1. Die Wägeunterlage des Methyl-4-hydroxybenzoats wird rückgewogen. Der angezeigte Wert darf nicht höher sein als 1,0 % der Sollmenge.
2. Die Lösung aus Methyl-4-hydroxybenzoat und Gereinigtem Wasser ist klar und farblos. Ungelöste Bestandteile dürfen nicht zu erkennen sein.
3. Die Wägeunterlage des Melatonins wird rückgewogen. Der angezeigte Wert darf nicht höher sein als 1,0 % der Wirkstoffmasse.
4. Die fertige Lösung muss klar und farblos bis leicht gelblich aussehen. Ungelöste Bestandteile dürfen nicht zu erkennen sein.

Sollergebnis der organoleptischen Prüfung: Klare, farblose bis leicht gelbliche Lösung.

Kennzeichnung (Etikett)

Das anzufertigende Rezepturarzneimittel ist gemäß § 14 ApBetrO zu kennzeichnen.
Aufbewahrungshinweise: Nicht über 25 °C aufbewahren.
Warnhinweise/besondere Vorsichtsmaßnahmen: Enthält Methyl-4-hydroxybenzoat. Methyl-4-hydroxybenzoat kann Überempfindlichkeitsreaktionen, auch mit zeitlicher Verzögerung, hervorrufen.
Entsorgungshinweise: Nicht ins Abwasser gelangen lassen. Wird der Hausmüll verbrannt, ist eine Entsorgung über den Hausmüll möglich, andernfalls Restbestände in die Apotheke zurückbringen.
Art der Anwendung/Gebrauchsanweisung: ...-mal täglich ... ml einnehmen.
Sonstige Hinweise: Verschreibungspflichtig.

Windwasser

ZRB 003-K14

Applikationsart: oral
Darreichungsform: Tropfen zur Einnahme
Packmittel: Braunglasflasche
Laufzeit: 1 Monat
Quelle: Österreichisches Arzneibuch (ÖAB)

Zusammensetzung

Ausgangsstoff		Solleinwaage	Korrekturfaktor
1	Kümmelöl	0,50 g	
2	Kamillenöl	0,50 g	
3	Zitronenöl	0,50 g	
4	Bitterfenchelöl	0,50 g	
5	Pfefferminzöl	0,50 g	
6	Talkum	15,0 g	
7	Gereinigtes Wasser	1000,0 g	

Besondere Maßnahmen und Hinweise

Dosierung: Das Windwasser wirkt karminativ und kann bei Verdauungsproblemen angewendet werden. Für Kinder ab 6 Jahren können 10 Tropfen nach der Mahlzeit gegeben werden.

Galenik: Talkum ist immer wieder Gegenstand von Diskussionen wegen möglicher mikrobieller Verunreinigungen. Bei der oralen Anwendung gilt nach Ph. Eur. der Richtwert von maximal 1000 KBE/g. Darüber geben Prüfzertifikate Auskunft. Im Zweifelsfall muss Talkum in einer dünnen Schicht ausgebreitet im Trockenschrank bei 180 °C eine Stunde lang erhitzt werden.

Eine Alternative aus dem Fertigarzneimittelbereich wären Iberogast® Classic Tropfen, die ab 6 Jahren (bzw. nach ärztlicher Abklärung ab 3 Jahren) kurzzeitig angewendet werden können.

Herstellung

Herstellungsparameter/Herstellungsschritte

1. Das Talkum in einer Reibschale vorlegen, anschließend nacheinander die verschiedenen ätherischen Öle zuwiegen (ggf. Dosierung mit dem Normaltropfenzähler), das Talkum fein damit verreiben und den Ansatz in ein mit Glasstab tariertes Becherglas überführen.
2. Portionsweise das frisch abgekochte und auf 40–50 °C abgekühlte Gereinigte Wasser dazugeben und kräftig verrühren.
3. Das Talkum absetzen lassen und den Ansatz nach mehrtägigem Stehen filtrieren.

Abfüllung: Die Lösung wird unmittelbar nach der Herstellung abgefüllt.

Prüfung

Inprozesskontrollen

1. Die Temperatur des Gereinigten Wassers beim Übergießen der Anreibung der ätherischen Öle mit Talkum beträgt etwa 40–50 °C.
2. Die fertige Lösung muss fast klar und farblos aussehen. Sie darf keine festen Bestandteile (Talkum) enthalten.

Sollergebnis der organoleptischen Prüfung: Fast klare, farblose Flüssigkeit mit deutlich aromatischem Geruch.

Kennzeichnung (Etikett)

Das anzufertigende Rezepturarzneimittel ist gemäß § 14 ApBetrO zu kennzeichnen.

Aufbewahrungshinweise: Dicht verschlossen, lichtgeschützt und nicht über 25 °C aufbewahren.

Warnhinweise/besondere Vorsichtsmaßnahmen: Nicht in Schwangerschaft und Stillzeit anwenden.

Entsorgungshinweise: Entsorgung etwaiger Restbestände über den Hausmüll.

Art der Anwendung/Gebrauchsanweisung: Für Kinder ab 6 Jahren: 10 Tropfen nach den Mahlzeiten.

Sonstige Hinweise: Apothekenpflichtig.

Acetazolamid-Kapseln 250 mg

ZRB 039-02

Applikationsart: oral
Darreichungsform: Kapseln
Packmittel: Braunglasflasche (GL 28 oder PP 28) mit kindergesicherter Schraubkappe
Laufzeit: 2 Monate
Quelle: Formulaire Thérapeutique Magistral (FTM)

Zusammensetzung

	Ausgangsstoff	Solleinwaage	Korrekturfaktor
1	Acetazolamid	5,0 g	✓
2	Mannitol-Siliciumdioxid-Füllmittel NRF (S.38.)	q. s.	
3	Kapselhüllen aus Hartgelatine, 0,37 ml, Größe 2	20 St.	

Besondere Maßnahmen und Hinweise

Dosierung: Acetazolamid wird in der Pädiatrie zur Glaukom- und Epilepsiebehandlung eingesetzt. Des Weiteren kommt es bei der Senkung eines erhöhten intrakraniellen Drucks zum Einsatz. In der Literatur sind folgende Dosierschemata beschrieben:
Glaukombehandlung: 1 Monat bis 11 Jahre: 5 mg/kg KG 2–4 täglich, max. 750 mg täglich. 12–17 Jahre: 250 mg 2- bis 4-mal täglich.
Erhöhter intrakranieller Druck: 1 Monat bis 11 Jahre: initial 8 mg/kg KG 3-mal täglich. Die Dosis kann auf 100 mg/kg KG täglich erhöht werden.
Epilepsie: 1 Monat bis 11 Jahre: initial 2,5 mg/kg KG 2- bis 3-mal täglich, Erhaltung 5–7 mg/kg KG 2- bis 3-mal täglich, max. 750 mg täglich. 12–17 Jahre: 250 mg 2- bis 4-mal täglich.
Galenik: Bei der Herstellung von pulvergefüllten Hartkapseln ist laut NRF ein Wirkstoff-Produktionszuschlag von 5 % grundsätzlich zu empfehlen.
Alternativ zu den Kapseln ist die Herstellung einer Acetazolamid-Suspension in SyrSpend® SF PH4 (ZRB 039-01) möglich.

Herstellung

Herstellungsparameter/Herstellungsschritte

1. Mannitol-Siliciumdioxid-Füllmittel kann bei Bedarf wie folgt frisch hergestellt werden.

   100 g enthalten:

Hochdisperses Siliciumdioxid (200 m^2/g)		0,5 g
Mannitol 35	ad	100,0 g

   Zubereitung: Hochdisperses Siliciumdioxid und Mannitol 35 werden in einer ausreichend großen rauen Reibschale unter Abschaben so lange verrieben, bis das Pulver der Inprozessprüfung entspricht.
2. Das Kalibriervolumen der benötigten Hartgelatinekapseln wird gemäß DAC-Vorschrift I.9.3.1. bestimmt bzw. errechnet und notiert oder außen auf dem Messzylinder markiert.
3. Die benötigte Menge Acetazolamid wird auf einer geeigneten Wägeunterlage abgewogen und, möglichst ohne das Pulver durch Erschütterungen zu komprimieren, in den Messzylinder überführt.
4. Mit Mannitol-Siliciumdioxid-Füllmittel (NRF S.38.) wird auf das zuvor ermittelte Kalibriervolumen ergänzt und die Pulvermischung anschließend in eine raue Reibschale mit Pistill überführt, die zuvor mit etwa 1 g Füllmittel ausgerieben, sorgfältig ausgeschabt und vollständig entleert wurde. Darin wird die Pulvermischung unter mehrfachem Abschaben verrührt – möglichst ohne Druck, um Partikelzerkleinerung zu vermeiden.
5. Die homogene Pulvermischung wird gleichmäßig auf den Stegen des Kapselfüllgeräts verteilt und mit einem senkrecht gehaltenen Kartenblatt ohne Druck in die Kapselböden eingefüllt. Ein eventuell verbleibender, geringer Überschuss an Pulvermischung ist durch mechanische Verdichtung (kontrolliertes Antippen der Kapselfüllmaschine) und anschließendes Verstreichen gleichmäßig auf die Kapselböden zu verteilen.
6. Die Kapseln werden verschlossen und der Kapselfüllmaschine entnommen.

Abfüllung: Die Kapseln werden unmittelbar nach der Herstellung in ein Gefäß mit kindergesichertem Verschluss abgefüllt.

Prüfung

Inprozesskontrollen

1. Es muss ein fast weißes, feines und praktisch geruchloses Pulver aus Hochdispersem Siliciumdioxid und Mannitol 35 vorliegen. Bei visueller Prüfung erkennbare Klumpen dürfen nicht größer als 2 mm sein und müssen sich durch schwachen Druck mit dem Kartenblatt leicht zerteilen lassen. Zur Bestimmung der Schüttdichte des Füllmittels wird ein definiertes Volumen an Pulver vorübergehend ent-

nommen und in einen tarierten Messzylinder überführt, ohne das Material zu verdichten (z. B. 10 ml in einen 25-ml-Messzylinder). Die Masse des Pulvers wird bestimmt und mit dem Volumen ins Verhältnis gesetzt. Liegt die Schüttdichte nicht im Bereich 0,475–0,575 g/ml, wird weiter verrieben und erneut gemessen, bis sie den Anforderungen entspricht.

2. Die Wägeunterlage wird rückgewogen. Der angezeigte Wert darf nicht höher sein als 1,0 % der Wirkstoffmasse.
3. Die verschlossenen Kapseln müssen gleichmäßig aussehen. Auf der Kapseloberfläche dürfen nur einzelne Pulverteilchen zu erkennen sein.
4. Zur Prüfung der Gleichförmigkeit der Masse werden alle Kapseln in ein tariertes Gefäß gegeben. Die Gesamtmasse der Kapseln wird durch die Kapselanzahl geteilt und dieser Wert als Durchschnittskapselmasse festgehalten. Unter Abzug der mittleren Masse der Kapselhülle erhält man den durchschnittlichen Kapselinhalt. Erste Teststufe: Mindestens 10 Kapseln werden zufällig ausgewählt und einzeln gewogen. Die prozentuale Abweichung vom Durchschnittswert des Kapselinhaltes wird jeweils einzeln ermittelt. Keine der geprüften Kapseln weicht vom Durchschnittswert mehr als 15 % relativ zum durchschnittlichen Kapselinhalt ab. Sind die Abweichungen zu groß, wird nach Stufe 2 geprüft. Zweite Teststufe: Weitere 20 Kapseln (bzw. alle restlichen) werden einzeln gewogen. Die aus allen gewogenen Kapseln errechnete relative Standardabweichung des Kapselinhaltes ist nicht größer als 5 % (Kriterium 1), und kein Kapselinhalt weicht um mehr als 20 % vom Durchschnittswert ab (Kriterium 2).

Sollergebnis der organoleptischen Prüfung Die Kapseln sind vollständig verschlossen, frei von Pulveranhaftungen an der Außenseite und die Kapselhüllen vollständig intakt und nicht verformt oder geknickt. Die kindersichere Schraubkappe funktioniert.

Kennzeichnung (Etikett)

Das anzufertigende Rezepturarzneimittel ist gemäß § 14 ApBetrO zu kennzeichnen.

Aufbewahrungshinweise: Dicht verschlossen, lichtgeschützt und nicht über 25 °C aufbewahren.

Warnhinweise/besondere Vorsichtsmaßnahmen: Keine.

Entsorgungshinweise: Nicht ins Abwasser gelangen lassen. Wird der Hausmüll verbrannt, ist eine Entsorgung über den Hausmüll möglich, andernfalls Restbestände in die Apotheke zurückbringen.

Art der Anwendung/Gebrauchsanweisung: …–…-mal täglich … Kapsel(n) einnehmen.

Sonstige Hinweise: Verschreibungspflichtig.

KAP

Acetylsalicylsäure-Kapseln X mg

ZRB 013-10

Applikationsart: oral
Darreichungsform: Kapseln
Packmittel: Braunglasflasche (GL 28 oder PP 28) mit kindergesicherter Schraubkappe
Laufzeit: 1 Jahr
Quelle: Universitätsklinikum Heidelberg

Zusammensetzung

	Ausgangsstoff	Solleinwaage	Korrektur-faktor
1	Acetylsalicylsäure	X* g	✓
2	Kapselfüllstoff Mannitol-Siliciumdioxid NRF	q.s.	
3	Gelatinekapseln, 0,50 ml, Gr. 1	60 St.	

*Berechnung der Solleinwaage aus der Verschreibung

Besondere Maßnahmen und Hinweise

Dosierung: Acetylsalicylsäure sollte in der Pädiatrie bei Kindern unter 12 Jahren nicht angewendet werden wegen der Gefahr eines Reye-Syndroms. Unter ärztlicher Beobachtung und für kurze Zeit ist die Gabe von Acetylsalicylsäure bei fieberhaften Infekten, bei denen andere Maßnahmen unzureichend waren, möglich. Acetylsalicylsäure ist in der Pädiatrie für die Behandlung des Kawasaki-Syndroms und zur Hemmung der Thrombozyten-Aggregation indiziert. In der Literatur sind folgende Dosierschemata beschrieben:
Kawasaki-Syndrom: 1 Monat bis 11 Jahre: initial 7,5–12,5 mg/kg KG 4-mal täglich bis zur Entfieberung, anschließend 2–5 mg/kg KG/d als 1 ED.
Hemmung der Thrombozyten-Aggregation: 1 Monat bis 11 Jahre: 1–5 mg/kg KG/d als 1 ED, maximal 75 mg/d. Gemäß Analgetika-Warnhinweis-Verordnung muss folgender Hinweis auf das Etikett aufgebracht werden: *„Bei Schmerzen oder Fieber ohne ärztlichen Rat nicht länger anwenden als von der Apothekerin oder vom Apotheker empfohlen!"*
Galenik: Bei der Herstellung von pulvergefüllten Hartkapseln ist laut NRF ein Wirkstoff-Produktionszuschlag von 5 % grundsätzlich zu empfehlen. Bei niedrig dosierten Kapseln (weniger als 20 mg Wirkstoff bzw. Wirkstoffanteil an der Kapselfüllung unter 10 %) ist ein Wirkstoff-Produktionszuschlag von 10 % grundsätzlich plausibel, höhere Produktionszuschläge nur in begründeten oder standardisierten Fällen.

Herstellung

Herstellungsparameter/Herstellungsschritte

1. Mannitol-Siliciumdioxid-Füllmittel kann bei Bedarf wie folgt frisch hergestellt werden:

   100 g enthalten:

Hochdisperses Siliciumdioxid (200 m^2/g)	0,5 g
Mannitol 35	ad 100,0 g

   Zubereitung: Hochdisperses Siliciumdioxid und Mannitol 35 werden in einer ausreichend großen rauen Reibschale unter Abschaben so lange verrieben, bis das Pulver der Inprozessprüfung entspricht.
2. Das Kalibriervolumen der benötigten Hartgelatinekapseln wird gemäß DAC-Vorschrift I.9.3.1. bestimmt bzw. errechnet und notiert oder außen auf dem Messzylinder markiert.
3. Die Metallfantaschale und der Messzylinder werden mit einer kleinen Menge Füllstoff ausgerieben bzw. ausgeschwenkt.
4. Die benötigte Menge Acetylsalicylsäure wird berechnet, auf einer geeigneten Wägeunterlage abgewogen und in die Metallschale überführt.
5. Eine kleine Menge Füllstoff wird zugegeben und die Acetylsalicylsäure damit homogen vermischt.
6. Etwas Füllstoff wird in den Messzylinder gefüllt, die Acetylsalicylsäure-Füllstoff-Mischung dazugegeben und mit Füllstoff ohne Erschütterungen auf das zuvor ermittelte Kalibriervolumen ergänzt.
7. Das gesamte Pulver wird zurück in die Metallschale überführt und unter mehrfachem Abschaben homogenisiert – möglichst ohne Druck, um Partikelzerkleinerung zu vermeiden
8. Die homogene Pulvermischung wird gleichmäßig auf den Stegen des Kapselfüllgeräts verteilt und mit einem senkrecht gehaltenen Kartenblatt ohne Druck in die Kapselböden eingefüllt. Ein eventuell verbleibender, geringer Überschuss an Pulvermischung ist durch mechanische Verdichtung (kontrolliertes Antippen der Kapselfüllmaschine) und anschließendes Verstreichen gleichmäßig auf die Kapselböden zu verteilen.
9. Die Kapseln werden verschlossen und der Kapselfüllmaschine entnommen.

Abfüllung: Die Kapseln werden unmittelbar nach der Herstellung in ein Gefäß mit kindergesichertem Verschluss abgefüllt.

Prüfung

Inprozesskontrollen

1. Es muss ein fast weißes, feines und praktisch geruchloses Pulver aus Hochdispersem Siliciumdioxid und Mannitol 35 vorliegen. Bei visueller Prüfung erkennbare Klumpen dürfen nicht größer als 2 mm sein und müssen sich durch schwachen

Druck mit dem Kartenblatt leicht zerteilen lassen. Zur Bestimmung der Schüttdichte des Füllmittels wird ein definiertes Volumen an Pulver vorübergehend entnommen und in einen tarierten Messzylinder überführt, ohne das Material zu verdichten (z. B. 10 ml in einen 25-ml-Messzylinder). Die Masse des Pulvers wird bestimmt und mit dem Volumen ins Verhältnis gesetzt. Liegt die Schüttdichte nicht im Bereich 0,475–0,575 g/ml, wird weiter verrieben und erneut gemessen, bis sie den Anforderungen entspricht.

2. Die Wägeunterlage wird rückgewogen. Der angezeigte Wert darf nicht höher sein als 1,0 % der Wirkstoffmasse.
3. Die verschlossenen Kapseln müssen gleichmäßig aussehen. Auf der Kapseloberfläche dürfen nur einzelne Pulverteilchen zu erkennen sein.
4. Zur Prüfung der Gleichförmigkeit der Masse werden alle Kapseln in ein tariertes Gefäß gegeben. Die Gesamtmasse der Kapseln wird durch die Kapselanzahl geteilt und dieser Wert als Durchschnittskapselmasse festgehalten. Unter Abzug der mittleren Masse der Kapselhülle erhält man den durchschnittlichen Kapselinhalt. Erste Teststufe: Mindestens 10 Kapseln werden zufällig ausgewählt und einzeln gewogen. Die prozentuale Abweichung vom Durchschnittswert des Kapselinhalts wird jeweils einzeln ermittelt. Keine der geprüften Kapseln weicht vom Durchschnittswert mehr als 15 % relativ zum durchschnittlichen Kapselinhalt ab. Sind die Abweichungen zu groß, wird nach Stufe 2 geprüft. Zweite Teststufe: Weitere 20 Kapseln (bzw. alle restlichen) werden einzeln gewogen. Die aus allen gewogenen Kapseln errechnete relative Standardabweichung des Kapselinhaltes ist nicht größer als 5 % (Kriterium 1), und kein Kapselinhalt weicht um mehr als 20 % vom Durchschnittswert ab (Kriterium 2).

Sollergebnis der organoleptischen Prüfung: Die Kapseln sind vollständig verschlossen, frei von Pulveranhaftungen an der Außenseite und die Kapselhüllen vollständig intakt und nicht verformt oder geknickt. Die kindersichere Schraubkappe funktioniert.

Kennzeichnung (Etikett)

Das anzufertigende Rezepturarzneimittel ist gemäß § 14 ApBetrO zu kennzeichnen.

Aufbewahrungshinweise: Dicht verschlossen, lichtgeschützt und nicht über 25 °C aufbewahren.

Warnhinweise/besondere Vorsichtsmaßnahmen: Bei Schmerzen oder Fieber ohne ärztlichen Rat nicht länger anwenden als von der Apothekerin oder vom Apotheker empfohlen.

Entsorgungshinweise: Nicht ins Abwasser gelangen lassen. Wird der Hausmüll verbrannt, ist eine Entsorgung über den Hausmüll möglich, andernfalls Restbestände in die Apotheke zurückbringen.

Art der Anwendung/Gebrauchsanweisung: ...–...-mal täglich ... Kapsel(n) einnehmen.

Sonstige Hinweise: Apothekenpflichtig.

Fludrocortisonacetat-Kapseln 0,025 mg | 0,05 mg | 0,1 mg

ZRB 010-01

Applikationsart: oral
Darreichungsform: Kapseln
Packmittel: Braunglasflasche (GL 28 oder PP 28) mit kindergesicherter Schraubkappe
Laufzeit: 2 Monate
Quelle: Formulaire Thérapeutique Magistral (FTM)

Zusammensetzung

	Ausgangsstoff	Solleinwaage			Korrektur-faktor
		0,025 mg	0,05 mg	0,1 mg	
1	Fludrocortisonacetat-Verreibung 0,2 %	0,3940 g	0,7880 g	1,5750 g	✓
2	Mannitol-Siliciumdioxid-Füllmittel NRF (S.38.)	q.s.	q.s.	q.s.	
3	Kapselhüllen aus Hartgelatine, 0,37 ml, Größe 2	30 St.	30 St.	30 St.	

Besondere Maßnahmen und Hinweise

Dosierung: Fludrocortisonacetat wird in der Pädiatrie zur Therapie einer Primären Nebenniereninsuffizienz (Morbus Addison) eingesetzt. In der Literatur ist folgendes Dosierschema beschrieben:
Primäre Nebenniereninsuffizienz: initial 50–100 µg 1-mal täglich, dann Erhöhung auf 50–300 µg 1-mal täglich.
Galenik: Zur Kompensation unvermeidbarer Wirkstoffverluste während der Herstellung enthält die spezifizierte Wirkstoffmenge bereits einen Produktionszuschlag von 5 %. Das in der Fludrocortisonacetat-Stammverreibung 0,2 % enthaltene gelbe Riboflavin dient dazu, die homogene Verteilung der geringen Wirkstoff-/Verreibungsmenge in einem vergleichsweise großen Füllmittelvolumen während des Herstellungsvorgangs kontinuierlich visuell kontrollieren zu können.

Herstellung

Herstellungsparameter/Herstellungsschritte

1. Mannitol-Siliciumdioxid-Füllmittel kann bei Bedarf wie folgt frisch hergestellt werden:
   100 g enthalten:

Hochdisperses Siliciumdioxid (200 m^2/g)	0,5 g
Mannitol 35	ad 100,0 g

   Zubereitung: Hochdisperses Siliciumdioxid und Mannitol 35 werden in einer ausreichend großen rauen Reibschale unter Abschaben so lange verrieben, bis das Pulver der Inprozessprüfung entspricht.
2. Fludrocortisonacetat-Stammverreibung 0,2 % kann bei Bedarf wie folgt frisch hergestellt werden:
   50 g enthalten:

Fludrocortisonacetat	0,100 g
Riboflavin	0,050 g
Mannitol-Siliciumdioxid-Füllmittel	ad 50,0 g

   Zubereitung: Fludrocortisonacetat wird auf einer geeigneten Wägeunterlage gewogen und in die Reibschale überführt. Der Ansatz wird gründlich homogenisiert, sodass er eine homogene Färbung aufweist. Der Rest des Füllstoffs wird sukzessive zugegeben.
3. Das Kalibriervolumen der benötigten Hartgelatinekapseln wird gemäß DAC-Vorschrift I.9.3.1. bestimmt bzw. errechnet und notiert oder außen auf dem Messzylinder markiert.
4. Die Fludrocortisonacetat-Stammverreibung, wobei die spezifizierte Menge bereits einen Aufschlag von 5 % zur Kompensation von Verlusten während der Herstellung enthält, wird auf einer geeigneten Wägeunterlage gewogen. Sie wird in mehreren Portionen unter ständigem Mischen in eine mit Pistill tarierte glatte Reibschale überführt, deren Wandung zuvor mit 1 g Füllstoff ausgekleidet und die anschließend nicht entleert wurde.
5. Die Pulvermischung wird, möglichst ohne sie durch Erschütterungen zu komprimieren, in den Messzylinder überführt.
6. Die Pulvermischung wird mit Füllmittel auf das zuvor ermittelte Kalibriervolumen ergänzt, in die Reibschale überführt und – möglichst ohne Druck, um Partikelzerkleinerungen zu vermeiden – unter mehrfachem Abschaben verrührt bis der Ansatz eine homogene Färbung aufweist.

7. Die homogene Pulvermischung wird gleichmäßig auf den Stegen des Kapselfüllgeräts verteilt und mit einem senkrecht gehaltenen Kartenblatt ohne Druck in die Kapselböden eingefüllt. Ein eventuell verbleibender, geringer Überschuss an Pulvermischung ist durch mechanische Verdichtung (kontrolliertes Antippen der Kapselfüllmaschine) und anschließendes Verstreichen gleichmäßig auf die Kapselböden zu verteilen.
8. Die Kapseln werden verschlossen und der Kapselfüllmaschine entnommen.

Abfüllung: Die Kapseln werden unmittelbar nach der Herstellung in ein Gefäß mit kindergesichertem Verschluss abgefüllt.

Prüfung

Inprozesskontrollen

1. Es muss ein fast weißes, feines und praktisch geruchloses Pulver aus Hochdispersem Siliciumdioxid und Mannitol 35 vorliegen. Bei visueller Prüfung erkennbare Klumpen dürfen nicht größer als 2 mm sein und müssen sich durch schwachen Druck mit dem Kartenblatt leicht zerteilen lassen. Zur Bestimmung der Schüttdichte des Füllmittels wird ein definiertes Volumen an Pulver vorübergehend entnommen und in einen tarierten Messzylinder überführt, ohne das Material zu verdichten (z. B. 10 ml in einen 25-ml-Messzylinder). Die Masse des Pulvers wird bestimmt und mit dem Volumen ins Verhältnis gesetzt. Liegt die Schüttdichte nicht im Bereich 0,475–0,575 g/ml, wird weiter verrieben und erneut gemessen, bis sie den Anforderungen entspricht.
2. Die Verreibung von Riboflavin mit Mannitol-Siliciumdioxid-Füllmittel ist homogen gefärbt und weist keine stärker gefärbten Pulvernester mehr auf.
3. Nach der Einwaage von Fludrocortisonacetat wird die Wägeunterlage rückgewogen. Der angezeigte Wert darf nicht höher sein als 1,0 % der Wirkstoffmasse.
4. Die fertige Fludrocortisonacetat-Stammverreibung 0,2 % ist homogen gefärbt und weist keine stärker oder schwächer gefärbten Pulvernester mehr auf.
5. Nach der Einwaage der Fludrocortisonacetat-Stammverreibung 0,2 % wird die Wägeunterlage rückgewogen. Der angezeigte Wert darf nicht höher sein als 1,0 % der vorgesehenen Verreibungsmasse.
6. Die fertige Pulvermischung bestehend aus Fludrocortisonacetat-Stammverreibung und Mannitol-Siliciumdioxid-Füllmittel ist homogen gefärbt und weist keine stärker oder schwächer gefärbten Pulvernester mehr auf.
7. Die verschlossenen Kapseln müssen gleichmäßig aussehen. Auf der Kapseloberfläche dürfen nur einzelne Pulverteilchen zu erkennen sein.

8. Zur Prüfung der Gleichförmigkeit der Masse werden alle Kapseln in ein tariertes Gefäß gegeben. Die Gesamtmasse der Kapseln wird durch die Kapselanzahl geteilt und dieser Wert als Durchschnittskapselmasse festgehalten. Unter Abzug der mittleren Masse der Kapselhülle erhält man den durchschnittlichen Kapselinhalt. Erste Teststufe: Mindestens 10 Kapseln werden zufällig ausgewählt und einzeln gewogen. Die prozentuale Abweichung vom Durchschnittswert des Kapselinhaltes wird jeweils einzeln ermittelt. Keine der geprüften Kapseln weicht vom Durchschnittswert mehr als 15 % relativ zum durchschnittlichen Kapselinhalt ab. Sind die Abweichungen zu groß, wird nach Stufe 2 geprüft. Zweite Teststufe: Weitere 20 Kapseln (bzw. alle restlichen) werden einzeln gewogen. Die aus allen gewogenen Kapseln errechnete relative Standardabweichung des Kapselinhaltes ist nicht größer als 5 % (Kriterium 1), und kein Kapselinhalt weicht um mehr als 20 % vom Durchschnittswert ab (Kriterium 2).

Sollergebnis der organoleptischen Prüfung: Die Kapseln sind vollständig verschlossen, frei von Pulveranhaftungen an der Außenseite und die Kapselhüllen vollständig intakt und nicht verformt oder geknickt. Die kindersichere Schraubkappe funktioniert.

Kennzeichnung (Etikett)

Das anzufertigende Rezepturarzneimittel ist gemäß § 14 ApBetrO zu kennzeichnen.

Aufbewahrungshinweise: Dicht verschlossen, lichtgeschützt und nicht über 25 °C aufbewahren.

Warnhinweise/besondere Vorsichtsmaßnahmen: Keine.

Entsorgungshinweise: Nicht ins Abwasser gelangen lassen. Wird der Hausmüll verbrannt, ist eine Entsorgung über den Hausmüll möglich, andernfalls Restbestände in die Apotheke zurückbringen.

Art der Anwendung/Gebrauchsanweisung: ...–...-mal täglich ... Kapsel(n) einnehmen.

Sonstige Hinweise: Verschreibungspflichtig.

Furosemid-Kapseln 1 mg | 2 mg | 5 mg | 10 mg

ZRB 004-03

Applikationsart: oral
Darreichungsform: Kapseln
Packmittel: Braunglasflasche (GL 28 oder PP 28) mit kindergesicherter Schraubkappe
Laufzeit: 2 Monate
Quelle: Formulaire Thérapeutique Magistral (FTM)

Zusammensetzung

Ausgangsstoff		Solleinwaage				Korrekturfaktor
		1 mg	2 mg	5 mg	10 mg	
1	Furosemid-Verreibung 10 %	0,200 g	0,400 g	1,00 g	2,00 g	✓
2	Mannitol-Siliciumdioxid-Füllmittel NRF (S. 38.)	q. s.	q. s.	q. s.	q. s.	
3	Kapselhüllen aus Hartgelatine, 0,68 ml, Größe 0	20 St.	20 St.	20 St.	20 St.	

Besondere Maßnahmen und Hinweise

Dosierung: Furosemid wird in der Pädiatrie zur Ödemausschwemmung und bei Hypertonie angewendet. In der Literatur ist folgendes Dosierschema beschrieben: **Ödemausschwemmung/Hypertonie:** 1 Monat bis 12 Jahre: 1–2 mg/kg KG/d, in 2–3 ED, max. 40 mg täglich.

Galenik: Bei der Herstellung von pulvergefüllten Hartkapseln ist laut NRF bei niedrig dosierten Kapseln (weniger als 20 mg Wirkstoff bzw. Wirkstoffanteil an der Kapselfüllung unter 10 %) ein Wirkstoff-Produktionszuschlag von 10 % grundsätzlich plausibel, höhere Produktionszuschläge nur in begründeten oder standardisierten Fällen.
Weitere pädiatrisch geeignete Formulierungen sind: unkonservierte Furosemid-Lösung (NRF 26.1.), Furosemid 10 g/ml in SyrSpend® SF Alka (ZRB 004-07) Seite 105, Furosemid-Kapseln (ZRB 004-03).

KAP

Der Wirkstoff ist als Fertigarzneimittel Lasix® Liquidum in einer flüssigen Darreichungsform auf dem deutschen Markt verfügbar. Allerdings ist aufgrund des enthaltenen Alkohols besondere Vorsicht bei der pädiatrischen Anwendung geboten. Es besteht von Herstellerseiten eine Anwendungsbeschränkung bis zum zwölften Lebensjahr.

Herstellung

Herstellungsparameter/Herstellungsschritte

1. Mannitol-Siliciumdioxid-Füllmittel kann bei Bedarf wie folgt frisch hergestellt werden:

   100 g enthalten:

Hochdisperses Siliciumdioxid (200 m^2/g):	0,5 g
Mannitol 35	ad 100,0 g

   Zubereitung: Hochdisperses Siliciumdioxid und Mannitol 35 werden in einer ausreichend großen rauen Reibschale unter Abschaben so lange verrieben, bis das Pulver der Inprozessprüfung entspricht.
2. Furosemidverreibung 10 % kann bei Bedarf wie folgt frisch hergestellt werden:

   20 g enthalten:

Furosemid:	2 g
Mannitol-Siliciumdioxid-Füllmittel (NRF S.38.)	ad 20 g

   Zubereitung: Eine mit Pistill tarierte glatte Reibschale wird sorgfältig mit 1 g Mannitol-Siliciumdioxid-Füllmittel (NRF S.38.) ausgerieben. Anschließend wird das Furosemid auf einer geeigneten Wägeunterlage genau gewogen und schrittweise unter sorgfältigem Verreiben in die Reibschale überführt. Danach wird mit Mannitol-Siliciumdioxid-Füllmittel (NRF S.38.) portionsweise unter ständigem Verreiben und Abschaben auf die Sollmenge ergänzt.
3. Das Kalibriervolumen der benötigten Hartgelatinekapseln wird gemäß DAC-Vorschrift I.9.3.1. bestimmt bzw. errechnet und notiert oder außen auf dem Messzylinder markiert.
4. Eine tarierte raue Reibschale mit Pistill wird sorgfältig mit 1 g Mannitol-Siliciumdioxid-Füllmittel (NRF S.38.) ausgerieben. Anschließend wird sukzessive die zuvor auf einer geeigneten Wägeunterlage abgewogene Menge der Furosemidverreibung 10 % zugegeben und die Pulvermischung sorgfältig verrieben.
5. Die Pulvermischung wird ohne Verlust, möglichst ohne sie durch Erschütterungen zu komprimieren, in den Messzylinder überführt.
6. Die Pulvermischung wird mit Füllmittel auf das zuvor ermittelte Kalibriervolumen ergänzt, zurück in die raue Reibschale überführt und unter mehrfachem Abschaben verrührt – möglichst ohne Druck, um Partikelzerkleinerung zu vermeiden.

7. Die homogene Pulvermischung wird gleichmäßig auf den Stegen des Kapselfüllgeräts verteilt und mit einem senkrecht gehaltenen Kartenblatt ohne Druck in die Kapselböden eingefüllt. Ein eventuell verbleibender, geringer Überschuss an Pulvermischung ist durch mechanische Verdichtung (kontrolliertes Antippen der Kapselfüllmaschine) und anschließendes Verstreichen gleichmäßig auf die Kapselböden zu verteilen.
8. Die Kapseln werden verschlossen und der Kapselfüllmaschine entnommen.

Abfüllung: Die Kapseln werden unmittelbar nach der Herstellung in ein Gefäß mit kindergesichertem Verschluss abgefüllt.

Prüfung

Inprozesskontrollen

1. Es muss ein fast weißes, feines und praktisch geruchloses Pulver aus Hochdispersem Siliciumdioxid und Mannitol 35 vorliegen. Bei visueller Prüfung erkennbare Klumpen dürfen nicht größer als 2 mm sein und müssen sich durch schwachen Druck mit dem Kartenblatt leicht zerteilen lassen. Zur Bestimmung der Schüttdichte des Füllmittels wird ein definiertes Volumen an Pulver vorübergehend entnommen und in einen tarierten Messzylinder überführt, ohne das Material zu verdichten (z. B. 10 ml in einen 25-ml-Messzylinder). Die Masse des Pulvers wird bestimmt und mit dem Volumen ins Verhältnis gesetzt. Liegt die Schüttdichte nicht im Bereich 0,475–0,575 g/ml, wird weiter verrieben und erneut gemessen, bis sie den Anforderungen entspricht.
2. Die Wägeunterlage wird rückgewogen. Der angezeigte Wert darf nicht höher sein als 1,0 % der Wirkstoffmasse.
3. Die verschlossenen Kapseln müssen gleichmäßig aussehen. Auf der Kapseloberfläche dürfen nur einzelne Pulverteilchen zu erkennen sein.
4. Zur Prüfung der Gleichförmigkeit der Masse werden alle Kapseln in ein tariertes Gefäß gegeben. Die Gesamtmasse der Kapseln wird durch die Kapselanzahl geteilt und dieser Wert als Durchschnittskapselmasse festgehalten. Unter Abzug der mittleren Masse der Kapselhülle erhält man den durchschnittlichen Kapselinhalt. Erste Teststufe: Mindestens 10 Kapseln werden zufällig ausgewählt und einzeln gewogen. Die prozentuale Abweichung vom Durchschnittswert des Kapselinhaltes wird jeweils einzeln ermittelt. Keine der geprüften Kapseln weicht vom Durchschnittswert mehr als 15 % relativ zum durchschnittlichen Kapselinhalt ab. Sind die Abweichungen zu groß, wird nach Stufe 2 geprüft. Zweite Teststufe: Weitere 20 Kapseln (bzw. alle restlichen) werden einzeln gewogen. Die aus allen gewogenen Kapseln errechnete relative Standardabweichung des Kapselinhaltes ist nicht größer als 5 % (Kriterium 1), und kein Kapselinhalt weicht um mehr als 20 % vom Durchschnittswert ab (Kriterium 2).

Sollergebnis der organoleptischen Prüfung Die Kapseln sind vollständig verschlossen, frei von Pulveranhaftungen an der Außenseite und die Kapselhüllen vollständig intakt und nicht verformt oder geknickt. Die kindersichere Schraubkappe funktioniert.

Kennzeichnung (Etikett)

Das anzufertigende Rezepturarzneimittel ist gemäß § 14 ApBetrO zu kennzeichnen.
Aufbewahrungshinweise: Dicht verschlossen, lichtgeschützt und nicht über 25 °C aufbewahren.
Warnhinweise/besondere Vorsichtsmaßnahmen: Keine.
Entsorgungshinweise: Nicht ins Abwasser gelangen lassen. Wird der Hausmüll verbrannt, ist eine Entsorgung über den Hausmüll möglich, andernfalls Restbestände in die Apotheke zurückbringen.
Art der Anwendung/Gebrauchsanweisung: ...–...-mal täglich ... Kapsel(n) einnehmen.
Sonstige Hinweise: Verschreibungspflichtig.

Simvastatin-Kapseln 5 mg

ZRB009-01

Applikationsart: oral
Darreichungsform: Kapseln
Packmittel: Braunglasflasche (GL 28 oder PP 28) mit kindergesicherter Schraubkappe
Laufzeit: 2 Monate
Quelle: Formulaire Thérapeutique Magistral (FTM)

Zusammensetzung

Ausgangsstoff		Solleinwaage	Korrekturfaktor
1	Simvastatin	0,100 g	✓
2	Mannitol-Siliciumdioxid-Füllmittel NRF (S.38.)	q.s.	
3	Kapselhüllen aus Hartgelatine, 0,37 ml, Größe 2	20 St.	

Besondere Maßnahmen und Hinweise

Dosierung: Simvastatin wird in der Pädiatrie zur Therapie einer Hyperlipidämie und familiären Hypercholesterinämie eingesetzt. In der Literatur ist folgendes Dosierschema beschrieben:
Hyperlipidämie/familiäre Hypercholesterinämie: 5–9 Jahre: initial 10 mg/ED, max. 20 mg/ED täglich. 10–17 Jahre: initial 10 mg/ED, max. 40 mg/ED täglich.
Galenik: Bei der Herstellung von pulvergefüllten Hartkapseln ist laut NRF ein Wirkstoff-Produktionszuschlag von 5 % grundsätzlich zu empfehlen. Bei niedrig dosierten Kapseln (weniger als 20 mg Wirkstoff bzw. Wirkstoffanteil an der Kapselfüllung unter 10 %) ist ein Wirkstoff-Produktionszuschlag von 10 % grundsätzlich plausibel, höhere Produktionszuschläge nur in begründeten oder standardisierten Fällen.
Simvastatin ist in der Dosierung von 5 mg als Tabletten auf dem deutschen Arzneimittelmarkt verfügbar. Die Kapselformulierung dient nur als Möglichkeit, den Inhalt durch Öffnen der Kapsel zu suspendieren und so für das Kind oral verfügbar zu machen.

Herstellung

Herstellungsparameter/Herstellungsschritte

1. Mannitol-Siliciumdioxid-Füllmittel kann bei Bedarf wie folgt frisch hergestellt werden:

   100 g enthalten:

Hochdisperses Siliciumdioxid (200 m^2/g)	0,5 g
Mannitol 35 ad	100,0 g

   Zubereitung: Hochdisperses Siliciumdioxid und Mannitol 35 werden in einer ausreichend großen rauen Reibschale unter Abschaben so lange verrieben, bis das Pulver der Inprozessprüfung entspricht.
2. Das Kalibriervolumen der benötigten Hartgelatinekapseln wird gemäß DAC-Vorschrift I.9.3.1. bestimmt bzw. errechnet und notiert oder außen auf dem Messzylinder markiert.
3. In einer mit Pistill tarierten glatten Reibschale wird 1 g Mannitol-Siliciumdioxid-Füllmittel (NRF S.38.) sorgfältig verrieben. Die benötigte Menge Simvastatin wird auf einer geeigneten Wägeunterlage abgewogen, sukzessive zugefügt und durch Verreiben mit dem vorgelegten Füllmittel gemischt.
4. Etwas Füllstoff wird in den Messzylinder gefüllt und die Pulvermischung ohne Verlust, möglichst ohne sie durch Erschütterungen zu komprimieren, in den Messzylinder überführt.
5. Die Pulvermischung wird mit Mannitol-Siliciumdioxid-Füllmittel (NRF S.38.) auf das zuvor ermittelte Kalibriervolumen ergänzt, zurück in die glatte Reibschale überführt und unter mehrfachem Abschaben verrührt – möglichst ohne Druck, um Partikelzerkleinerung zu vermeiden.
6. Die homogene Pulvermischung wird gleichmäßig auf den Stegen des Kapselfüllgeräts verteilt und mit einem senkrecht gehaltenen Kartenblatt ohne Druck in die Kapselböden eingefüllt. Ein eventuell verbleibender, geringer Überschuss an Pulvermischung ist durch mechanische Verdichtung (kontrolliertes Antippen der Kapselfüllmaschine) und anschließendes Verstreichen gleichmäßig auf die Kapselböden zu verteilen.
7. Die Kapseln werden verschlossen und der Kapselfüllmaschine entnommen.

Abfüllung: Die Kapseln werden unmittelbar nach der Herstellung in ein Gefäß mit kindergesichertem Verschluss abgefüllt.

Prüfung

Inprozesskontrollen

1. Es muss ein fast weißes, feines und praktisch geruchloses Pulver aus Hochdispersem Siliciumdioxid und Mannitol 35 vorliegen. Bei visueller Prüfung erkennbare Klumpen dürfen nicht größer als 2 mm sein und müssen sich durch schwachen

Druck mit dem Kartenblatt leicht zerteilen lassen. Zur Bestimmung der Schüttdichte des Füllmittels wird ein definiertes Volumen an Pulver vorübergehend entnommen und in einen tarierten Messzylinder überführt, ohne das Material zu verdichten (z. B. 10 ml in einen 10-ml-Messzylinder). Die Masse des Pulvers wird bestimmt und mit dem Volumen ins Verhältnis gesetzt. Liegt die Schüttdichte nicht im Bereich 0,475–0,575 g/ml, wird weiter verrieben und erneut gemessen, bis sie den Anforderungen entspricht.

2. Die Wägeunterlage wird rückgewogen. Der angezeigte Wert darf nicht höher sein als 1,0 % der Wirkstoffmasse.
3. Die verschlossenen Kapseln müssen gleichmäßig aussehen. Auf der Kapseloberfläche dürfen nur einzelne Pulverteilchen zu erkennen sein.
4. Zur Prüfung der Gleichförmigkeit der Masse werden alle Kapseln in ein tariertes Gefäß gegeben. Die Gesamtmasse der Kapseln wird durch die Kapselanzahl geteilt und dieser Wert als Durchschnittskapselmasse festgehalten. Unter Abzug der mittleren Masse der Kapselhülle erhält man den durchschnittlichen Kapselinhalt. Erste Teststufe: Mindestens 10 Kapseln werden zufällig ausgewählt und einzeln gewogen. Die prozentuale Abweichung vom Durchschnittswert des Kapselinhaltes wird jeweils einzeln ermittelt. Keine der geprüften Kapseln weicht vom Durchschnittswert mehr als 15 % relativ zum durchschnittlichen Kapselinhalt ab. Sind die Abweichungen zu groß, wird nach Stufe 2 geprüft. Zweite Teststufe: Weitere 20 Kapseln (bzw. alle restlichen) werden einzeln gewogen. Die aus allen gewogenen Kapseln errechnete relative Standardabweichung des Kapselinhaltes ist nicht größer als 5 % (Kriterium 1), und kein Kapselinhalt weicht um mehr als 20 % vom Durchschnittswert ab (Kriterium 2).

Sollergebnis der organoleptischen Prüfung: Die Kapseln sind vollständig verschlossen, frei von Pulveranhaftungen an der Außenseite und die Kapselhüllen vollständig intakt und nicht verformt oder geknickt. Die kindersichere Schraubkappe funktioniert.

Kennzeichnung (Etikett)

Das anzufertigende Rezepturarzneimittel ist gemäß § 14 ApBetrO zu kennzeichnen.

Aufbewahrungshinweise: Dicht verschlossen, lichtgeschützt und nicht über 25 °C aufbewahren.

Warnhinweise/besondere Vorsichtsmaßnahmen: Keine.

Entsorgungshinweise: Nicht ins Abwasser gelangen lassen. Wird der Hausmüll verbrannt, ist eine Entsorgung über den Hausmüll möglich, andernfalls Restbestände in die Apotheke zurückbringen.

Art der Anwendung/Gebrauchsanweisung: ...–...-mal täglich ... Kapsel(n) einnehmen.

Sonstige Hinweise: Verschreibungspflichtig.

Vancomycin-Kapseln 125 mg

ZRB 006-18

Applikationsart: oral

Darreichungsform: Kapseln

Packmittel: Braunglasflasche (GL 28 oder PP 28) mit kindergesicherter Schraubkappe

Laufzeit: 1 Jahr

Quelle: Formularium hospitale

Zusammensetzung

	Ausgangsstoff	Solleinwaage	Korrekturfaktor
1	Vancomycinhydrochlorid	12,820 g	✓
2	Cellulose-Siliciumdioxid-Füllmittel	q. s.	
3	Hartgelatine-Kapseln Größe 2 (0,37 ml)	100 St.	

Besondere Maßnahmen und Hinweise

Dosierung: Vancomycin wird in der Pädiatrie zur Behandlung von pseudomembranösen Enterkolitiden eingesetzt. Bei der oralen Gabe ist zu beachten, dass diese zu keiner systemischen Wirkung führt, sondern nur lokal im Magen-Darm-Trakt wirkt. In der Literatur ist folgendes Dosierschema beschrieben:

Pseudomembranöse Enterokolitis: Neugeborene bis 12 Jahre: 40 mg/kg KG in 4 ED, max. 2000 mg täglich, für 7–10 Tage. ≥ 12 Jahre: 500–2000 mg täglich in 4 ED, für 7–10 Tage.

Galenik: Bei der Herstellung von pulvergefüllten Hartkapseln ist laut NRF ein Wirkstoff-Produktionszuschlag von 5 % grundsätzlich zu empfehlen. Zur Ermittlung der notwendigen Einwaage muss die Umrechnung vom Hydrochlorid zur Base berücksichtigt werden. 128,2 mg Vancomycinhydrochlorid entsprechen 125 mg Vancomycin-Base. Die Substanz ist hygroskopisch. Bei Kindern unter 2 Jahren sollte zudem Mikrokristalline Cellulose mit einer Korngröße von 100 µm verwendet werden, um das Risiko einer möglichen Pinozytose der Cellulosepartikel im Darm zu minimieren.

Herstellung

Herstellungsparameter/Herstellungsschritte

1. Cellulose-Siliciumdioxid-Füllmittel kann bei Bedarf wie folgt frisch hergestellt werden:

   100 g enthalten:

Hochdisperses Siliciumdioxid (200 m²/g)	0,5 g
Mikrokristalline Cellulose	ad 100,0 g

   Zubereitung: Hochdisperses Siliciumdioxid und Mikrokristalline Cellulose werden in einer ausreichend großen rauen Reibschale unter Abschaben miteinander verrieben, bis das Pulver der Inprozessprüfung entspricht.
2. Das Kalibriervolumen der benötigten Hartgelatinekapseln wird gemäß DAC-Vorschrift I.9.3.1. bestimmt bzw. errechnet und notiert oder außen auf dem Messzylinder markiert.
3. Eine Metallschale und der Messzylinder werden mit einer kleinen Menge Füllstoff ausgerieben bzw. ausgeschwenkt.
4. Die benötigte Menge Vancomycinhydrochlorid wird berechnet, auf einer geeigneten Wägeunterlage abgewogen und in die Metallschale überführt.
5. Eine kleine Menge Füllstoff wird zugegeben und das Vancomycinhydrochlorid damit homogen vermischt.
6. Etwas Füllstoff wird in den Messzylinder gefüllt, die Vancomycinhydrochlorid-Mischung dazugegeben und mit Füllstoff ohne Erschütterungen auf das zuvor ermittelte Kalibriervolumen ergänzt.
7. Das gesamte Pulver wird zurück in die Reibschale überführt und unter mehrfachem Abschaben verrührt – möglichst ohne Druck, um Partikelzerkleinerung zu vermeiden.
8. Die homogene Pulvermischung wird gleichmäßig auf den Stegen des Kapselfüllgeräts verteilt und mit einem senkrecht gehaltenen Kartenblatt ohne Druck in die Kapselböden eingefüllt. Ein eventuell verbleibender, geringer Überschuss an Pulvermischung ist durch mechanische Verdichtung (kontrolliertes Antippen der Kapselfüllmaschine) und anschließendes Verstreichen gleichmäßig auf die Kapselböden zu verteilen.
9. Die Kapseln werden verschlossen und der Kapselfüllmaschine entnommen.

Abfüllung: Die Kapseln werden unmittelbar nach der Herstellung in ein Gefäß mit kindergesichertem Verschluss abgefüllt.

KAP

Prüfung

Inprozesskontrollen

1. Es muss ein fast weißes, feines und praktisch geruchloses Pulver aus Hochdispersem Siliciumdioxid und Mikrokristalliner Cellulose vorliegen. Bei visueller Prüfung erkennbare Klumpen dürfen nicht größer als 2 mm sein und müssen sich durch schwachen Druck mit dem Kartenblatt leicht zerteilen lassen.
2. Die Wägeunterlage wird rückgewogen. Der angezeigte Wert darf nicht höher sein als 1,0 % der Wirkstoffmasse.
3. Die verschlossenen Kapseln müssen gleichmäßig aussehen. Auf der Kapseloberfläche dürfen nur einzelne Pulverteilchen zu erkennen sein.
4. Zur Prüfung der Gleichförmigkeit der Masse werden alle Kapseln in ein tariertes Gefäß gegeben. Die Gesamtmasse der Kapseln wird durch die Kapselanzahl geteilt und dieser Wert als Durchschnittskapselmasse festgehalten. Unter Abzug der mittleren Masse der Kapselhülle erhält man den durchschnittlichen Kapselinhalt. Erste Teststufe: Mindestens 10 Kapseln werden zufällig ausgewählt und einzeln gewogen. Die prozentuale Abweichung vom Durchschnittswert des Kapselinhalts wird jeweils einzeln ermittelt. Keine der geprüften Kapseln weicht vom Durchschnittswert mehr als 15 % relativ zum durchschnittlichen Kapselinhalt ab. Sind die Abweichungen zu groß, wird nach Stufe 2 geprüft. Zweite Teststufe: Weitere 20 Kapseln (bzw. alle restlichen) werden einzeln gewogen. Die aus allen gewogenen Kapseln errechnete relative Standardabweichung des Kapselinhaltes ist nicht größer als 5 % (Kriterium 1), und kein Kapselinhalt weicht um mehr als 20 % vom Durchschnittswert ab (Kriterium 2).

Sollergebnis der organoleptischen Prüfung: Die Kapseln sind vollständig verschlossen, frei von Pulveranhaftungen an der Außenseite und die Kapselhüllen vollständig intakt und nicht verformt oder geknickt. Die kindersichere Schraubkappe funktioniert.

Kennzeichnung (Etikett)

Das anzufertigende Rezepturarzneimittel ist gemäß § 14 ApBetrO zu kennzeichnen.
Aufbewahrungshinweise: Dicht verschlossen, vor Licht und Feuchtigkeit geschützt und nicht über 25 °C aufbewahren.
Warnhinweise/besondere Vorsichtsmaßnahmen: Keine.
Entsorgungshinweise: Nicht ins Abwasser gelangen lassen. Wird der Hausmüll verbrannt, ist eine Entsorgung über den Hausmüll möglich, andernfalls Restbestände in die Apotheke zurückbringen.
Art der Anwendung/Gebrauchsanweisung: ...-mal täglich ... Kapsel(n) einnehmen und unzerkaut schlucken.
Für Kinder kann der Kapselinhalt in einer geeigneten Flüssigkeit aufgelöst werden.
Sonstige Hinweise: Verschreibungspflichtig.

Rektalia

REK

Noscapinhydrochlorid-Zäpfchen 5 mg | 10 mg

ZRB R06-01

Applikationsart: rektal
Darreichungsform: Suppositorien
Packmittel: Suppositorien-Gieß- und -Verpackungsform aus Kunststoff, „Torpedo-Form" mit Adhäsivbandabdeckung und Faltschachtel als Sekundärverpackung
Laufzeit: 1 Monat
Quelle: Österreichisches Arzneibuch (ÖAB)

Zusammensetzung

Ausgangsstoff		Solleinwaage		Korrekturfaktor
		5 mg	10 mg	
1	Noscapinhydrochlorid-Monohydrat	0,0050 g	0,0100 g	
2	Hartfett (halbfest)	q.s.	q.s.	

Besondere Maßnahmen und Hinweise

Dosierung: Noscapin wird in der Pädiatrie zur Hustenreizstillung eingesetzt. Noscapinhydrochlorid-Zäpfchen 5 mg sind für Kinder im Alter von 6–24 Monaten bestimmt und können 1- bis 3-mal täglich gegeben werden (maximale Tagesdosis: 15 mg). Noscapinhydrochlorid-Zäpfchen 10 mg sind für Kinder von 2–11 Jahren geeignet und können ebenfalls 1- bis 3-mal täglich gegeben werden (maximale Tagesdosis: 30 mg). Diese Dosierungen liegen im Rahmen der für Noscapin in der Literatur beschriebenen therapeutisch üblichen Konzentration für pädiatrische Suppositorien. Die Behandlung von Säuglingen unter 6 Monaten kann nicht empfohlen werden, da keine ausreichenden Daten/Erfahrungen vorliegen. Hartfett wird als Suppositoriengrundmasse in zahlreichen Fertigarzneimitteln eingesetzt, die ab dem Säuglingsalter zugelassen sind. Die Anwendung erscheint in jedem Lebensalter unbedenklich. Der Wirkstoff ist als Fertigarzneimittel Capval® Saft in einer flüssigen Darreichungsform auf dem deutschen Markt verfügbar.

Herstellung

Herstellungsparameter/Herstellungsschritte

Zunächst muss der für Hartfett spezifische Kalibrierwert E der Gießform bekannt sein oder experimentell ermittelt werden. Die dabei verwendete Hartfettgrundlage kann zur Herstellung der Noscapinhydrochlorid-Zäpfchen weiterverwendet werden.

Bestimmung des Kalibrierwerts E: Zur Ermittlung des Fassungsvermögens der Suppositorienform an Grundlage in Gramm werden alle Vertiefungen unter Anwendung des Klarschmelzverfahrens mit reiner Grundlage gefüllt. Nach dem Erkalten wird die Gießschwarte abgestreift, die Suppositorien werden der Form entnommen und gewogen. Der **Kalibrierwert E** ist die Durchschnittsmasse eines Suppositoriums aus reiner Grundlage in Gramm und errechnet sich wie folgt: Gesamtmasse von N Suppositorien aus reiner Grundlage in Gramm, geteilt durch die Anzahl N der ausgegossenen Suppositorien.

Berechnung der erforderlichen Menge an Suppositoriengrundlage: Die Hartfettmenge m pro Zäpfchen berechnet sich in Anlehnung an DAC-Anlage F mit der Einzeldosis A und dem Verdrängungsfaktor f = 1,0 für Noscapinhydrochlorid (laut DAC kann bei Dosierungen unter 5 % Wirkstoffanteil ein Verdrängungsfaktor f = 1,0 ohne großen Fehler angenommen werden) in Hartfett zu: $m = E - A \times 1{,}0$.

Bei der Berechnung der erforderlichen Einwaage an Suppositoriengrundlage ist zu berücksichtigen, dass insbesondere beim Ausgießen kleiner Rezepturansätze Verluste durch Rückstände in der Gießschale und am Pistill auftreten. Der Überschuss ist großzügig festzulegen, wenn zum Ausgießen die Zäpfchengießschale verwendet wird. Abgeschabte Gießschwarte darf nicht wieder eingeschmolzen werden. Die Verluste werden durch einen 10 %igen Überschuss an Suppositoriengrundlage und Wirkstoff ausgeglichen. Bei Ansätzen im Defekturmaßstab vermindert sich dieser Zuschlag auf 5 % und darunter.

1. In einer mit dem Pistill tarierten Metallgießschale oder Fantaschale aus Edelstahl wird die mit definiertem Überschuss berechnete Menge Noscapinhydrochlorid mit so viel geschmolzenem Hartfett verrührt, dass eine weiche Paste entsteht, in der sich Feststoffagglomerate gut erkennen und durch Rühren und Abschaben beseitigen lassen.
2. Mit weiterem geschmolzenem Hartfett wird der Ansatz ergänzt und unter Erwärmung auf dem Wasserbad gerührt.
3. Die Schmelze wird bis zur vorgesehenen Stückzahl in die Formen ausgegossen. Nach jeweils 3–6 Zäpfchen wird erneut verrührt und, falls erforderlich, auf dem Wasserbad erwärmt.

4. Die sich bei beginnender Erstarrung bildenden Vertiefungen an den Öffnungen der Formen werden nochmals mit temperierter Schmelze bedeckt. Die Zäpfchen werden bei Raumtemperatur erkalten gelassen.
5. Der erstarrte Überstand über den Öffnungen (Gießschwarte) wird mit einem Spatelmesser oder einem Kartenblatt aus Kunststoff bündig abgeschabt und verworfen.

Abfüllung: Die Öffnungen der Suppositorien-Gieß- und -Verpackungsform werden mit einem Streifen selbstklebender Suppositorien-Abdeckfolie verschlossen. Anschließend wird die Form in eine Schachtel abgepackt.

Prüfung

Inprozesskontrollen

1. Die Masse aus Noscapinhydrochlorid und geschmolzenem Hartfett muss weich und gleichmäßig beschaffen sein. Agglomerate dürfen nicht zu erkennen sein.
2. Die fertige Schmelze muss fast weiß aussehen. Ihre Temperatur soll etwa 40 °C betragen. Agglomerate dürfen nicht zu erkennen sein.
3. Die Ausgießtemperatur muss zwischen 35 und 40 °C liegen.
4. Alle Öffnungen der Gießformen sind nach dem Befüllen mit einem Überstand der Schmelze bedeckt.
5. Die befüllten Formen müssen sich nach der Erstarrungs- und Abkühlzeit kalt anfühlen, der Überstand muss fast weiß und fest sein.
6. Die Zäpfchen müssen an der Öffnung plan ausgeformt sein und fast weiß aussehen. Die Verpackungsformen aus Kunststoff dürfen keine Verformungen der Oberfläche erkennen lassen. Gegen eine starke Lichtquelle gehalten, müssen sie im Bereich der befüllten Formen völlig lichtundurchlässig sein.

Sollergebnis der organoleptischen Prüfung: Die Kunststoffverpackung lässt keine Verformung erkennen. Gegen eine starke Lichtquelle gehalten, ist der befüllte Bereich völlig lichtundurchlässig. Die Adhäsivabdeckung ist einwandfrei aufgeklebt.

Kennzeichnung (Etikett)

Das anzufertigende Rezepturarzneimittel ist gemäß § 14 ApBetrO zu kennzeichnen.

Aufbewahrungshinweise: Dicht verschlossen im Kühlschrank (bei 2–8 °C) aufbewahren.

Warnhinweise/besondere Vorsichtsmaßnahmen: Nicht bei Säuglingen unter 6 Monaten anwenden.

Entsorgungshinweise: Nicht ins Abwasser gelangen lassen. Wird der Hausmüll verbrannt, ist eine Entsorgung über den Hausmüll möglich, andernfalls Restbestände in die Apotheke zurückbringen.

Art der Anwendung/Gebrauchsanweisung: ...-mal täglich ... Zäpfchen rektal einführen.

Sonstige Hinweise: Verschreibungspflichtig.

Prednisolon-Zäpfchen 50 mg | 100 mg

ZRB R04-01

Applikationsart: rektal
Darreichungsform: Suppositorien
Packmittel: Suppositorien-Gieß- und -Verpackungsform aus Kunststoff, „Torpedo-Form" mit Adhäsivbandabdeckung und Faltschachtel als Sekundärverpackung
Laufzeit: 1 Jahr
Quelle: Österreichisches Arzneibuch (ÖAB)

Zusammensetzung

	Ausgangsstoff	Solleinwaage		Korrekturfaktor
		50 mg	100 mg	
1	Prednisolon (mikrofein gepulvert)	0,050 g	0,100 g	✓
2	Hartfett (halbfest)	q. s.	q. s.	

Besondere Maßnahmen und Hinweise

Dosierung: Der Gehalt an Prednisolon liegt im Rahmen der für diesen Wirkstoff in der Literatur beschriebenen therapeutisch üblichen Dosierung für pädiatrische Suppositorien, zudem ist es in vergleichbaren Dosen in Fertigarzneimitteln enthalten, die ab dem Säuglingsalter zugelassen sind. Ein zweites Suppositorium kann nach 12–24 Stunden gegeben werden. Eine Gesamtdosis von 2 Zäpfchen (200 mg Prednisolon) soll nicht überschritten werden. Prednisolon-Suppositorien werden zur Behandlung eines Pseudokrupp-Anfalls verwendet. Hartfett wird als Suppositoriengrundmasse in zahlreichen Fertigarzneimitteln eingesetzt, die ab dem Säuglingsalter zugelassen sind. Die Anwendung erscheint in jedem Lebensalter unbedenklich.
Der Wirkstoff ist als Fertigarzneimittel Klismacort® in Form von Rektalkapseln auf dem deutschen Markt verfügbar. Es sind weitere Fertigarzneimittel mit anderen Glucocorticoid-Wirkstoffen, die ebenfalls bei einem Pseudokrupp-Anfall angewendet werden können, auf dem Markt verfügbar, z. B. Rectodelt® (Prednison) oder InfectoDexaKrupp® Saft (Dexamethason).

Herstellung

Herstellungsparameter/Herstellungsschritte

Zunächst muss der für Hartfett spezifische Kalibrierwert E der Gießform bekannt sein oder experimentell ermittelt werden. Die dabei verwendete Hartfettgrundlage kann zur Herstellung der Prednisolon-Zäpfchen weiterverwendet werden.

Bestimmung des Kalibrierwerts E: Zur Ermittlung des Fassungsvermögens der Suppositorienform an Grundlage in Gramm werden alle Vertiefungen unter Anwendung des Klarschmelzverfahrens mit reiner Grundlage gefüllt. Nach dem Erkalten wird die Gießschwarte abgestreift, die Suppositorien werden der Form entnommen und gewogen. Der **Kalibrierwert E** ist die Durchschnittsmasse eines Suppositoriums aus reiner Grundlage in Gramm und errechnet sich wie folgt: Gesamtmasse von N Suppositorien aus reiner Grundlage in Gramm geteilt durch die Anzahl N der ausgegossenen Suppositorien.

Berechnung der erforderlichen Menge an Suppositoriengrundlage: Die Hartfettmenge m pro Zäpfchen berechnet sich in Anlehnung an DAC-Anlage F mit der Einzeldosis A und dem Verdrängungsfaktor f = 0,70 für Prednisolon in Hartfett zu: $m = E - A \times 0{,}70$.

Bei der Berechnung der erforderlichen Einwaage an Suppositoriengrundlage ist zu berücksichtigen, dass insbesondere beim Ausgießen kleiner Rezepturansätze Verluste durch Rückstände in der Gießschale und am Pistill auftreten. Der Überschuss ist großzügig festzulegen, wenn zum Ausgießen die Zäpfchengießschale verwendet wird. Abgeschabte Gießschwarte darf nicht wieder eingeschmolzen werden. Die Verluste werden durch einen 10%igen Überschuss an Suppositoriengrundlage und Wirkstoff ausgeglichen. Bei Ansätzen im Defekturmaßstab vermindert sich dieser Zuschlag auf 5% und darunter.

1. In einer mit dem Pistill tarierten Metallgießschale oder Fantaschale aus Edelstahl wird die mit definiertem Überschuss berechnete Menge Prednisolon mit so viel geschmolzenem Hartfett verrührt, dass eine weiche Paste entsteht, in der sich Feststoffagglomerate gut erkennen und durch Rühren und Abschaben beseitigen lassen.
2. Mit weiterem geschmolzenem Hartfett wird der Ansatz ergänzt und unter Erwärmung auf dem Wasserbad gerührt.
3. Die Schmelze wird bis zur vorgesehenen Stückzahl in die Formen ausgegossen. Nach jeweils 3–6 Zäpfchen wird erneut verrührt und, falls erforderlich, auf dem Wasserbad erwärmt.
4. Die sich bei beginnender Erstarrung bildenden Vertiefungen an den Öffnungen der Formen werden nochmals mit temperierter Schmelze bedeckt. Die Zäpfchen werden bei Raumtemperatur erkalten gelassen.
5. Der erstarrte Überstand über den Öffnungen (Gießschwarte) wird mit einem Spatelmesser oder einem Kartenblatt aus Kunststoff bündig abgeschabt und verworfen.

Abfüllung: Die Öffnungen der Suppositorien-Gieß- und -Verpackungsform werden mit einem Streifen selbstklebender Suppositorien-Abdeckfolie verschlossen. Anschließend wird die Form in eine Schachtel abgepackt.

Prüfung

Inprozesskontrollen

1. Die Masse aus Prednisolon und geschmolzenem Hartfett muss weich und gleichmäßig beschaffen sein. Agglomerate dürfen nicht zu erkennen sein.
2. Die fertige Schmelze muss fast weiß aussehen. Ihre Temperatur soll etwa 40 °C betragen. Agglomerate dürfen nicht zu erkennen sein.
3. Die Ausgießtemperatur muss zwischen 35 und 40 °C liegen.
4. Alle Öffnungen der Gießformen sind nach dem Befüllen mit einem Überstand der Schmelze bedeckt.
5. Die befüllten Formen müssen sich nach der Erstarrungs- und Abkühlzeit kalt anfühlen, der Überstand muss fast weiß und fest sein.
6. Die Zäpfchen müssen an der Öffnung plan ausgeformt sein und fast weiß aussehen. Die Verpackungsformen aus Kunststoff dürfen keine Verformungen der Oberfläche erkennen lassen. Gegen eine starke Lichtquelle gehalten, müssen sie im Bereich der befüllten Formen völlig lichtundurchlässig sein.

Sollergebnis der organoleptischen Prüfung: Die Kunststoffverpackung lässt keine Verformung erkennen. Gegen eine starke Lichtquelle gehalten, ist der befüllte Bereich völlig lichtundurchlässig. Die Adhäsivabdeckung ist einwandfrei aufgeklebt.

REK

Kennzeichnung (Etikett)

Das anzufertigende Rezepturarzneimittel ist gemäß § 14 ApBetrO zu kennzeichnen.

Aufbewahrungshinweise: Dicht verschlossen im Kühlschrank (bei 2–8 °C) aufbewahren.

Warnhinweise/besondere Vorsichtsmaßnahmen: Keine.

Entsorgungshinweise: Nicht ins Abwasser gelangen lassen. Wird der Hausmüll verbrannt, ist eine Entsorgung über den Hausmüll möglich, andernfalls Restbestände in die Apotheke zurückbringen.

Art der Anwendung/Gebrauchsanweisung: Im Notfall 1 Zäpfchen in den Darm einführen. Ein zweites Suppositorium kann nach 12–24 Stunden gegeben werden. Eine Gesamtdosis von 2 Zäpfchen (200 mg Prednisolon) sollte nicht überschritten werden.

Sonstige Hinweise: Verschreibungspflichtig.

Zubereitungen für Hals, Nase, Ohren

HNO

Midazolamhydrochlorid-Nasenspray 25 mg/ml

ZRB N08-01

Applikationsart: nasal
Darreichungsform: Nasenspray
Packmittel: Braunglasflasche mit Zerstäuberpumpe, Typ Nasenspray
Laufzeit: 18 Monate, Haltbarkeit nach Anbruch: 6 Monate
Quelle: Krankenhauspharmazie (KPH)

Zusammensetzung

	Ausgangsstoff	Solleinwaage		Korrekturfaktor
1	Midazolamhydrochlorid	0,140	g	✓
2	Edetathaltige Benzalkoniumchlorid-Stammlösung 0,1 % (NRF S.18.)	0,50	g	
3	Natriumchlorid	0,0430	g	
4	Salzsäure 3,6 %	q.s.		
5	Gereinigtes Wasser	ad 5,0	ml	

Besondere Maßnahmen und Hinweise

Dosierung: Die Konzentration von Midazolamhydrochlorid liegt im Rahmen der für diesen Wirkstoff in der Literatur beschriebenen therapeutisch üblichen Konzentration für pädiatrische Zubereitungen. Die S2k-Leitlinie der Deutschen Gesellschaft für Kinder- und Jugendmedizin e. V. sieht die nasale Verabreichung von 0,2–0,5 mg/kg KG Midazolam in der Pädiatrie zur Analgosedierung bzw. zur Behandlung des Status epilepticus vor.

Galenik: Die Zubereitung enthält Benzalkoniumchlorid, das eine Reizung oder Schwellung der Nasenschleimhaut hervorrufen kann. Grundsätzlich ist Benzalkoniumchlorid als Konservierungsmittel jedoch auch in Fertigarzneimitteln enthalten, die ab dem Säuglingsalter zugelassen sind. In Anlehnung an die Besonderheitenliste des BfArM wird folgender Warnhinweis auf dem Etikett empfohlen: *„Benzalkoniumchlorid kann eine Reizung oder Schwellung der Nasenschleimhaut hervorrufen, insbesondere bei längerer Anwendung."*

Herstellung

Herstellungsparameter/Herstellungsschritte

1. Die Salzsäure 3,6 % wird frisch hergestellt:

   100 g enthalten:

Salzsäure 36 %		10,0 g
Gereinigtes Wasser	ad	100,0 g

   Zubereitung: In einem mit Glasstab tarierten Becherglas wird die Salzsäure 36 % mit dem Gereinigten Wasser gemischt.
2. Das Natriumchlorid auf einer geeigneten Wägeunterlage abwiegen und in ein mit Glasstab tariertes Becherglas überführen.
3. Die edetathaltige Benzalkoniumchlorid-Stammlösung 0,1 % (NRF S.18.) und einen Teil des Gereinigten Wassers dazugeben und das Natriumchlorid darin lösen.
4. Das Midazolamhydrochlorid auf einer geeigneten Wägeunterlage abwiegen, in den Ansatz überführen und mischen.
5. Die Suspension unter Rühren und Kontrolle des pH-Werts die Suspension mit Salzsäure 3,6 % ansäuern, bis eine klare Lösung vorliegt und der pH-Wert mindestens 1 Minute stabil bei 3,3 liegt.
6. Mit Gereinigtem Wasser bis zum Erreichen der Sollmenge auffüllen und den Ansatz kräftig verrühren.

Abfüllung: Die Lösung wird unmittelbar nach der Zubereitung abgefüllt.

Prüfung

Inprozesskontrollen

1. Die Wägeunterlage des Natriumchlorids wird rückgewogen. Der angezeigte Wert darf nicht höher sein als 1,0 % der Sollmenge.
2. Der Ansatz aus Natriumchlorid in edetathaltiger Benzalkoniumchlorid-Lösung 0,1 % (NRF S.18.) und Gereinigtem Wasser muss klar und farblos aussehen. Ungelöste Bestandteile dürfen nicht zu erkennen sein.
3. Die Wägeunterlage des Midazolamhydrochlorids wird rückgewogen. Der angezeigte Wert darf nicht höher sein als 1,0 % der Wirkstoffmasse.
4. Die fertige Lösung muss klar und farblos aussehen sowie frei von ungelösten Bestandteilen sein.

Sollergebnis der organoleptischen Prüfung: Klare, farblose Lösung.

Kennzeichnung (Etikett)

Das anzufertigende Rezepturarzneimittel ist gemäß §14 ApBetrO zu kennzeichnen.

Aufbewahrungshinweise: Nicht über 25 °C aufbewahren.

Warnhinweise/besondere Vorsichtsmaßnahmen: Benzalkoniumchlorid kann eine Reizung oder Schwellung der Nasenschleimhaut hervorrufen, insbesondere bei längerer Anwendung.

Entsorgungshinweise: Nicht ins Abwasser gelangen lassen. Wird der Hausmüll verbrannt, ist eine Entsorgung über den Hausmüll möglich, andernfalls Restbestände in die Apotheke zurückbringen.

Art der Anwendung/Gebrauchsanweisung: Zur nasalen Anwendung.

Sonstige Hinweise: Verschreibungspflichtig. BtM-Rezept.

Wasserstoffperoxid-Ohrentropfen 3 %

ZRB Q99-01

Applikationsart: auricular
Darreichungsform: Ohrentropfen
Packmittel: Braunglasflasche mit Senkrechttropfer für mittelviskose Flüssigkeiten
Laufzeit: 1 Woche
Quelle: Formulaire Thérapeutique Magistral (FTM)

Zusammensetzung

	Ausgangsstoff	Solleinwaage	Korrekturfaktor
1	Wasserstoffperoxid-Lösung 30 % (mit Stabilisator)	3,00 g	✓
2	Gereinigtes Wasser	ad 30,0 g	

Besondere Maßnahmen und Hinweise

Dosierung: Die Wasserstoffperoxid-Konzentration liegt im Rahmen der für diesen Wirkstoff in der Literatur beschriebenen therapeutisch üblichen Konzentration. Die Standardzulassung für Wasserstoffperoxid-Lösung 3 % sieht keine altersabhängigen Anwendungsbeschränkungen vor.
Galenik: Handelsübliche Wasserstoffperoxid-Lösungen für pharmazeutische und medizinische Zwecke sind durch Zusätze von Schwefelsäure, Phosphorsäure oder Natriumdiphosphat stabilisiert, um eine Zersetzung in Wasser und Sauerstoff zu verzögern. Um die Haltbarkeit zu gewährleisten, ist für die Herstellung dieser Rezeptur stabilisierte Wasserstoffperoxid-Lösung zu verwenden. Der enthaltene Stabilisator ist auf dem Etikett zu deklarieren.

Herstellung

Herstellungsparameter/Herstellungsschritte: In einer tarierten Braunglasflasche (= Abgabegefäß) mit einem größeren als dem verordneten Volumen werden Wasserstoffperoxid und Gereinigtes Wasser abgewogen und durch Schütteln gemischt.
Abfüllung: s. Herstellung.

Prüfung

Inprozesskontrollen: Die fertige Lösung muss gleichmäßig beschaffen und klar sein.

Sollergebnis der organoleptischen Prüfung: Homogene, klare Lösung.

Kennzeichnung (Etikett)

Das anzufertigende Rezepturarzneimittel ist gemäß § 14 ApBetrO zu kennzeichnen.

Aufbewahrungshinweise: Zwischen 2 °C und 8 °C und vor Licht geschützt aufbewahren.

Warnhinweise/besondere Vorsichtsmaßnahmen: Keine.

Entsorgungshinweise: Nicht ins Abwasser gelangen lassen. Wird der Hausmüll verbrannt, ist eine Entsorgung über den Hausmüll möglich, andernfalls Restbestände in die Apotheke zurückbringen.

Art der Anwendung/Gebrauchsanweisung: Zur Anwendung am Ohr: nicht öfter als 1-mal pro Woche anwenden (Gefahr einer Trommelfellschädigung). Einige Tropfen in das Ohr geben, dies 2- bis 3-mal wiederholen. Das Ohr und den Gehörgang nach 30 Minuten Einwirkzeit gründlich mit lauwarmem Wasser spülen.

Sonstige Hinweise: Apothekenpflichtig.

Teemischungen

Eibischtee

ZRB 008-06

Applikationsart: oral
Darreichungsform: Tee
Packmittel: Teebeutel aus Pergaminpapier mit Dosierlöffel oder Dosierbecher (graduiert)
Laufzeit: 1 Jahr
Quelle: Österreichisches Arzneibuch (ÖAB)

Zusammensetzung

Ausgangsstoff		Solleinwaage	Korrekturfaktor
1	Eibischblätter	55,0 g	
2	Eibischwurzel	25,0 g	
3	Süßholzwurzel, geschält	15,0 g	
4	Malvenblüten	5,0 g	

Besondere Maßnahmen und Hinweise

Dosierung: Bei den enthaltenen Bestandteilen handelt es sich um Drogen, die alle traditionell bei Husten eingesetzt werden und zu denen zwar umfangreiche Erfahrung, historisch bedingt aber vergleichsweise wenige klinische Daten existieren. Dies gilt insbesondere für die Anwendung in der Pädiatrie. Entsprechend zurückhaltend sind die einschlägigen HMPC-Monographien der EMA hinsichtlich der Anwendungsempfehlung bei Säuglingen, Kindern und Jugendlichen – mitunter auch unter Verweis auf fehlende Daten zur Anwendungssicherheit. Inwieweit derlei strenge Sicherheitsmaßstäbe für Drogen angemessen sind, die seit Jahrhunderten arzneilich verwendet werden und auch im Lebensmittelbereich weitverbreitet sind, kann kritisch diskutiert werden. Als Maßstab für die Bewertung der vorliegenden Rezeptur soll daher nicht die finale HMPC-Monographie der einzelnen Substanzen herangezogen werden, sondern der HMPC-Assessment-Report, der die vorhandenen Daten zur Anwendungssicherheit zusammenfasst und sich differenzierter damit auseinandersetzt. Auf Basis dieser Zusammenfassungen und angesichts des Einsatzes der in dieser Teemischung enthaltenen Drogen im Lebensmittelbereich erscheint ein pädiatrischer Einsatz vertretbar. Eibisch- und Süßholzwurzel haben von der U.S. Food and Drug Administration (FDA) ohne Altersbeschränkung den GRAS-Status (Generally Recognized As Safe) als Bestand-

teil in Lebensmitteln erhalten, bei Süßholzwurzeln unter Beschränkung des Glycyrrhizin-Gehalts, dessen Überschreitung in Teezubereitungen aus der vorliegenden Drogenmischung jedoch nicht zu erwarten ist.
Eibischblätter, Eibischwurzel und Süßholzwurzel sind Bestandteile der als Standardzulassung monographierten Teemischung „Brusttee" (Zul.-Nr. 1969.99.99), für die hinsichtlich der Kennzeichnung nach § 10 AMG sowie hinsichtlich der Packungsbeilage nach § 11 AMG in der Monographie keine Altersbeschränkungen genannt sind. Gleiches gilt für Malvenblätter hinsichtlich der Standardzulassung „Husten- und Bronchialtee II" (Zul.-Nr. 2039.93.99).
Unabhängig vom sicheren Einsatz im Lebensmittelbereich und der altersmäßig uneingeschränkten Standardzulassung für Teemischungen, die die hier eingesetzten Bestandteile in Kombination (ggf. auch mit anderen Teedrogen) enthalten, wird empfohlen, die vorliegende Rezeptur ohne ärztliche Konsultation nicht bei Kindern unter 3 Jahren anzuwenden, da die Symptomursache in dieser Altersgruppe sicherheitshalber abgeklärt werden sollte.
Galenik: Die Teemischung muss aus Hygienegründen am Teemisch- bzw. Teeabfüllplatz außerhalb des Rezeptur-Herstellungsbereichs hergestellt werden.

Herstellung

Herstellungsparameter/Herstellungsschritte: Alle Bestandteile in eine Teemischdose oder große Fantaschale einwiegen und mischen.
Abfüllung: Die Teemischung wird unmittelbar nach der Herstellung unter Vermeidung von Staubentwicklung abgefüllt.

Prüfung

Inprozesskontrollen: Die unterschiedlichen Drogen müssen in der Teemischung annähernd gleichmäßig verteilt sein.
Sollergebnis der organoleptischen Prüfung: Die Drogen sind in der Teemischung annährend gleichmäßig verteilt.

Kennzeichnung (Etikett)

Das anzufertigende Rezepturarzneimittel ist gemäß § 14 ApBetrO zu kennzeichnen.
Aufbewahrungshinweise: Trocken und nicht über 25 °C aufbewahren.
Warnhinweise/besondere Vorsichtsmaßnahmen: Nicht bei Kindern unter 3 Jahren anwenden.
Entsorgungshinweise: Entsorgung etwaiger Restbestände über den Hausmüll.
Art der Anwendung/Gebrauchsanweisung: 1 EL der Teemischung mit ca. 200 ml kochendem Wasser übergießen, 10 Minuten ziehen lassen und abseihen.
Sonstige Hinweise: Apothekenpflichtig.

Krampflösender Hustentee

ZRB 041-K01

Applikationsart: oral
Darreichungsform: Tee
Packmittel: Teebeutel aus Pergaminpapier mit Dosierlöffel oder Dosierbecher (graduiert)
Laufzeit: 2 Wochen
Quelle: Österreichisches Arzneibuch (ÖAB)

Zusammensetzung

Ausgangsstoff		Solleinwaage	Korrekturfaktor
1	Thymian (gerebelt)	30,0 g	
2	Fenchel, bitterer	20,0 g	
3	Lindenblüten	50,0 g	

Besondere Maßnahmen und Hinweise

Dosierung: Bei den enthaltenen Bestandteilen handelt es sich um Drogen, die alle traditionell bei Husten eingesetzt werden und zu denen zwar umfangreiche Erfahrung, historisch bedingt aber vergleichsweise wenige klinische Daten existieren. Dies gilt insbesondere für die Anwendung in der Pädiatrie. Entsprechend zurückhaltend sind die einschlägigen HMPC-Monographien der EMA hinsichtlich der Anwendungsempfehlung bei Säuglingen, Kindern und Jugendlichen – mitunter auch unter Verweis auf fehlende Daten zur Anwendungssicherheit. Inwieweit derlei strenge Sicherheitsmaßstäbe für Drogen angemessen sind, die seit Jahrhunderten arzneilich verwendet werden und auch im Lebensmittelbereich weitverbreitet sind, kann kritisch diskutiert werden. Als Maßstab für die Bewertung der vorliegenden Rezeptur soll daher nicht die finale HMPC-Monographie der einzelnen Substanzen herangezogen werden, sondern der HMPC-Assessment-Report, der die vorhandenen Daten zur Anwendungssicherheit zusammenfasst und sich differenzierter damit auseinandersetzt. Auf Basis dieser Zusammenfassungen und angesichts des Einsatzes der in dieser Teemischung enthaltenen Drogen im Lebensmittelbereich erscheint ein pädiatrischer Einsatz vertretbar. Alle eingesetzten Drogen haben von der U. S. Food and Drug Administration (FDA) ohne Altersbeschränkung den GRAS-Status (Generally Recognized As Safe) als Bestandteil in Lebensmitteln erhalten.

Die in dieser Teemischung enthaltenen Drogen sind Bestandteil der als Standardzulassung monographierten Teemischung „Erkältungstee Nr. V“ (Zul.-Nr. 1979.95.99), für die hinsichtlich der Kennzeichnung nach § 10 AMG sowie hinsichtlich der Packungsbeilage nach § 11 AMG in der Monographie keine Altersbeschränkungen genannt sind.
Unabhängig vom sicheren Einsatz im Lebensmittelbereich und der altersmäßig uneingeschränkten Standardzulassung für Teemischungen, die die hier eingesetzten Bestandteile in Kombination (ggf. auch mit anderen Teedrogen) enthalten, wird empfohlen, die vorliegende Rezeptur ohne ärztliche Konsultation nicht bei Kindern unter 3 Jahren anzuwenden, da die Symptomursache in dieser Altersgruppe sicherheitshalber abgeklärt werden sollte.
Galenik: Die Extraktion des ätherischen Öls aus Bitterem Fenchel soll durch Anstoßen unmittelbar vor Herstellung der Teemischung erhöht werden. Soweit dies nicht ausdrücklich abgelehnt wird, ist die Teemischung daher frisch herzustellen und zur alsbaldigen Verwendung bestimmt. Die Laufzeit der Rezeptur beträgt dann 2 Wochen. Die Teemischung muss aus Hygienegründen am Teemisch- bzw. Teeabfüllplatz außerhalb des Rezeptur-Herstellungsbereichs hergestellt werden.

Herstellung

Herstellungsparameter/Herstellungsschritte: Alle Bestandteile in eine Teemischdose oder große Fantaschale einwiegen und mischen.
Abfüllung: Die Teemischung wird unmittelbar nach der Herstellung unter Vermeidung von Staubentwicklung abgefüllt.

Prüfung

Inprozesskontrollen: Die unterschiedlichen Drogen müssen in der Teemischung annährend gleichmäßig verteilt sein.
Sollergebnis der organoleptischen Prüfung: Die Drogen sind in der Teemischung annährend gleichmäßig verteilt.

Kennzeichnung (Etikett)

Das anzufertigende Rezepturarzneimittel ist gemäß § 14 ApBetrO zu kennzeichnen.
Aufbewahrungshinweise: Trocken und nicht über 25 °C aufbewahren.
Warnhinweise/besondere Vorsichtsmaßnahmen: Nicht bei Kindern unter 3 Jahren anwenden.
Entsorgungshinweise: Entsorgung etwaiger Restbestände über den Hausmüll.
Art der Anwendung/Gebrauchsanweisung: 1 EL der Teemischung mit ca. 200 ml kochendem Wasser übergießen, 10 Minuten ziehen lassen und abseihen.
Sonstige Hinweise: Apothekenpflichtig.

Reizlindernder Hustentee I

ZRB 008-K03

Applikationsart: oral
Darreichungsform: Tee
Packmittel: Teebeutel aus Pergaminpapier mit Dosierlöffel oder Dosierbecher (graduiert)
Laufzeit: 1 Jahr
Quelle: Österreichisches Arzneibuch (ÖAB)

Zusammensetzung

	Ausgangsstoff	Solleinwaage	Korrekturfaktor
1	Eibischblätter	20,0 g	
2	Eibischwurzel	55,0 g	
3	Isländisches Moos	20,0 g	
4	Malvenblüten	5,0 g	

Besondere Maßnahmen und Hinweise

Dosierung: Bei den enthaltenen Bestandteilen handelt es sich um Drogen, die alle traditionell bei Reizhusten eingesetzt werden und zu denen zwar umfangreiche Erfahrung, historisch bedingt aber vergleichsweise wenige klinische Daten existieren. Dies gilt insbesondere für die Anwendung in der Pädiatrie. Entsprechend zurückhaltend sind die einschlägigen HMPC-Monographien der EMA hinsichtlich der Anwendungsempfehlung bei Säuglingen, Kindern und Jugendlichen – mitunter auch unter Verweis auf fehlende Daten zur Anwendungssicherheit. Inwieweit derlei strenge Sicherheitsmaßstäbe für Drogen angemessen sind, die seit Jahrhunderten arzneilich verwendet werden und auch im Lebensmittelbereich weitverbreitet sind, kann kritisch diskutiert werden. Als Maßstab für die Bewertung der vorliegenden Rezeptur soll daher nicht die finale HMPC-Monographie der einzelnen Substanzen herangezogen werden, sondern der HMPC-Assessment-Report, der die vorhandenen Daten zur Anwendungssicherheit zusammenfasst und sich differenzierter damit auseinandersetzt. Auf Basis dieser Zusammenfassungen und angesichts des Einsatzes der in dieser Teemischung enthaltenen Drogen im Lebensmittelbereich erscheint ein pädiatrischer Einsatz vertretbar.

Eibischwurzel und Eibischblätter sind Bestandteil der als Standardzulassung monographierten Teemischung „Brusttee" (Zul.-Nr. 1969.99.99), für die hinsichtlich der Kennzeichnung nach § 10 AMG sowie hinsichtlich der Packungsbeilage nach § 11 AMG in der Monographie keine Altersbeschränkungen genannt sind. Gleiches gilt für Isländisches Moos und Malvenblätter hinsichtlich der Standardzulassung „Husten- und Bronchialtee II" (Zul.-Nr. 2039.93.99).
Unabhängig vom sicheren Einsatz im Lebensmittelbereich und der altersmäßig uneingeschränkten Standardzulassung für Teemischungen, die die hier eingesetzten Bestandteile in Kombination (ggf. auch mit anderen Teedrogen) enthalten, wird empfohlen, die vorliegende Rezeptur ohne ärztliche Konsultation nicht bei Kindern unter 3 Jahren anzuwenden, da die Symptomursache in dieser Altersgruppe sicherheitshalber abgeklärt werden sollte.
Galenik: Die Teemischung muss aus Hygienegründen am Teemisch- bzw. Teeabfüllplatz außerhalb des Rezeptur-Herstellungsbereichs hergestellt werden.

Herstellung

Herstellungsparameter/Herstellungsschritte: Alle Bestandteile in eine Teemischdose oder große Fantaschale einwiegen und mischen.
Abfüllung: Die Teemischung wird unmittelbar nach der Herstellung unter Vermeidung von Staubentwicklung abgefüllt.

Prüfung

Inprozesskontrollen: Die unterschiedlichen Drogen müssen in der Teemischung annähernd gleichmäßig verteilt sein.
Sollergebnis der organoleptischen Prüfung: Die Drogen sind in der Teemischung annährend gleichmäßig verteilt.

Kennzeichnung (Etikett)

Das anzufertigende Rezepturarzneimittel ist gemäß § 14 ApBetrO zu kennzeichnen.
Aufbewahrungshinweise: Trocken und nicht über 25 °C aufbewahren.
Warnhinweise/besondere Vorsichtsmaßnahmen: Nicht bei Kindern unter 3 Jahren anwenden.
Entsorgungshinweise: Entsorgung etwaiger Restbestände über den Hausmüll.
Art der Anwendung/Gebrauchsanweisung: 1 EL der Teemischung mit ca. 200 ml kochendem Wasser übergießen, 10 Minuten ziehen lassen und abseihen.
Sonstige Hinweise: Apothekenpflichtig.

Reizlindernder Hustentee II

ZRB 008-K04

Applikationsart: oral
Darreichungsform: Tee
Packmittel: Teebeutel aus Pergaminpapier mit Dosierlöffel oder Dosierbecher (graduiert)
Laufzeit: 1 Jahr
Quelle: Österreichisches Arzneibuch (ÖAB)

Zusammensetzung

Ausgangsstoff		Solleinwaage	Korrekturfaktor
1	Eibischblätter	50,0 g	
2	Spitzwegerichblätter	40,0 g	
3	Königskerzenblüten	10,0 g	

Besondere Maßnahmen und Hinweise

Dosierung: Bei den enthaltenen Bestandteilen handelt es sich um Drogen, die alle traditionell bei Reizhusten eingesetzt werden und zu denen zwar umfangreiche Erfahrung, historisch bedingt aber vergleichsweise wenige klinische Daten existieren. Dies gilt insbesondere für die Anwendung in der Pädiatrie. Entsprechend zurückhaltend sind die einschlägigen HMPC-Monographien der EMA hinsichtlich der Anwendungsempfehlung bei Säuglingen, Kindern und Jugendlichen – mitunter auch unter Verweis auf fehlende Daten zur Anwendungssicherheit. Inwieweit derlei strenge Sicherheitsmaßstäbe für Drogen angemessen sind, die seit Jahrhunderten arzneilich verwendet werden und auch im Lebensmittelbereich weitverbreitet sind, kann kritisch diskutiert werden. Als Maßstab für die Bewertung der vorliegenden Rezeptur soll daher nicht die finale HMPC-Monographie der einzelnen Substanzen herangezogen werden, sondern der HMPC-Assessment-Report, der die vorhandenen Daten zur Anwendungssicherheit zusammenfasst und sich differenzierter damit auseinandersetzt. Auf Basis dieser Zusammenfassungen und angesichts des Einsatzes der in dieser Teemischung enthaltenen Drogen im Lebensmittelbereich erscheint ein pädiatrischer Einsatz vertretbar.
Eibischblätter und Spitzwegerichblätter sind Bestandteil der als Standardzulassung monographierten Teemischung „Husten- und Bronchialtee I“ (Zul.-Nr. 2039.94.99),

für die hinsichtlich der Kennzeichnung nach § 10 AMG sowie hinsichtlich der Packungsbeilage nach § 11 AMG in der Monographie keine Altersbeschränkungen genannt sind. Gleiches gilt für die Standardzulassung „Wollblumen" (Zul.-Nr. 2449.99.99; Wollblumen = Königskerzenblüten).
Unabhängig vom sicheren Einsatz im Lebensmittelbereich und der altersmäßig uneingeschränkten Standardzulassung für Teemischungen, die die hier eingesetzten Bestandteile in Kombination (ggf. auch mit anderen Teedrogen) enthalten, wird empfohlen, die vorliegende Rezeptur ohne ärztliche Konsultation nicht bei Kindern unter 3 Jahren anzuwenden, da die Symptomursache in dieser Altersgruppe sicherheitshalber abgeklärt werden sollte.
Galenik: Die Teemischung muss aus Hygienegründen am Teemisch- bzw. Teeabfüllplatz außerhalb des Rezeptur-Herstellungsbereichs hergestellt werden.

Herstellung

Herstellungsparameter/Herstellungsschritte: Alle Bestandteile in eine Teemischdose oder große Fantaschale einwiegen und mischen.
Abfüllung: Die Teemischung wird unmittelbar nach der Herstellung unter Vermeidung von Staubentwicklung abgefüllt.

Prüfung

Inprozesskontrollen: Die unterschiedlichen Drogen müssen in der Teemischung annähernd gleichmäßig verteilt sein.
Sollergebnis der organoleptischen Prüfung: Die Drogen sind in der Teemischung annähernd gleichmäßig verteilt.

Kennzeichnung (Etikett)

Das anzufertigende Rezepturarzneimittel ist gemäß § 14 ApBetrO zu kennzeichnen.
Aufbewahrungshinweise: Trocken und nicht über 25 °C aufbewahren.
Warnhinweise/besondere Vorsichtsmaßnahmen: Nicht bei Kindern unter 3 Jahren anwenden.
Entsorgungshinweise: Entsorgung etwaiger Restbestände über den Hausmüll.
Art der Anwendung/Gebrauchsanweisung: 1 EL der Teemischung mit ca. 200 ml kochendem Wasser übergießen, 10 Minuten ziehen lassen und abseihen.
Sonstige Hinweise: Apothekenpflichtig.

Reizlindernder Hustentee III

ZRB 008-K05

Applikationsart: oral
Darreichungsform: Tee
Packmittel: Teebeutel aus Pergaminpapier mit Dosierlöffel oder Dosierbecher (graduiert)
Laufzeit: 2 Wochen
Quelle: Österreichisches Arzneibuch (ÖAB)

Zusammensetzung

Ausgangsstoff		Solleinwaage	Korrekturfaktor
1	Malvenblüten	10,0 g	
2	Königskerzenblüten	10,0 g	
3	Eibischblätter	20,0 g	
4	Thymian (gerebelt)	10,0 g	
5	Eibischwurzel	20,0 g	
6	Süßholzwurzel, geschält	25,0 g	
7	Anis	5,0 g	

Besondere Maßnahmen und Hinweise

Dosierung: Bei den enthaltenen Bestandteilen handelt es sich um Drogen, die alle traditionell bei Reizhusten eingesetzt werden und zu denen zwar umfangreiche Erfahrung, historisch bedingt aber vergleichsweise wenige klinische Daten existieren. Dies gilt insbesondere für die Anwendung in der Pädiatrie. Entsprechend zurückhaltend sind die einschlägigen HMPC-Monographien der EMA hinsichtlich der Anwendungsempfehlung bei Säuglingen, Kindern und Jugendlichen – mitunter auch unter Verweis auf fehlende Daten zur Anwendungssicherheit. Inwieweit derlei strenge Sicherheitsmaßstäbe für Drogen angemessen sind, die seit Jahrhunderten arzneilich verwendet werden und auch im Lebensmittelbereich weitverbreitet sind, kann kritisch diskutiert werden. Als Maßstab für die Bewertung der vorliegenden Rezeptur soll daher nicht die finale HMPC-Monographie der einzelnen Substanzen herangezogen werden, sondern der HMPC-Assessment-Report, der die vorhandenen Daten zur

Anwendungssicherheit zusammenfasst und sich differenzierter damit auseinandersetzt. Auf Basis dieser Zusammenfassungen und angesichts des Einsatzes der in dieser Teemischung enthaltenen Drogen im Lebensmittelbereich erscheint ein pädiatrischer Einsatz vertretbar.
Malvenblüten, Eibischblätter, Thymian und Süßholzwurzel sind Bestandteile der als Standardzulassung monographierten Teemischungen „Husten- und Bronchialtee I bzw. II“ (Zul.-Nr. 2039.94.99 bzw. 2039.93.99), für die hinsichtlich der Kennzeichnung nach §10 AMG sowie hinsichtlich der Packungsbeilage nach §11 AMG in der Monographie keine Altersbeschränkungen genannt sind. Gleiches gilt für die Standardzulassungen „Wollblumen“ (Zul.-Nr. 2449.99.99; Wollblumen = Königskerzenblüten) und „Eibischwurzel“ (Zul.-Nr. 8899.99.99).
Unabhängig vom sicheren Einsatz im Lebensmittelbereich und der altersmäßig uneingeschränkten Standardzulassung für Teemischungen, die die hier eingesetzten Bestandteile in Kombination (ggf. auch mit anderen Teedrogen) enthalten, wird empfohlen, die vorliegende Rezeptur ohne ärztliche Konsultation nicht bei Kindern unter 3 Jahren anzuwenden, da die Symptomursache in dieser Altersgruppe sicherheitshalber abgeklärt werden sollte.
Galenik: Die Extraktion des ätherischen Öls aus Anis soll durch Anstoßen unmittelbar vor Herstellung der Teemischung erhöht werden. Soweit dies nicht ausdrücklich abgelehnt wird, ist die Teemischung daher frisch herzustellen und zur alsbaldigen Verwendung bestimmt. Die Laufzeit der Rezeptur beträgt dann 2 Wochen.
Die Teemischung muss aus Hygienegründen am Teemisch- bzw. Teeabfüllplatz außerhalb des Rezeptur-Herstellungsbereichs hergestellt werden.

Herstellung

Herstellungsparameter/Herstellungsschritte: Alle Bestandteile in eine Teemischdose oder große Fantaschale einwiegen und mischen.
Abfüllung: Die Teemischung wird unmittelbar nach der Herstellung unter Vermeidung von Staubentwicklung abgefüllt.

Prüfung

Inprozesskontrollen: Die unterschiedlichen Drogen müssen in der Teemischung annährend gleichmäßig verteilt sein.
Sollergebnis der organoleptischen Prüfung: Die Drogen sind in der Teemischung annährend gleichmäßig verteilt.

Kennzeichnung (Etikett)

Das anzufertigende Rezepturarzneimittel ist gemäß § 14 ApBetrO zu kennzeichnen.

Aufbewahrungshinweise: Trocken und nicht über 25 °C aufbewahren.

Warnhinweise/besondere Vorsichtsmaßnahmen: Nicht bei Kindern unter 3 Jahren anwenden.

Entsorgungshinweise: Entsorgung etwaiger Restbestände über den Hausmüll.

Art der Anwendung/Gebrauchsanweisung: Für 1 Tasse Tee 1–2 TL Teemischung mit siedend heißem Wasser übergießen und mindestens 5 Minuten ziehen lassen.

Sonstige Hinweise: Apothekenpflichtig.

Schleimlösender Hustentee I

ZRB 040-K02

Applikationsart: oral
Darreichungsform: Tee
Packmittel: Teebeutel aus Pergaminpapier mit Dosierlöffel oder Dosierbecher (graduiert)
Laufzeit: 2 Wochen
Quelle: Österreichisches Arzneibuch (ÖAB)

Zusammensetzung

Ausgangsstoff		Solleinwaage	Korrekturfaktor
1	Süßholzwurzel, geschält	30,0 g	
2	Thymian (gerebelt)	30,0 g	
3	Fenchel, bitterer	20,0 g	
4	Spitzwegerichblätter	20,0 g	

Besondere Maßnahmen und Hinweise

Dosierung: Bei den enthaltenen Bestandteilen handelt es sich um Drogen, die alle traditionell bei Husten eingesetzt werden und zu denen zwar umfangreiche Erfahrung, historisch bedingt aber vergleichsweise wenige klinische Daten existieren. Dies gilt insbesondere für die Anwendung in der Pädiatrie. Entsprechend zurückhaltend sind die einschlägigen HMPC-Monographien der EMA hinsichtlich der Anwendungsempfehlung bei Säuglingen, Kindern und Jugendlichen – mitunter auch unter Verweis auf fehlende Daten zur Anwendungssicherheit. Inwieweit derlei strenge Sicherheitsmaßstäbe für Drogen angemessen sind, die seit Jahrhunderten arzneilich verwendet werden und auch im Lebensmittelbereich weitverbreitet sind, kann kritisch diskutiert werden. Als Maßstab für die Bewertung der vorliegenden Rezeptur soll daher nicht die finale HMPC-Monographie der einzelnen Substanzen herangezogen werden, sondern der HMPC-Assessment-Report, der die vorhandenen Daten zur Anwendungssicherheit zusammenfasst und sich differenzierter damit auseinandersetzt. Auf Basis dieser Zusammenfassungen und angesichts des Einsatzes der in dieser Teemischung enthaltenen Drogen im Lebensmittelbereich erscheint ein pädiatrischer Einsatz vertretbar.

Thymian, Fenchel und Süßholzwurzel haben von der U. S. Food and Drug Administration (FDA) ohne Altersbeschränkung den GRAS-Status (Generally Recognized As Safe) als Bestandteil in Lebensmitteln erhalten, bei Süßholzwurzeln unter Beschränkung des Glycyrrhizin-Gehalts, dessen Überschreitung in Teezubereitungen aus der vorliegenden Drogenmischung jedoch nicht zu erwarten ist.
Ferner sind alle in dieser Teemischung enthaltenen Drogen Bestandteile der als Standardzulassung monographierten Teemischung „Husten- und Bronchialtee Nr. I" (Zul.-Nr. 2039.94.99), für die hinsichtlich der Kennzeichnung nach § 10 AMG sowie hinsichtlich der Packungsbeilage nach § 11 AMG in der Monographie keine Altersbeschränkungen genannt sind.
Unabhängig vom sicheren Einsatz im Lebensmittelbereich und der altersmäßig uneingeschränkten Standardzulassung für Teemischungen, die die hier eingesetzten Bestandteile in Kombination (ggf. auch mit anderen Teedrogen) enthalten, wird empfohlen, die vorliegende Rezeptur ohne ärztliche Konsultation nicht bei Kindern unter 3 Jahren anzuwenden, da die Symptomursache in dieser Altersgruppe sicherheitshalber abgeklärt werden sollte.
Galenik: Die Extraktion des ätherischen Öls aus Bitterem Fenchel soll durch Anstoßen unmittelbar vor Herstellung der Teemischung erhöht werden. Soweit dies nicht ausdrücklich abgelehnt wird, ist die Teemischung daher frisch herzustellen und zur alsbaldigen Verwendung bestimmt. Die Laufzeit der Rezeptur beträgt dann 2 Wochen.
Die Teemischung muss aus Hygienegründen am Teemisch- bzw. Teeabfüllplatz außerhalb des Rezeptur-Herstellungsbereichs hergestellt werden.

Herstellung

Herstellungsparameter/Herstellungsschritte: Alle Bestandteile in eine Teemischdose oder große Fantaschale einwiegen und mischen.
Abfüllung: Die Teemischung wird unmittelbar nach der Herstellung unter Vermeidung von Staubentwicklung abgefüllt.

Prüfung

Inprozesskontrollen: Die unterschiedlichen Drogen müssen in der Teemischung annährend gleichmäßig verteilt sein.
Sollergebnis der organoleptischen Prüfung: Die Drogen sind in der Teemischung annährend gleichmäßig verteilt.

Kennzeichnung (Etikett)

Das anzufertigende Rezepturarzneimittel ist gemäß § 14 ApBetrO zu kennzeichnen.

Aufbewahrungshinweise: Trocken und nicht über 25 °C aufbewahren.

Warnhinweise/besondere Vorsichtsmaßnahmen: Nicht bei Kindern unter 3 Jahren anwenden.

Entsorgungshinweise: Entsorgung etwaiger Restbestände über den Hausmüll.

Art der Anwendung/Gebrauchsanweisung: 1 EL der Teemischung mit ca. 200 ml kochendem Wasser übergießen, 10 Minuten ziehen lassen und abseihen.

Sonstige Hinweise: Freiverkäuflich.

Schleimlösender Hustentee II

ZRB 040-K03

Applikationsart: oral
Darreichungsform: Tee
Packmittel: Teebeutel aus Pergaminpapier mit Dosierlöffel oder Dosierbecher (graduiert)
Laufzeit: 2 Wochen
Quelle: Österreichisches Arzneibuch (ÖAB)

Zusammensetzung

	Ausgangsstoff	Solleinwaage	Korrekturfaktor
1	Primelwurzel	30,0 g	
2	Königskerzenblüten	10,0 g	
3	Anis	20,0 g	
4	Quendelkraut	40,0 g	

Besondere Maßnahmen und Hinweise

Dosierung: Bei den enthaltenen Bestandteilen handelt es sich um Drogen, die alle traditionell bei Husten eingesetzt werden und zu denen zwar umfangreiche Erfahrung, historisch bedingt aber vergleichsweise wenige klinische Daten existieren. Dies gilt insbesondere für die Anwendung in der Pädiatrie. Entsprechend zurückhaltend sind die einschlägigen HMPC-Monographien der EMA hinsichtlich der Anwendungsempfehlung bei Säuglingen, Kindern und Jugendlichen – mitunter auch unter Verweis auf fehlende Daten zur Anwendungssicherheit. Inwieweit derlei strenge Sicherheitsmaßstäbe für Drogen angemessen sind, die seit Jahrhunderten arzneilich verwendet werden und auch im Lebensmittelbereich weitverbreitet sind, kann kritisch diskutiert werden. Als Maßstab für die Bewertung der vorliegenden Rezeptur soll daher nicht die finale HMPC-Monographie der einzelnen Substanzen herangezogen werden, sondern der HMPC-Assessment-Report, der die vorhandenen Daten zur Anwendungssicherheit zusammenfasst und sich differenzierter damit auseinandersetzt. Auf Basis dieser Zusammenfassungen und angesichts des Einsatzes der in dieser Teemischung enthaltenen Drogen im Lebensmittelbereich erscheint ein pädiatrischer Einsatz vertretbar. Ferner sind Anis und Quendelkraut Bestandteile der als Standardzulassung monographierten Teemischung „Husten- und Bronchialtee Nr. II" (Zul.-Nr. 2039.93.99), für

die hinsichtlich der Kennzeichnung nach §10 AMG sowie hinsichtlich der Packungsbeilage nach §11 AMG in der Monographie keine Altersbeschränkungen genannt sind. Gleiches gilt für die Standardzulassungen „Wollblumen" (Zul.-Nr. 2449.99.99; Wollblumen = Königskerzenblüten) und „Primelwurzel" (Zul.-Nr. 2389.99.99).
Unabhängig vom sicheren Einsatz im Lebensmittelbereich und der altersmäßig uneingeschränkten Standardzulassung für Teemischungen, die die hier eingesetzten Bestandteile in Kombination (ggf. auch mit anderen Teedrogen) enthalten, wird empfohlen, die vorliegende Rezeptur ohne ärztliche Konsultation nicht bei Kindern unter 3 Jahren anzuwenden, da die Symptomursache in dieser Altersgruppe sicherheitshalber abgeklärt werden sollte.
Galenik: Die Extraktion des ätherischen Öls aus Anis soll durch Anstoßen unmittelbar vor Herstellung der Teemischung erhöht werden. Soweit dies nicht ausdrücklich abgelehnt wird, ist die Teemischung daher frisch herzustellen und zur alsbaldigen Verwendung bestimmt. Die Laufzeit der Rezeptur beträgt dann 2 Wochen. Die Teemischung muss aus Hygienegründen am Teemisch- bzw. Teeabfüllplatz außerhalb des Rezeptur-Herstellungsbereichs hergestellt werden.

Herstellung

Herstellungsparameter/Herstellungsschritte: Alle Bestandteile in eine Teemischdose oder große Fantaschale einwiegen und mischen.
Abfüllung: Die Teemischung wird unmittelbar nach der Herstellung unter Vermeidung von Staubentwicklung abgefüllt.

Prüfung

Inprozesskontrollen: Die unterschiedlichen Drogen müssen in der Teemischung annähernd gleichmäßig verteilt sein.
Sollergebnis der organoleptischen Prüfung: Die Drogen sind in der Teemischung annähernd gleichmäßig verteilt.

Kennzeichnung (Etikett)

Das anzufertigende Rezepturarzneimittel ist gemäß §14 ApBetrO zu kennzeichnen.
Aufbewahrungshinweise: Trocken und nicht über 25 °C aufbewahren.
Warnhinweise/besondere Vorsichtsmaßnahmen: Nicht bei Kindern unter 3 Jahren anwenden.
Entsorgungshinweise: Entsorgung etwaiger Restbestände über den Hausmüll.
Art der Anwendung/Gebrauchsanweisung: 1 EL der Teemischung mit ca. 200 ml kochendem Wasser übergießen, 10 Minuten ziehen lassen und abseihen.
Sonstige Hinweise: Apothekenpflichtig.

Windtreibender Tee I

ZRB 003-K10

Applikationsart: oral
Darreichungsform: Tee
Packmittel: Teebeutel aus Pergaminpapier mit Dosierlöffel oder Dosierbecher (graduiert)
Laufzeit: 2 Wochen
Quelle: Österreichisches Arzneibuch (ÖAB)

Zusammensetzung

Ausgangsstoff		Solleinwaage	Korrekturfaktor
1	Pfefferminzblätter	25,0 g	
2	Kamillenblüten	25,0 g	
3	Melissenblätter	25,0 g	
4	Kümmel	25,0 g	

Besondere Maßnahmen und Hinweise

Dosierung: Bei den enthaltenen Bestandteilen handelt es sich um Drogen, die alle traditionell bei Magen-Darm-Beschwerden eingesetzt werden und zu denen zwar umfangreiche Erfahrung, historisch bedingt aber vergleichsweise wenige klinische Daten existieren. Dies gilt insbesondere für die Anwendung in der Pädiatrie. Entsprechend zurückhaltend sind die einschlägigen HMPC-Monographien der EMA hinsichtlich der Anwendungsempfehlung bei Säuglingen, Kindern und Jugendlichen – mitunter auch unter Verweis auf fehlende Daten zur Anwendungssicherheit. Inwieweit derlei strenge Sicherheitsmaßstäbe für Drogen angemessen sind, die seit Jahrhunderten arzneilich verwendet werden und auch im Lebensmittelbereich weitverbreitet sind, kann kritisch diskutiert werden. Als Maßstab für die Bewertung der vorliegenden Rezeptur soll daher nicht die finale HMPC-Monographie der einzelnen Substanzen herangezogen werden, sondern der HMPC-Assessment-Report, der die vorhandenen Daten zur Anwendungssicherheit zusammenfasst und sich differenzierter damit auseinandersetzt. Auf Basis dieser Zusammenfassungen und angesichts des Einsatzes der in dieser Teemischung enthaltenen Drogen im Lebensmittelbereich erscheint ein pädiatrischer Einsatz vertretbar.

Alle eingesetzten Drogen haben von der U.S. Food and Drug Administration (FDA) ohne Altersbeschränkung den GRAS-Status (Generally Recognized As Safe) als Bestandteil in Lebensmitteln erhalten.
Ferner sind alle in dieser Teemischung enthaltenen Drogen Bestandteile der als Standardzulassung monographierten Teemischung „Magen- und Darmtee Nr. VIII" (Zul.-Nr. 2029.92.99), für die hinsichtlich der Kennzeichnung nach §10 AMG sowie hinsichtlich der Packungsbeilage nach §11 AMG in der Monographie keine Altersbeschränkungen genannt sind.
Unabhängig vom sicheren Einsatz im Lebensmittelbereich und der altersmäßig uneingeschränkten Standardzulassung für Teemischungen, die die hier eingesetzten Bestandteile in Kombination (ggf. auch mit anderen Teedrogen) enthalten, wird empfohlen, die vorliegende Rezeptur ohne ärztliche Konsultation nicht bei Kindern unter 3 Jahren anzuwenden, da die Symptomursache in dieser Altersgruppe sicherheitshalber abgeklärt werden sollte.
Galenik: Die Extraktion des ätherischen Öls aus Kümmel soll durch Anstoßen unmittelbar vor Herstellung der Teemischung erhöht werden. Soweit dies nicht ausdrücklich abgelehnt wird, ist die Teemischung daher frisch herzustellen und zur alsbaldigen Verwendung bestimmt. Die Laufzeit der Rezeptur beträgt dann 2 Wochen. Die Teemischung muss aus Hygienegründen am Teemisch- bzw. Teeabfüllplatz außerhalb des Rezeptur-Herstellungsbereichs hergestellt werden.

Herstellung

Herstellungsparameter/Herstellungsschritte: Alle Bestandteile in eine Teemischdose oder große Fantaschale einwiegen und mischen.
Abfüllung: Die Teemischung wird unmittelbar nach der Herstellung unter Vermeidung von Staubentwicklung abgefüllt.

TEE

Prüfung

Inprozesskontrollen: Die unterschiedlichen Drogen müssen in der Teemischung annährend gleichmäßig verteilt sein.
Sollergebnis der organoleptischen Prüfung: Die Drogen sind in der Teemischung annährend gleichmäßig verteilt.

Kennzeichnung (Etikett)

Das anzufertigende Rezepturarzneimittel ist gemäß § 14 ApBetrO zu kennzeichnen.

Aufbewahrungshinweise: Trocken und nicht über 25 °C aufbewahren.

Warnhinweise/besondere Vorsichtsmaßnahmen: Nicht bei Kindern unter 3 Jahren anwenden. Nicht länger als 3 Wochen anwenden.

Entsorgungshinweise: Entsorgung etwaiger Restbestände über den Hausmüll.

Art der Anwendung/Gebrauchsanweisung: Für 1 Tasse Tee 1–2 TL Teemischung mit siedend heißem Wasser übergießen und 10 Minuten ziehen lassen. 30 Minuten vor der Mahlzeit trinken.

Sonstige Hinweise: Freiverkäuflich.

Windtreibender Tee II

ZRB 003-K11

Applikationsart: oral
Darreichungsform: Tee
Packmittel: Teebeutel aus Pergaminpapier mit Dosierlöffel oder Dosierbecher (graduiert)
Laufzeit: 2 Wochen
Quelle: Österreichisches Arzneibuch (ÖAB)

Zusammensetzung

Ausgangsstoff		Solleinwaage	Korrekturfaktor
1	Kümmel	40,0 g	
2	Fenchel, bitterer	20,0 g	
3	Kamillenblüten	20,0 g	
4	Melissenblätter	20,0 g	

Besondere Maßnahmen und Hinweise

Dosierung: Bei den enthaltenen Bestandteilen handelt es sich um Drogen, die alle traditionell bei Magen-Darm-Beschwerden eingesetzt werden und zu denen zwar umfangreiche Erfahrung, historisch bedingt aber vergleichsweise wenige klinische Daten existieren. Dies gilt insbesondere für die Anwendung in der Pädiatrie. Entsprechend zurückhaltend sind die einschlägigen HMPC-Monographien der EMA hinsichtlich der Anwendungsempfehlung bei Säuglingen, Kindern und Jugendlichen – mitunter auch unter Verweis auf fehlende Daten zur Anwendungssicherheit. Inwieweit derlei strenge Sicherheitsmaßstäbe für Drogen angemessen sind, die seit Jahrhunderten arzneilich verwendet werden und auch im Lebensmittelbereich weitverbreitet sind, kann kritisch diskutiert werden. Als Maßstab für die Bewertung der vorliegenden Rezeptur soll daher nicht die finale HMPC-Monographie der einzelnen Substanzen herangezogen werden, sondern der HMPC-Assessment-Report, der die vorhandenen Daten zur Anwendungssicherheit zusammenfasst und sich differenzierter damit auseinandersetzt. Auf Basis dieser Zusammenfassungen und angesichts des Einsatzes der in dieser Teemischung enthaltenen Drogen im Lebensmittelbereich erscheint ein pädiatrischer Einsatz vertretbar.

Alle eingesetzten Drogen haben von der U.S. Food and Drug Administration (FDA) ohne Altersbeschränkung den GRAS-Status (Generally Recognized As Safe) als Bestandteil in Lebensmitteln erhalten.
Ferner sind alle in dieser Teemischung enthaltenen Drogen Bestandteile der als Standardzulassung monographierten Teemischung „Magen- und Darmtee IX" (Zul.-Nr. 2029.91.99), für die hinsichtlich der Kennzeichnung nach § 10 AMG sowie hinsichtlich der Packungsbeilage nach § 11 AMG in der Monographie keine Altersbeschränkungen genannt sind.
Unabhängig vom sicheren Einsatz im Lebensmittelbereich und der altersmäßig uneingeschränkten Standardzulassung für Teemischungen, die die hier eingesetzten Bestandteile in Kombination (ggf. auch mit anderen Teedrogen) enthalten, wird empfohlen, die vorliegende Rezeptur ohne ärztliche Konsultation nicht bei Kindern unter 3 Jahren anzuwenden, da die Symptomursache in dieser Altersgruppe sicherheitshalber abgeklärt werden sollte.
Galenik: Die Extraktion des ätherischen Öls aus Kümmel und Bitterem Fenchel soll durch Anstoßen unmittelbar vor Herstellung der Teemischung erhöht werden. Soweit dies nicht ausdrücklich abgelehnt wird, ist die Teemischung daher frisch herzustellen und zur alsbaldigen Verwendung bestimmt. Die Laufzeit der Rezeptur beträgt dann 2 Wochen. Die Teemischung muss aus Hygienegründen am Teemisch- bzw. Teeabfüllplatz außerhalb des Rezeptur-Herstellungsbereichs hergestellt werden.

Herstellung

Herstellungsparameter/Herstellungsschritte: Alle Bestandteile in eine Teemischdose oder große Fantaschale einwiegen und mischen.
Abfüllung: Die Teemischung wird unmittelbar nach der Herstellung unter Vermeidung von Staubentwicklung abgefüllt.

Prüfung

Inprozesskontrollen: Die unterschiedlichen Drogen müssen in der Teemischung annährend gleichmäßig verteilt sein.
Sollergebnis der organoleptischen Prüfung: Die Drogen sind in der Teemischung annährend gleichmäßig verteilt.

Kennzeichnung (Etikett)

Das anzufertigende Rezepturarzneimittel ist gemäß § 14 ApBetrO zu kennzeichnen.
Aufbewahrungshinweise: Trocken und nicht über 25 °C aufbewahren.
Warnhinweise/besondere Vorsichtsmaßnahmen: Nicht bei Kindern unter 3 Jahren anwenden. Nicht länger als 3 Wochen anwenden.
Entsorgungshinweise: Entsorgung etwaiger Restbestände über den Hausmüll.
Art der Anwendung/Gebrauchsanweisung: Für 1 Tasse Tee 1–2 TL Teemischung mit siedend heißem Wasser übergießen und 10 Minuten ziehen lassen. 30 Minuten vor der Mahlzeit trinken.
Sonstige Hinweise: Freiverkäuflich.

Windtreibender Tee III

ZRB 003-K12

Applikationsart: oral
Darreichungsform: Tee
Packmittel: Teebeutel aus Pergaminpapier mit Dosierlöffel oder Dosierbecher (graduiert)
Laufzeit: 2 Wochen
Quelle: Österreichisches Arzneibuch (ÖAB)

Zusammensetzung

Ausgangsstoff		Solleinwaage	Korrekturfaktor
1	Koriander	35,0 g	
2	Kamillenblüten	25,0 g	
3	Pfefferminzblätter	10,0 g	
4	Süßholzwurzel, geschält	10,0 g	
5	Melissenblätter	20,0 g	

Besondere Maßnahmen und Hinweise

Dosierung: Bei den enthaltenen Bestandteilen handelt es sich um Drogen, die alle traditionell bei Magen-Darm-Beschwerden eingesetzt werden und zu denen zwar umfangreiche Erfahrung, historisch bedingt aber vergleichsweise wenige klinische Daten existieren. Dies gilt insbesondere für die Anwendung in der Pädiatrie. Entsprechend zurückhaltend sind die einschlägigen HMPC-Monographien der EMA hinsichtlich der Anwendungsempfehlung bei Säuglingen, Kindern und Jugendlichen – mitunter auch unter Verweis auf fehlende Daten zur Anwendungssicherheit. Inwieweit derlei strenge Sicherheitsmaßstäbe für Drogen angemessen sind, die seit Jahrhunderten arzneilich verwendet werden und auch im Lebensmittelbereich weitverbreitet sind, kann kritisch diskutiert werden. Als Maßstab für die Bewertung der vorliegenden Rezeptur soll daher nicht die finale HMPC-Monographie der einzelnen Substanzen herangezogen werden, sondern der HMPC-Assessment-Report, der die vorhandenen Daten zur Anwendungssicherheit zusammenfasst und sich differenzierter damit auseinandersetzt. Auf Basis dieser Zusammenfassungen und angesichts des Einsatzes der

in dieser Teemischung enthaltenen Drogen im Lebensmittelbereich erscheint ein pädiatrischer Einsatz vertretbar.
Alle eingesetzten Drogen haben von der U. S. Food and Drug Administration (FDA) ohne Altersbeschränkung den GRAS-Status (Generally Recognized As Safe) als Bestandteil in Lebensmitteln erhalten, bei Süßholzwurzel unter Beschränkung des Glycyrrhizin-Gehalts, dessen Überschreitung in Teezubereitungen aus der vorliegenden Drogenmischung jedoch nicht zu erwarten ist.
Ferner sind alle in dieser Teemischung enthaltenen Drogen Bestandteile der als Standardzulassung monographierten Teemischungen „Magen- und Darmtee II bis XII" (Zul.-Nr. 2039.88.99 bis 2039.98.99), für die hinsichtlich der Kennzeichnung nach § 10 AMG sowie hinsichtlich der Packungsbeilage nach § 11 AMG in der Monographie keine Altersbeschränkungen genannt sind.
Unabhängig vom sicheren Einsatz im Lebensmittelbereich und der altersmäßig uneingeschränkten Standardzulassung für Teemischungen, die die hier eingesetzten Bestandteile in Kombination (ggf. auch mit anderen Teedrogen) enthalten, wird empfohlen, die vorliegende Rezeptur ohne ärztliche Konsultation nicht bei Kindern unter 3 Jahren anzuwenden, da die Symptomursache in dieser Altersgruppe sicherheitshalber abgeklärt werden sollte.
Galenik: Die Extraktion des ätherischen Öls aus Koriander soll durch Anstoßen unmittelbar vor Herstellung der Teemischung erhöht werden. Soweit dies nicht ausdrücklich abgelehnt wird, ist die Teemischung daher frisch herzustellen und zur alsbaldigen Verwendung bestimmt. Die Laufzeit der Rezeptur beträgt dann 2 Wochen. Die Teemischung muss aus Hygienegründen am Teemisch- bzw. Teeabfüllplatz außerhalb des Rezeptur-Herstellungsbereichs hergestellt werden.

Herstellung

Herstellungsparameter/Herstellungsschritte: Alle Bestandteile in eine Teemischdose oder große Fantaschale einwiegen und mischen.
Abfüllung: Die Teemischung wird unmittelbar nach der Herstellung unter Vermeidung von Staubentwicklung abgefüllt.

Prüfung

Inprozesskontrollen: Die unterschiedlichen Drogen müssen in der Teemischung annährend gleichmäßig verteilt sein.
Sollergebnis der organoleptischen Prüfung: Die Drogen sind in der Teemischung annährend gleichmäßig verteilt.

Kennzeichnung (Etikett)

Das anzufertigende Rezepturarzneimittel ist gemäß § 14 ApBetrO zu kennzeichnen.

Aufbewahrungshinweise: Trocken und nicht über 25 °C aufbewahren.

Warnhinweise/besondere Vorsichtsmaßnahmen: Nicht bei Kindern unter 3 Jahren anwenden. Nicht länger als 3 Wochen anwenden.

Entsorgungshinweise: Entsorgung etwaiger Restbestände über den Hausmüll.

Art der Anwendung/Gebrauchsanweisung: Für 1 Tasse Tee 1–2 TL Teemischung mit siedend heißem Wasser übergießen und 10 Minuten ziehen lassen 30 Minuten vor der Mahlzeit trinken.

Sonstige Hinweise: Freiverkäuflich.

Windtreibender Tee IV

ZRB 003-K13

Applikationsart: oral
Darreichungsform: Tee
Packmittel: Teebeutel aus Pergaminpapier mit Dosierlöffel oder Dosierbecher (graduiert)
Laufzeit: 2 Wochen
Quelle: Österreichisches Arzneibuch (ÖAB)

Zusammensetzung

Ausgangsstoff		Solleinwaage	Korrekturfaktor
1	Fenchel, bitterer	40,0 g	
2	Malvenblüten	20,0 g	
3	Pfefferminzblätter	20,0 g	
4	Süßholzwurzel, geschält	10,0 g	
5	Melissenblätter	10,0 g	

Besondere Maßnahmen und Hinweise

Dosierung: Bei den enthaltenen Bestandteilen handelt es sich um Drogen, die alle traditionell bei Magen-Darm-Beschwerden eingesetzt werden und zu denen zwar umfangreiche Erfahrung, historisch bedingt aber vergleichsweise wenige klinische Daten existieren. Dies gilt insbesondere für die Anwendung in der Pädiatrie. Entsprechend zurückhaltend sind die einschlägigen HMPC-Monographien der EMA hinsichtlich der Anwendungsempfehlung bei Säuglingen, Kindern und Jugendlichen – mitunter auch unter Verweis auf fehlende Daten zur Anwendungssicherheit. Inwieweit derlei strenge Sicherheitsmaßstäbe für Drogen angemessen sind, die seit Jahrhunderten arzneilich verwendet werden und auch im Lebensmittelbereich weitverbreitet sind, kann kritisch diskutiert werden. Als Maßstab für die Bewertung der vorliegenden Rezeptur soll daher nicht die finale HMPC-Monographie der einzelnen Substanzen herangezogen werden, sondern der HMPC-Assessment-Report, der die vorhandenen Daten zur Anwendungssicherheit zusammenfasst und sich differenzierter damit auseinandersetzt. Auf Basis dieser Zusammenfassungen und angesichts des Einsatzes der in dieser Tee-

mischung enthaltenen Drogen im Lebensmittelbereich erscheint ein pädiatrischer Einsatz vertretbar.
Fenchel, Pfefferminzblätter, Melissenblätter und Süßholzwurzel haben von der U.S. Food and Drug Administration (FDA) ohne Altersbeschränkung den GRAS-Status (Generally Recognized As Safe) als Bestandteil in Lebensmitteln erhalten, bei Süßholzwurzel unter Beschränkung des Glycyrrhizin-Gehalts, dessen Überschreitung in Teezubereitungen aus der vorliegenden Drogenmischung jedoch nicht zu erwarten ist.
Ferner sind alle in dieser Teemischung enthaltenen Drogen Bestandteile der als Standardzulassung monographierten Teemischungen „Magen- und Darmtee II bis XII" (Zul.-Nr. 2039.88.99 bis 2039.98.99), für die hinsichtlich der Kennzeichnung nach § 10 AMG sowie hinsichtlich der Packungsbeilage nach § 11 AMG in der Monographie keine Altersbeschränkungen genannt sind.
Unabhängig vom sicheren Einsatz im Lebensmittelbereich und der altersmäßig uneingeschränkten Standardzulassung für Teemischungen, die die hier eingesetzten Bestandteile in Kombination (ggf. auch mit anderen Teedrogen) enthalten, wird empfohlen, die vorliegende Rezeptur ohne ärztliche Konsultation nicht bei Kindern unter 3 Jahren anzuwenden, da die Symptomursache in dieser Altersgruppe sicherheitshalber abgeklärt werden sollte.
Galenik: Die Extraktion des ätherischen Öls aus Bitterem Fenchel soll durch Anstoßen unmittelbar vor Herstellung der Teemischung erhöht werden. Soweit dies nicht ausdrücklich abgelehnt wird, ist die Teemischung daher frisch herzustellen und zur alsbaldigen Verwendung bestimmt. Die Laufzeit der Rezeptur beträgt dann 2 Wochen.
Die Teemischung muss aus Hygienegründen am Teemisch- bzw. Teeabfüllplatz außerhalb des Rezeptur-Herstellungsbereichs hergestellt werden.

Herstellung

Herstellungsparameter/Herstellungsschritte: Alle Bestandteile in eine Teemischdose oder große Fantaschale einwiegen und mischen.
Abfüllung: Die Teemischung wird unmittelbar nach der Herstellung unter Vermeidung von Staubentwicklung abgefüllt.

Prüfung

Inprozesskontrollen: Die unterschiedlichen Drogen müssen in der Teemischung annährend gleichmäßig verteilt sein.

Sollergebnis der organoleptischen Prüfung: Die Drogen sind in der Teemischung annährend gleichmäßig verteilt.

Kennzeichnung (Etikett)

Das anzufertigende Rezepturarzneimittel ist gemäß § 14 ApBetrO zu kennzeichnen.
Aufbewahrungshinweise: Trocken und nicht über 25 °C aufbewahren.
Warnhinweise/besondere Vorsichtsmaßnahmen: Nicht bei Kindern unter 3 Jahren anwenden. Nicht länger als 3 Wochen anwenden.
Entsorgungshinweise: Entsorgung etwaiger Restbestände über den Hausmüll.
Art der Anwendung/Gebrauchsanweisung: Für 1 Tasse Tee 1–2 TL Teemischung mit siedend heißem Wasser übergießen und 10 Minuten ziehen lassen. 30 Minuten vor der Mahlzeit trinken.
Sonstige Hinweise: Freiverkäuflich.

Anhang

ANH

Bewertung von Hilfsstoffen

Bei der Auswahl passender Hilfsstoffe in der Pädiatrie spielt einerseits der Applikationsort eine Rolle, aber auch das Alter des Kindes. Um den Nutzern dieses Werkes die Bewertung anderer als der hier gelisteten Standardrezepturen zu erleichtern, stellt die Projektgruppe der DPhG ihre Ergebnisse und Erkenntnisse nachfolgend in übersichtlicher Form tabellarisch zur Verfügung. Die Autoren weisen darauf hin, dass diese Liste als Orientierung zu verstehen ist, die den Status quo bei Drucklegung wiedergibt und demnach in der Praxis nicht davon entbindet, die verwendeten Stoffe eigenverantwortlich erneut nach dem aktuellen wissenschaftlichen Erkenntnisstand zu prüfen, bevor sie in einer pädiatrischen Rezeptur verarbeitet werden.

Hilfsstoffe

Hilfsstoff	Bewertung
Ascorbinsäure	Ascorbinsäure kann in pädiatrischen Rezepturen ab dem Säuglingsalter eingesetzt werden. Die DGE gibt für das Alter 0–4 Jahre eine Tagesmaximaldosis von 20 mg an.
Benzalkoniumchlorid	Benzalkoniumchlorid kann in dermalen pädiatrischen Rezepturen verwendet werden. Es ist in diversen Fertigarzneimitteln, die ab Geburt zugelassen sind, enthalten (Otriven® gegen Schnupfen 0,025 %, Olynth® Salin Nasentropfen). Benzalkoniumchlorid kann eine Reizung und Schwellung der Nasenschleimhaut hervorrufen. Wird Benzalkoniumchlorid in Rezepturen zur nasalen Anwendung benutzt, muss ein Hinweis auf das verwendete Konservierungsmittel aufgebracht werden: *„Enthält Benzalkoniumchlorid. Benzalkoniumchlorid kann eine Reizung und Schwellung der Nasenschleimhaut hervorrufen, insbesondere bei längerer Anwendung.“* [1]
Benzylalkohol	Benzylalkohol kann in pädiatrischen Rezepturen eingesetzt werden. Es ist in Fertigarzneimitteln enthalten, die ab dem Säuglingsalter zugelassen sind (z. B. AmoxiHexal® Saft), allerdings wurden in dieser Altersgruppe bereits schwerwiegende Nebenwirkungen (s. u.) beschrieben. Darüber hinaus kann Benzylalkohol allergische Reaktionen und Hautreizungen hervorrufen, daher sollten in Abhängigkeit vom Applikationsweg folgende Hinweise auf die Zubereitung aufgebracht werden: *„Enthält Benzylalkohol. Benzylalkohol kann allergische Reaktionen hervorrufen.“*

Hilfsstoff	Bewertung
Benzylalkohol (Fortsetzung)	**Bei oraler oder parenteraler Anwendung:** *„Benzylalkohol wurde mit dem Risiko schwerwiegender Nebenwirkungen, einschließlich Atemproblemen (sogenanntes Gasping-Syndrom), bei Kleinkindern in Verbindung gebracht.* *Wenden Sie dieses Arzneimittel nicht bei Ihrem neugeborenen Baby (jünger als 4 Wochen) an, es sei denn, Ihr Arzt hat es empfohlen.* *Wenden Sie dieses Arzneimittel bei Kleinkindern (unter 3 Jahren) nicht länger als eine Woche an, außer auf Anraten Ihres Arztes oder Apothekers."* **Bei topischer Anwendung** *„Benzylalkohol kann leichte lokale Reizungen hervorrufen."* [2]
Butylhydroxytoluol	Butylhydroxytoluol kann in dermalen pädiatrischen Rezepturen verwendet werden. Es ist in Fertigarzneimitteln, die ab dem Säuglingsalter zugelassen sind, enthalten (z. B. Infectopyoderm®, ab 4 Wochen). Eine Anwendung ist somit bereits im Säuglingsalter möglich. Der Hilfsstoff kann zu örtlich begrenzten Hautreizungen (z. B. einer Kontaktdermatitis), Reizungen der Augen und der Schleimhäute führen. Es sollte folgender Hinweis auf die Zubereitung aufgebracht werden: *„Enthält Butylhydroxytoluol. Butylhydroxytoluol kann örtlich begrenzt Hautreizungen (z. B. Kontaktdermatitis), Reizungen der Augen und der Schleimhäute hervorrufen."* [3]
Carbomer	Carbomer kann in dermalen pädiatrischen Rezepturen angewendet werden. Es ist in Fertigarzneimitteln enthalten, die unter anderem ab dem Säuglingsalter zugelassen sind (Linola® Creme).
Carmellose-Natrium Synonym: Natrium-Carboxymethylcellulose	Carmellose-Natrium kann in pädiatrischen Rezepturen verwendet werden. Das SCF (Scientific Committee on Food) der Europäischen Kommission gibt als Grenzwert 10 g/l für flüssige Zubereitungen und 10 g/kg für feste Zubereitungen an. [4]
Caprylic/Capric/Myristic/ Stearinsäure-Triglycerid (Softisan® 378)	Die Emulgatormischung kann in dermalen pädiatrischen Rezepturen verwendet werden. Sie ist in Fertigarzneimitteln enthalten, die ab dem Säuglingsalter zugelassen sind (z. B. Linola® Fett). Die WHO-Datenbank (Food) deklariert zur oralen Aufnahme einen ADI von 0–25 mg/kg KG/d.

Hilfsstoff	Bewertung
Cetylstearylalkohol	Cetylstearylalkohol kann in dermalen pädiatrischen Rezepturen verwendet werden. Er ist in diversen, ab dem Säuglingsalter zugelassenen Fertigarzneimitteln enthalten (z. B. SanaCutan® Basiscreme, Linola® Fett). Cetylstearylalkohol kann zu örtlich begrenzten Hautreizungen (z. B. Kontaktdermatitis) führen. Sicherheitshalber sollte folgender Hinweis auf das Rezepturarzneimittel aufgebracht werden: „*Enthält Cetylstearylalkohol. Cetylstearylalkohol kann örtlich begrenzt Hautreizungen (z. B. Kontaktdermatitis) hervorrufen.*" [5]
Citronensäure	Citronensäure kann in pädiatrischen Rezepturen verwendet werden. Das Sensibilisierungspotenzial wird gemäß der STEP-Database als gering angesehen. Nach der WHO-Datenbank (Food) wird die ADI als „not limited" angegeben, wodurch Citronensäure auch in oralen Anwendungen eingesetzt werden kann.
Dexpanthenol	Dexpanthenol kann in pädiatrischen Rezepturen bis zu einer Konzentration von 5 % problemlos eingesetzt werden. [6]
Dickflüssiges Paraffin	Dickflüssiges Paraffin kann in dermalen pädiatrischen Rezepturen eingesetzt werden. Es ist in diversen Fertigarzneimitteln enthalten, die ab Geburt zugelassen sind (z. B. SanaCutan® Basiscreme, WALA® Rosatum Heilsalbe).
Ethanol	Der Einsatz von Ethanol in pädiatrischen Rezepturen sollte nach Möglichkeit vermieden werden. Wenn nötig, kann Ethanol nach einer strengen individuellen Nutzen-Risiko-Bewertung und in der kleinstmöglichen Dosis in Kinderarzneimitteln eingesetzt werden. Die WHO gibt für den Alkoholgehalt von OTC-Produkten folgende Grenzwerte an [8]: ■ In Produkten für Kinder unter 6 Jahren dürfen maximal 0,5 % V/V Ethanol enthalten sein. ■ In Produkten für Kinder zwischen 6–12 Jahren dürfen maximal 5 % V/V Ethanol enthalten sein. ■ In Produkten für Kinder über 12 Jahren dürfen maximal 10 % V/V Ethanol enthalten sein. Die EMA Guideline „Excipients in the label and package leaflet of medicinal products for human use" gibt folgende Richtwerte an:

Hilfsstoff	Bewertung
Ethanol (Fortsetzung)	Wird **weniger als 6 mg/kg Ethanol täglich** durch das Arzneimittel aufgenommen, so ist mit keinem negativen Effekt zu rechnen, und es müssen keine Vorsichtsmaßnahmen ergriffen werden. Werden durch das Arzneimittel **zwischen 6 mg/kg und 75 mg/kg Ethanol täglich** aufgenommen, so muss bei Kindern unter 6 Jahren mit dem Arzt oder Apotheker Rücksprache gehalten werden. Für Kinder zwischen 2–6 Jahren wird eine maximale Dosis von bis zu 6 mg/kg KG/d Ethanol vorgeschlagen. Über 6 Jahren ist eine Aufnahme von bis zu 75 mg/kg KG/d Ethanol möglich. Dermal kann Ethanol altersabhängig in pädiatrischen Rezepturen eingesetzt werden. Unter 2 Jahren sollte von einer dermalen Anwendung abgesehen werden, da der Alkohol zu nicht unerheblichen Mengen kutan resorbiert wird und neben Hautreizungen auch systemisch zu toxischen Effekten führen kann. [7, 8] Das BfArM sieht für ethanolhaltige Zubereitungen folgende Warnhinweise vor (Auswahl, soweit für pädiatrische Rezepturen als relevant erachtet): *„Enthält x mg Alkohol (Ethanol) pro Dosiereinheit bzw. Dosiervolumen entsprechend x mg/g bzw. x mg/ml."* **Bei oraler, parenteraler und inhalativer Anwendung zusätzlich:** **< 15 mg/kg pro Dosis** *„Die geringe Alkoholmenge in diesem Arzneimittel hat keine wahrnehmbaren Auswirkungen."* **≥ 15 mg/kg und ≤ 75 mg/kg pro Dosis** *„Es ist unwahrscheinlich, dass die Alkoholmenge in diesem Arzneimittel Auswirkungen auf Erwachsene und Jugendliche hat oder dass bei Kindern Auswirkungen wahrnehmbar sind. Bei kleinen Kindern können Auswirkungen möglich sein, z. B. Schläfrigkeit. Die Alkoholmenge in diesem Arzneimittel kann die Wirkung anderer Arzneimittel verändern."* **≥ 75 mg/kg pro Dosis** *„Der Alkohol in diesem Arzneimittel hat wahrscheinlich Auswirkungen auf Kinder. Dazu gehören Schläfrigkeit und Verhaltensänderungen. Es kann auch zu Beeinträchtigungen der Konzentrationsfähigkeit und der Fähigkeit zur Teilnahme an körperlichen Aktivitäten kommen."*

ANH

Hilfsstoff	Bewertung
Ethanol (Fortsetzung)	**Anwendung auf der Haut zusätzlich:** *„Bei geschädigter Haut kann es ein brennendes Gefühl hervorrufen.* *Bei Neugeborenen (Frühgeborene und termingerecht Geborene) können hohe Ethanol-Konzentrationen aufgrund signifikanter Resorption durch die unreife Haut (insbesondere unter Okklusion) schwere lokale Reaktionen und systemische Toxizität verursachen."* [9]
Gebleichtes Wachs	Gebleichtes Wachs kann in dermalen pädiatrischen Rezepturen eingesetzt werden. Es ist in Fertigarzneimitteln enthalten, die ab Geburt zugelassen sind (z. B. Dermifant® Kinderlotio Repair).
Gelbes Wachs	Gelbes Wachs kann in dermalen pädiatrischen Rezepturen eingesetzt werden. Es ist in Fertigarzneimitteln enthalten, die ab Geburt zugelassen sind (z. B. Carum carvi comp. Säuglingszäpfchen).
Gereinigtes Wasser	Gereinigtes Wasser kann in pädiatrischen Rezepturen ab dem Säuglingsalter eingesetzt werden.
Glucose	Glucose kann in pädiatrischen Rezepturen ab dem Säuglingsalter eingesetzt werden.
Glycerol	Glycerol kann in pädiatrischen Rezepturen ab dem Säuglingsalter eingesetzt werden. Wegen seiner möglichen osmotischen Wirkung und der daraus resultierenden Reizung auf den nicht ausgereiften Magen-Darm-Trakt des Säuglings sollte die orale Anwendung allerdings auf die kleinstmögliche Menge beschränkt werden. Bei oraler Applikation ist laut Besonderheitenliste des BfArM folgender Warnhinweis aufzunehmen, wenn pro Dosis mehr als 10 g Glycerol eingenommen werden (was in der Pädiatrie in der Regel jedoch nicht zu erwarten ist): *„Enthält Glycerol. Glycerol kann Kopfschmerzen, Magenverstimmung und Durchfall hervorrufen."* [10] Eine dermale Anwendung von Glycerol ist ebenfalls möglich. Es ist in Fertigarzneimitteln enthalten, die ab Geburt zugelassen sind (z. B. SanaCutan® Basiscreme).

Hilfsstoff	Bewertung
Glycerolmonostearat 40–55	Glycerolmonostearat kann in dermalen pädiatrischen Rezepturen eingesetzt werden. Es ist in Fertigarzneimitteln enthalten, die ab Geburt zugelassen sind (z. B. Kortikoid-ratiopharm® 0,1 % Creme).
Hartfett	Hartfett kann in pädiatrischen Rezepturen eingesetzt werden. Es ist in Fertigarzneimitteln enthalten, die ab Geburt zugelassen sind (z. B. Vomex® Kindersuppositorien, Aconitum/China® comp. Suppositorien).
Hydroxyethylcellulose	Hydroxyethylcellulose kann in pädiatrischen Rezepturen eingesetzt werden. [11] Sie wird unverdaut ausgeschieden. Bei der Verwendung großer Mengen besteht die Gefahr einer unerwünschten laxierenden Wirkung.
Hypromellose	Hypromellose kann in pädiatrischen Rezepturen eingesetzt werden. Der Hilfsstoff ist in Fertigarzneimitteln enthalten, die ab dem Säuglingsalter zugelassen sind (z. B. Cefurox Basics® Saft, Clarithromycin Hexal® Saft). Bei der Verwendung großer Mengen besteht die Gefahr einer unerwünschten laxierenden Wirkung.
Kaliumsorbat	Kaliumsorbat kann in pädiatrischen Rezepturen ab dem Säuglingsalter eingesetzt werden. Die Europäische Kommission legt einen Grenzwert von 25 mg/kg KG Sorbinsäure für die tägliche Aufnahme fest. [12] Die Besonderheitenliste des BfArM weist darauf hin, dass Kaliumsorbat bei topischer Applikation zu Hautreizungen führen kann. Es sollte folgender Hinweis auf die Zubereitung aufgebracht werden: *„Enthält Kaliumsorbat. Kaliumsorbat kann örtlich begrenzte Hautreaktionen (z. B. Kontaktdermatitis) hervorrufen."* [13]
Macrogolglycerolhydroxystearat	Macrogolglycerolhydroxystearat kann in dermalen pädiatrischen Rezepturen eingesetzt werden. Es ist in Fertigarzneimitteln enthalten, die ab Geburt zugelassen sind (z. B. Emla® Creme). Die Besonderheitenliste des BfArM weist darauf hin, dass Macrogolglycerolhydroxystearat Hautreizungen hervorrufen kann. Die Zubereitung sollte sicherheitshalber mit dem Hinweis *„Enthält Macrogolglycerolhydroxystearat. Macrogolglycerolhydroxystearat kann Hautreizungen hervorrufen."* versehen werden. [14]

Hilfsstoff	Bewertung
Mannitol	Mannitol kann in pädiatrischen Rezepturen verwendet werden. Aufgrund der osmotischen Aktivität von Mannitol ist bei Früh- und Neugeborenen darauf zu achten, dass der Kapselinhalt nur ausreichend verdünnt gegeben wird, um eine nekrotisierende Enterokolitis zu vermeiden. Alternativ könnte Lactose eingesetzt werden. Im Vergleich zur einer genetischen Lactoseintoleranz wird bei einer erworbenen in der Regel die geringe Kapselfüllmenge gut akzeptiert. Bei der Verwendung von Lactose ist zudem auf das Wechselwirkungspotenzial mit stickstoffhaltigen Wirkstoffen (Maillard-Reaktion) zu achten.
Methyl-4-hydroxybenzoat	s. Parabene
Mikrokristalline Cellulose	Mikrokristalline Cellulose sollte nicht in pädiatrischen Rezepturen für Kinder unter 2 Jahren eingesetzt werden. Es besteht die Gefahr einer Pinozytose. Mikrokristalline Cellulose ist in zwei Qualitäten verfügbar: 50 und 100 µm. Bei der Verwendung in pädiatrischen Rezepturen sollte die Variante mit einer Partikelgröße von 100 µm gewählt werden, da hier der Anteil an Partikeln mit einem Durchmesser ≤ 5 µm sehr gering ist und die Gefahr einer Pinozytose der Teilchen damit sinkt. [15]
Milchsäure	Milchsäure kann in pädiatrischen Arzneimitteln eingesetzt werden. Die WHO-Datenbank (Food) begrenzt die ADI von Milchsäure nicht. Klassischerweise wird Milchsäure in der Pädiatrie bei Ichthyosen angewendet. Bei Neugeborenen sollte sie nicht angewendet werden aufgrund der Gefahr einer metabolischen Azidose, die durch eine mögliche Störung der Hautbarriere hervorgerufen wird. [16]
Mittelkettige Triglyceride	Mittelkettige Triglyceride können in pädiatrischen Rezepturen ab dem Säuglingsalter eingesetzt werden.
Modifizierte Maisstärke	Maisstärke kann in pädiatrischen Rezepturen ab dem Säuglingsalter eingesetzt werden. Neugeborene können Maisstärke verdauen und resorbieren. Die Verwendung modifizierter Maisstärke erleichtert dies zusätzlich. [17]

Hilfsstoff	Bewertung
Natriumverbindungen	Natriumverbindungen können in pädiatrischen Rezepturen ab dem Säuglingsalter eingesetzt werden. Hierbei sollte auf eine entsprechende Deklaration geachtet werden. Arzneimittel mit < 1 mmol (23 mg) pro Dosis gelten als nahezu natriumfrei. Bei Arzneimitteln mit ≥ 1 mmol (23 mg) pro Dosis muss der genaue Natriumgehalt pro Dosiereinheit ausgewiesen werden. Es gilt, die altersüblichen Richtwerte der Fachgesellschaften (z. B. DGE) hierbei zu beachten. Zur genauen Formulierung der aufzunehmenden Warnhinweise sei auf die Besonderheitenliste des BfArM verwiesen. [19]
Natriumbenzoat	Natriumbenzoat sollte in pädiatrischen Rezepturen zur Anwendung bei Kindern unter 2 Jahren nicht eingesetzt werden. Kinder unter 2 Jahren können Natriumbenzoat unzureichend metabolisieren, sodass es akkumuliert und neben einer reversiblen Gelbsucht auch einen Kernikterus mit neurologischen Schäden auslösen kann. Die Gefahr ist in den ersten 8 Lebenswochen besonders hoch. Danach ist, je nach enzymatischem Entwicklungsstatus, eine Verstoffwechselung möglich. Trotzdem wird unter 2 Jahren von einer Verwendung abgeraten. [18] Die Zubereitung sollte gemäß der Besonderheitenliste des BfArM mit dem Hinweis *„Enthält X mg Benzoat. Benzoat kann Gelbsucht (Gelbfärbung von Haut und Augen) bei Neugeborenen (im Alter bis zu 4 Wochen) verstärken.“* versehen werden.
Natriumchlorid	Natriumchlorid kann in pädiatrischen Rezepturen eingesetzt werden. Bei oraler/parenteraler Anwendung ist auf die entsprechende Deklaration des Natriumanteils zu achten (s. Natriumverbindungen).
Natriumcitrat	Natriumcitrat kann in pädiatrischen Rezepturen eingesetzt werden (s. Citronensäure). Bei oraler/parenteraler Anwendung ist auf die entsprechende Deklaration des Natriumanteils zu achten (s. Natriumverbindungen).
Natriumedetat	Natriumedetat kann in pädiatrischen Rezepturen eingesetzt werden. Der Hilfsstoff ist in Fertigarzneimitteln enthalten, die für Kinder zugelassen sind (ACC® Kindersaft, Abilify® Lösung zum Einnehmen). Bei oraler/parenteraler Anwendung ist auf die entsprechende Deklaration des Natriumanteils zu achten (s. Natriumverbindungen).

Hilfsstoff	Bewertung
Natriummetabisulfit	Der Einsatz von Natriummetabisulfit in pädiatrischen Rezepturen ist kritisch zu betrachten. Laut dem DAC/NRF ist eine abschließende Risiko-Bewertung derzeit nicht möglich. Jedoch existieren Daten, dass empfindliche Personen mit einer Hypersensitivität auf den Hilfsstoff reagieren und verschiedene Immunreaktionen ausgelöst werden können. Bei oraler/parenteraler Anwendung ist auf die entsprechende Deklaration des Natriumanteils zu achten (s. Natriumverbindungen).
Palmitoylascorbinsäure	Palmitoylascorbinsäure kann in pädiatrischen Rezepturen eingesetzt werden. Die WHO-Datenbank (Food) gibt als ADI einen Wert von 0–1,25 mg/kg KG/d an. Der Hilfsstoff ist in Fertigarzneimitteln enthalten, die ab Geburt zugelassen sind (z. B. Infectocortisept®).
Parabene Methyl-4-hydroxybenzoat, Propyl-4-hydroxybenzoat	Parabene können in pädiatrischen Rezepturen eingesetzt werden. Aufgrund ihres erhöhten Allergisierungspotenzials sollten sie jedoch nur nach strenger Nutzen-Risiko-Abwägung eingesetzt werden. Methyl-4-hydroxybenzoat ist zu bevorzugen. Bei Propyl-4-hydroxybenzoat wird ein Einfluss auf den Estrogenrezeptor und damit einhergehend eine Auswirkung auf die kindliche hormonelle Entwicklung diskutiert. [20, 21] Das BfArM sieht für parabenhaltige Zubereitungen folgende Warnhinweise vor: *„Enthält Methyl-4-hydroxybenzoat/Propyl-4-hydroxybenzoat.“* **Bei oraler, topischer oder ophthaler Anwendung:** *„Methyl-4-hydroxybenzoat/Propyl-4-hydroxybenzoat kann/können Überempfindlichkeitsreaktionen, auch mit zeitlicher Verzögerung, hervorrufen.“* **Bei parenteraler Anwendung und zur Inhalation:** *„Methyl-4-hydroxybenzoat/Propyl-4-hydroxybenzoat kann/können Überempfindlichkeitsreaktionen, auch mit zeitlicher Verzögerung, und selten eine Verkrampfung der Atemwege (Bronchospasmus) hervorrufen.“* [22]

Hilfsstoff	Bewertung
Phosphatpuffer Zusammensetzung: Natriummono-hydrogenphosphat-Dodecahydrat, Natriumdihydrogen-phosphat-Dihydrat	Ein Phosphatpuffer-System kann in pädiatrischen Rezepturen eingesetzt werden.
Polysorbat 80	Polysorbat kann in pädiatrischen Rezepturen eingesetzt werden. Die Europäische Kommission empfiehlt die Anwendung von bis zu 10 mg/kg KG/d. [12]
2-Propanol	2-Propanol kann theoretisch in dermalen pädiatrischen Rezepturen angewendet werden. Allerdings empfiehlt das DAC/NRF für Säuglinge keine alkoholhaltigen Grundlagen. Alkohole reizen die Haut zwar nicht direkt, allerdings wirken sie entfettend, wodurch diese spröde und rissig werden kann. [23] Der Hilfsstoff ist z. B. in dem Fertigarzneimittel Alpicort® Lösung enthalten, das ab 2 Jahren zugelassen ist. Für eine kurzfristige Anwendung ab 2 Jahren kann der Hilfsstoff daher für dermale Rezepturen in Betracht gezogen werden.
Propylenglycol	Propylenglycol darf bei unter 5-Jährigen nur nach strenger Indikationsstellung angewendet werden. Der Grund hierfür ist eine unzureichende Verstoffwechselung im kindlichen Organismus und die damit verbundene Kumulationsgefahr. [24] Als sicher werden folgende Grenzwerte für die tägliche Aufnahme angenommen: ▪ Frühgeborene bis 28 Tage: 1 mg/kg, ▪ Kinder ab 29 Tage bis zu 4 Jahren: 50 mg/kg, ▪ Kinder ab 5 Jahren: 500 mg/kg. Bei Kindern unter 5 Jahren sollte die Anwendung von propylenglycolhaltigen Arzneimitteln nur in Abstimmung mit dem behandelnden Arzt erfolgen. [25] Die STEP-Datenbank weist darauf hin, dass bei 5–30 % der dermalen Anwendungen allergische Reaktionen und Ekzeme möglich sind. Für eine dermale Anwendung von Propylenglycol in der Pädiatrie gelten die oben genannten Grenzwerte.

Hilfsstoff	Bewertung
Propylenglycol (Fortsetzung)	Das BfArM sieht für Propylenglycol enthaltende Zubereitungen folgende Warnhinweise vor (Auswahl, soweit für pädiatrische Rezepturen als relevant erachtet): *„Enthält Propylenglycol."* **Bei oraler/parenteraler Anwendung ≥ 1 mg/kg/Tag** *„Wenn Ihr Baby weniger als 4 Wochen alt ist, sprechen Sie mit Ihrem Arzt oder Apotheker, bevor Sie ihm dieses Arzneimittel geben, insbesondere, wenn Ihr Baby gleichzeitig andere Arzneimittel erhält, die Propylenglycol oder Alkohol enthalten."* **Bei oraler/parenteraler Anwendung ≥ 50 mg/kg/Tag** *„Wenn Ihr Kind jünger als 5 Jahre ist, sprechen Sie mit Ihrem Arzt oder Apotheker, bevor Sie ihm dieses Arzneimittel geben, insbesondere, wenn Ihr Kind gleichzeitig andere Arzneimittel erhält, die Propylenglycol oder Alkohol enthalten.* *Nehmen/Wenden Sie dieses Arzneimittel nicht ein/an, wenn Sie an einer Leber- oder Nierenerkrankung leiden, es sei denn, Ihr Arzt hat es Ihnen empfohlen. Ihr Arzt führt möglicherweise zusätzliche Untersuchungen durch, während Sie dieses Arzneimittel einnehmen/anwenden."* **Bei oraler/parenteraler Anwendung ≥ 500 mg/kg/Tag** *„Das in diesem Arzneimittel enthaltene Propylenglycol kann die gleichen Wirkungen haben wie der Konsum von Alkohol und kann die Wahrscheinlichkeit für das Auftreten von Nebenwirkungen erhöhen.* *Wenden Sie dieses Arzneimittel nicht bei Kindern unter 5 Jahren an.* *Wenden Sie dieses Arzneimittel nur auf Empfehlung eines Arztes an. Ihr Arzt führt möglicherweise zusätzliche Untersuchungen durch, während Sie dieses Arzneimittel einnehmen/anwenden."* **Bei Anwendung auf der Haut ≥ 50 mg/kg/Tag** *„Propylenglycol kann Hautreizungen hervorrufen."* **Bei Anwendung auf der Haut ≥ 50 mg/kg/Tag zusätzlich** *„Wenden Sie bei Babys unter 4 Wochen mit offenen Wunden oder großflächigen Hautverletzungen oder -schäden (wie Verbrennungen) dieses Arzneimittel nicht ohne Rücksprache mit Ihrem Arzt oder Apotheker an."*

Hilfsstoff	Bewertung
Propylenglycol (Fortsetzung)	**Bei Anwendung auf der Haut ≥ 500 mg/kg/Tag zusätzlich** *„Wenden Sie dieses Arzneimittel auf offenen Wunden oder großflächigen Hautverletzungen oder -schäden (wie Verbrennungen) nicht ohne Rücksprache mit Ihrem Arzt oder Apotheker an."* [26]
Propyl-4-hydroxybenzoat	s. Parabene
Saccharin-Natrium	Saccharin-Natrium kann in pädiatrischen Rezepturen eingesetzt werden. Die Europäische Kommission empfiehlt die Anwendung von bis zu 5 mg/kg KG/d. [12]
Saccharose, kristallin	Saccharose kann in pädiatrischen Rezepturen eingesetzt werden. Saccharose wird im Organismus zu Glucose und Fructose verstoffwechselt. Aktuell wird beim Neugeborenen-Screening nicht auf das Vorliegen einer hereditären Fructoseintoleranz untersucht. Das Risiko hierfür liegt in Mitteleuropa bei 1:18 000 bis 1:29 000. Die Diagnose erfolgt in der Regel um den 6. Lebensmonat, wenn auf Beikost umgestellt wird. Aufgrund von zu erwartenden schwerwiegenden Schäden bei einer nicht diagnostizierten Erkrankung sollte die Anwendung von Saccharose bei Säuglingen unter 6 Monaten nur nach einer sorgfältigen Nutzen-Risiko-Abwägung erfolgen. Des Weiteren kann die Anwendung von hyperosmolaren Saccharose-Zubereitungen bei Neugeborenen eine Reizung des unausgereiften Magen-Darm-Trakts hervorrufen. Diese Gefahr ist jedoch als gering einzuschätzen, da Saccharose-Lösungen bei einem Gehalt von ca. 10 % überhaupt erst isoton sind. [27]
Siliciumdioxid, hochdispers	Siliciumdioxid kann in pädiatrischen Rezepturen eingesetzt werden. Es ist als Hilfsstoff in Fertigarzneimitteln enthalten, die für Kinder zugelassen sind (z. B. Sab simplex®, AmoxiHexal® Saft).
Simeticon	Simeticon kann in pädiatrischen Rezepturen eingesetzt werden.

Hilfsstoff	Bewertung
Sorbinsäure	Sorbinsäure kann in pädiatrischen Rezepturen eingesetzt werden. Die STEP-Datenbank stuft Sorbinsäure als Inhaltsstoff in den gegenwärtigen Verwendungs- und Konzentrationspraktiken als sicher ein. In der Besonderheitenliste des BfArM wird auf mögliche örtliche Hautreizungen (z. B. Kontaktdermatitis) hingewiesen. Man kann davon ausgehen, dass eine dermale Anwendung prinzipiell ab Geburt möglich ist, allerdings sollte folgender Warnhinweis auf die Zubereitung aufgebracht werden: *„Enthält Sorbinsäure. Sorbinsäure kann örtlich begrenzte Hautreizungen (z. B. Kontaktdermatitis) hervorrufen.“* [13]
Sorbitanmonostearat	Sorbitanmonostearat kann in dermalen pädiatrischen Rezepturen angewendet werden. Die WHO-Datenbank (Food) gibt eine ADI von 0–25 mg/kg KG/d an. Der Emulgator ist in Fertigarzneimitteln enthalten, die ab Geburt zugelassen sind (z. B. Linola® Fett Creme).
Sorbitol-Lösung 70 %	Sorbitol-Lösungen können in pädiatrischen Rezepturen eingesetzt werden. Sorbitol wird im Organismus zu Fructose verstoffwechselt. Heutzutage wird beim Neugeborenen-Screening nicht mehr auf das Vorliegen einer hereditären Fructoseintoleranz untersucht. Das Risiko hierfür liegt in Mitteleuropa bei 1:18000 bis 1:29000. Die Diagnose erfolgt in der Regel um den 6. Lebensmonat, wenn auf Beikost umgestellt wird. Aufgrund von zu erwartenden schwerwiegenden Schäden, bei einer nicht diagnostizierten Erkrankung, sollte die Anwendung von Sorbitol bei Säuglingen unter 6 Monaten nur unter einer sorgfältigen Risiko-Nutzen-Abwägung erfolgen. [28] Das BfArM sieht für Sorbitol enthaltende Zubereitungen folgende Warnhinweise vor (Auswahl, soweit für pädiatrische Rezepturen als relevant erachtet): *„Enthält Sorbitol.“*

Hilfsstoff	Bewertung
Sorbitol-Lösung 70 % (Fortsetzung)	**Bei oraler Anwendung und ≥ 5 mg/kg/Tag:** *„Sorbitol ist eine Quelle für Fructose. Sprechen Sie mit Ihrem Arzt bevor Ihr Kind dieses Arzneimittel einnimmt oder erhält, wenn Ihr Arzt Ihnen mitgeteilt hat, dass Ihr Kind eine Unverträglichkeit gegenüber einigen Zuckern hat oder wenn eine hereditäre Fructoseintoleranz (HFI) – eine seltene angeborene Erkrankung, bei der eine Person Fructose nicht abbauen kann – festgestellt wurde."* **Bei oraler Anwendung und ≥ 140 mg/kg/Tag zusätzlich:** *„Sorbitol kann Magen-Darm-Beschwerden hervorrufen und kann eine leicht abführende Wirkung haben."* [29]
Sucralose	Sucralose kann in pädiatrischen Rezepturen bis zu einem Grenzwert von 5 mg/kg KG/d eingesetzt werden. [30]
Talkum	Talkum kann in dermalen pädiatrischen Zubereitungen eingesetzt werden. Es ist in Fertigarzneimitteln enthalten, die ab Geburt zugelassen sind (z. B. Anaesthesulf® Lotio).
Trometamol	Trometamol kann in pädiatrischen Zubereitungen eingesetzt werden. Es ist als Hilfsstoff in Fertigarzneimitteln enthalten, die für Kinder zugelassen sind (z. B. Orfiril® Saft, Nimenrix®), sowie in einer gängigen pädiatrischen Rezepturvorschrift des NRF (NRF 26.1. Furosemid-Lösung 2 mg/ml bzw. 10 mg/ml ohne Konservierung).
Wollwachs	Wollwachs kann in pädiatrischen Rezepturen eingesetzt werden. Es ist als Hilfsstoff in Fertigarzneimitteln enthalten, die ab Geburt zugelassen sind (z. B. Bepanthen® Wund- und Heilsalbe, WALA® Heilsalbe Rosatum). Allerdings weist die Besonderheitenliste des BfArM darauf hin, dass Wollwachs örtlich begrenzte Hautreizungen auslösen kann. Wird Wollwachs in Rezepturen eingesetzt, sollte ein entsprechender Hinweis aufgebracht werden: *„Enthält Wollwachs. Wollwachs kann örtlich begrenzte Hautreizungen (z. B. Kontaktdermatitis) hervorrufen."* [31]

Hilfsstoff	Bewertung
Wollwachsalkohol	Wollwachsalkohol kann in pädiatrischen Rezepturen eingesetzt werden. Er ist in Fertigarzneimitteln enthalten, die ab Geburt zugelassen sind (z. B. Bepanthen® Wund- und Heilsalbe, Linola® Fett). Allerdings weist die Besonderheitenliste des BfArM darauf hin, dass Wollwachsalkohol örtlich begrenzte Hautreizungen auslösen kann. Wird Wollwachsalkohol in Rezepturen eingesetzt, sollte ein entsprechender Hinweis aufgebracht werden: *„Enthält Wollwachsalkohol. Wollwachsalkohol kann örtlich begrenzte Hautreizungen (z. B. Kontaktdermatitis) hervorrufen."* [31]
Xanthangummi	Xanthangummi kann in pädiatrischen Rezepturen eingesetzt werden. Das Scientific Committee on Food (SCF) der Europäischen Kommission gibt einen Grenzwert von täglich 1,2 g/d an. [4]

Suspensionsgrundlagen

Hilfsstoff	Bewertung
SyrSpend® SF PH4 *(erhältlich aromafrei sowie mit Kirsch- oder Orangenaroma)* Zusammensetzung: Gereinigtes Wasser, modifizierte Maisstärke, Natriumcitrat, Citronensäure, Sucralose, Natriumbenzoat, Apfelsäure, Simethicon	SyrSpend® SF PH4 kann als Suspensionsgrundlage von pädiatrischen Rezepturen für Kinder ab 2 Jahren angewendet werden. Unter 2 Jahren sollte aufgrund des enthaltenen Natriumbenzoats von einer Verwendung abgesehen und auf eine andere oder unkonservierte Grundlage (z. B. SyrSpend® SF PH4 Neo bzw. SyrSpend® SF PH4 Pulver) ausgewichen werden. Aufgrund der angegebenen Altersbegrenzung für Kinder ab 2 Jahren kann der laut Besonderheitenliste des BfArM vorgesehene Warnhinweis entfallen.
SyrSpend® SF PH4 Pulver Zusammensetzung: Modifizierte Maisstärke, Natriumcitrat, Citronensäure, Sucralose	Es handelt sich hier um die unkonservierte Variante der klassischen Grundlage SyrSpend® SF PH4. Die fehlende Konservierung ermöglicht eine Anwendung ab Geburt.
SyrSpend® SF PH4 Neo Pulver Zusammensetzung: Modifizierte Maisstärke, Natriumcitrat, Citronensäure, Sucralose, Kaliumsorbat	SyrSpend® SF PH4 Neo kann aufgrund der Konservierung mit Kaliumsorbat von Geburt an für pädiatrische Rezepturen eingesetzt werden. Anders als bei dermaler Applikation sind für Kaliumsorbat bei oraler Applikation laut Besonderheitenliste des BfArM keine Warnhinweise vorgesehen.
SyrSpend® AlkaPulver *(erhältlich aromafrei sowie mit Kirscharoma)* Zusammensetzung: Calciumcarbonat, Modifizierte Maisstärke, Sucralose	Es handelt sich hier um eine unkonservierte Variante der SyrSpend®-Grundlage für Wirkstoffe, deren rezeptierbarer pH-Bereich im alkalischen Bereich liegt. Sie kann ab Geburt eingesetzt werden.
Grundlage für Suspensionen zum Einnehmen (NRF S.52.) Zusammensetzung: Hydroxyethylcellulose 10000, Glucose-Monohydrat, Kaliumsorbat, Citronensäure, Gereinigtes Wasser	Eine Anwendung in pädiatrischen Rezepturen ist möglich. Anders als bei dermaler Applikation sind für Kaliumsorbat bei oraler Applikation laut Besonderheitenliste des BfArM keine Warnhinweise vorgesehen.

Hilfsstoff	Bewertung
Grundlage für Suspensionen zum Einnehmen DAC Zusammensetzung: Hydroxyethylcellulose 10000, Glucose, Kaliumsorbat, Citronensäure, Gereinigtes Wasser	Eine Anwendung in pädiatrischen Rezepturen ist möglich. Anders als bei dermaler Applikation sind für Kaliumsorbat bei oraler Applikation laut Besonderheitenliste des BfArM keine Warnhinweise vorgesehen.
Zuckersirup DAB Zusammensetzung: Saccharose, Gereinigtes Wasser	Eine Anwendung in pädiatrischen Rezepturen ist möglich. Der Zuckersirup DAB enthält Saccharose. Saccharose wird im Organismus zu Glucose und Fructose verstoffwechselt. Aktuell wird beim Neugeborenen-Screening nicht auf das Vorliegen einer hereditären Fructoseintoleranz untersucht. Das Risiko hierfür liegt in Mitteleuropa bei 1:18 000 bis 1:29 000. Die Diagnose erfolgt in der Regel um den 6. Lebensmonat, wenn auf Beikost umgestellt wird. Aufgrund von zu erwartenden schwerwiegenden Schäden bei einer nicht diagnostizierten Erkrankung sollte die Anwendung von Saccharose bei Säuglingen unter 6 Monaten nur nach einer sorgfältigen Nutzen-Risiko-Abwägung erfolgen. Des Weiteren kann die Anwendung von hyperosmolaren Saccharose-Zubereitungen bei Neugeborenen eine Reizung des unausgereiften Magen-Darm-Trakts hervorrufen. Diese Gefahr ist jedoch als gering einzuschätzen, da Saccharose-Lösungen erst bei einem Gehalt von ca. 10 % isoton sind.
Konserviertes Wasser DAB Zusammensetzung: Propyl-4-hydroxybenzoat (0,025 g), Methyl-4-hydroxybenzoat (0,075 g), Gereinigtes Wasser	Eine Anwendung in pädiatrischen Rezepturen ist unter Berücksichtigung der enthaltenen Paraben-Konservierung (s. unter Parabene) möglich. Das BfArM sieht für parabenhaltige Zubereitungen folgende Warnhinweise vor: *„Enthält Methyl-4-hydroxybenzoat/Propyl-4-hydroxybenzoat. Methyl-4-hydroxybezoat/Propyl-4-hydroxybezoat können Überempfindlichkeitsreaktionen, auch mit zeitlicher Verzögerung hervorrufen."*

Dermale Grundlagen

Hilfsstoff	Bewertung
Anionische Hydrophile Creme DAB (mit Sorbinsäure konserviert)	Eine Anwendung in pädiatrischen Rezepturen ist möglich. Allerdings können die Bestandteile Cetylstearylalkohol (Typ A) und Sorbinsäure zu Hautreizungen führen. In Anlehnung an die Besonderheitenliste des BfArM wird folgender Warnhinweis auf dem Etikett empfohlen: „*Enthält Cetylstearylalkohol und Sorbinsäure. Cetylstearylalkohol und Sorbinsäure können örtlich begrenzte Hautreizungen (z. B. Kontaktdermatitis) hervorrufen.*" [5, 13]
Asche Basis® Lotio Zusammensetzung: Weißes Vaselin, Dickflüssiges Paraffin, Stearylalkohol, Polyethylenglycol-40-stearylether, Dinatriumedetat, Benzylalkohol, Polyacrylsäure, Gereinigtes Wasser, Geruchskorrigens	Asche Basis® Lotio kann als Grundlage für pädiatrische Rezepturen ab dem Säuglingsalter angewendet werden. Die beiden Bestandteile Stearylalkohol und Benzylalkohol können örtlich begrenzte Hautreizungen (z. B. Kontaktdermatitis) hervorrufen. Daher sollte ein entsprechender Hinweis aufgebracht werden: „*Enthält Stearylalkohol und Benzylalkohol. Stearylalkohol und Benzylalkohol können örtlich begrenzte Hautreizungen (z. B. Kontaktdermatitis) hervorrufen.*" [32, 2]
Basis Cordes® RK Zusammensetzung: Weißes Vaselin, Propylenglycol, Gereinigtes Wasser, Mittelkettige Triglyceride, Macrogol-20-glycerolstearat, Cetylalkohol, Glycerolmonostearat 40–55	Basis Cordes® RK kann als Grundlage für pädiatrische Rezepturen angewendet werden. Es sollte keine Anwendung bei Säuglingen unter 4 Wochen stattfinden. Die beiden Bestandteile Cetylalkohol und Propylenglycol können örtlich begrenzte Hautreizungen (z. B. Kontaktdermatitis) hervorrufen. Daher sollte ein entsprechender Hinweis aufgebracht werden: „*Enthält Cetylalkohol und Propylenglycol. Cetylalkohol und Propylenglycol können (ggf. örtlich begrenzte) Hautreizungen hervorrufen. Nicht bei Säuglingen unter 4 Wochen anwenden.*" [5, 24]
Kühlcreme DAB Zusammensetzung: Gelbes Wachs, Cetylpalmitat, Raffiniertes Erdnussöl, Gereinigtes Wasser	Kühlcreme kann als Grundlage für pädiatrische Rezepturen eingesetzt werden. Das enthaltene Hochraffinierte Erdnussöl, das für pharmazeutische Produkte benutzt wird, enthält zwar noch 0,5 ppm Protein, allerdings gibt es keine Hinweise für eine allergene Wirkung, weswegen in den meisten Fällen von einer guten Verträglichkeit ausgegangen werden kann. Unabhängig davon wird in Anlehnung an die Besonderheitenliste des BfArM folgender Warnhinweis auf dem Etikett empfohlen: „*Enthält Erdnussöl. Erdnussöl kann allergische Reaktionen hervorrufen.*" [33]

Hilfsstoff	Bewertung
Lipo Lotio Cordes® Zusammensetzung: Gereinigtes Wasser, Mittelkettige Triglyceride, Propylenglycol, Macrogolglycerolhydroxystearat, Gebleichtes Wachs, Sorbitanmonooleat, Caprylic/Capric/Myristic/Stearic Triglyceride, Sorbitanmonostearat	Lipo Lotio Cordes® kann als Grundlage für pädiatrische Rezepturen angewendet werden. Es sollte keine Anwendung bei Säuglingen unter 4 Wochen stattfinden. Aufgrund des enthaltenen Macrogolglycerolhydroxystearat, vor allem aber des Propylenglycols, kann es zu Hautreizungen kommen. Es sollte ein entsprechender Hinweis aufgebracht werden: *„Enthält Macrogolglycerolhydroxystearat und Propylenglycol. Macrogolglycerolhydroxystearat und Propylenglycol können Hautreizungen hervorrufen. Nicht bei Säuglingen unter 4 Wochen anwenden."* [14, 26]
Milch Cordes® Zusammensetzung: Gereinigtes Wasser, Glycerol- und Propylenglycolfettsäureester (pflanzl.), Macrogolether (pflanz.), Dickflüssiges Paraffin, Sorbinsäure, Propylenglycol, Butylhydroxytoluol, Palmitoylascorbinsäure, Glycerolmonostearat 40–55, Citronensäure	Milch Cordes® kann als Grundlage für pädiatrische Rezepturen angewendet werden. Es sollte keine Anwendung bei Säuglingen unter 4 Wochen stattfinden. Aufgrund der Bestandteile Butylhydroxytoluol, Sorbinsäure und Propylenglycol(fettsäureester) kann es zu Hautreizungen kommen. Es sollte ein entsprechender Hinweis aufgebracht werden: *„Enthält Butylhydroxytoluol, Sorbinsäure und Propylenglycol(fettsäureester). Butylhydroxytoluol, Sorbinsäure und Propylenglycol(fettsäureester) können Hautreizungen (z. B. Kontaktdermatitis), Reizungen der Augen und der Schleimhäute hervorrufen. Nicht bei Säuglingen unter 4 Wochen anwenden."* [3, 13]
Neuroderm® Pflegecreme Zusammensetzung: Glycerol 85 %, DL-alpha-Tocopherol, Gereinigtes Wasser, Dickflüssiges Paraffin, Polyglyceryl-3 distearat, Polyethylen, getrocknetes Magnesiumsulfat, Phenoxyethanol, Sorbinsäure, Natriumcitrat/Citronensäure	Neuroderm® Pflegecreme kann in pädiatrischen Rezepturen ab dem Säuglingsalter eingesetzt werden. Die enthaltene Sorbinsäure kann örtlich begrenzte Hautreizungen (z. B. Kontaktdermatitis) hervorrufen. In Anlehnung an die Besonderheitenliste des BfArM wird folgender Warnhinweis auf dem Etikett empfohlen: *„Enthält Sorbinsäure. Sorbinsäure kann örtlich begrenzte Hautreaktionen (z. B. Kontaktdermatitis) hervorrufen."* [13]

Hilfsstoff	Bewertung
SanaCutan® Basiscreme Zusammensetzung: Weißes Vaselin, Dickflüssiges Paraffin, Cetylstearylalkohol, Macrogolcetylstearylether, Natriumdihydrogenphosphat-Dihydrat, Kaliumsorbat, Glycerol 85 %, Gereinigtes Wasser	SanaCutan® Basiscreme kann als Grundlage für pädiatrische Rezepturen eingesetzt werden. Aufgrund der Bestandteile Cetylstearylalkohol, Kaliumsorbat und Sorbinsäure kann es zu Hautreizungen kommen. Es sollte ein entsprechender Hinweis aufgebracht werden: *„Enthält Cetylstearylalkohol, Kaliumsorbat und Sorbinsäure. Cetylstearylalkohol, Kaliumsorbat und Sorbinsäure können örtlich begrenzte Hautreizungen (z. B. Kontaktdermatitis) hervorrufen."* [5, 13]
SanaCutan® Basissalbe Zusammensetzung: Weißes Vaselin, Dickflüssiges Paraffin	SanaCutan® Basissalbe kann als Grundlage für pädiatrische Rezepturen ab dem Säuglingsalter eingesetzt werden.
Unguentum Cordes® Zusammensetzung: Weißes Vaselin, Dickflüssiges Paraffin, Macrogolstearat 400, Glycerolmonostearat 40–55, Sorbitanmonostearat	Unguentum Cordes® kann als Grundlage für pädiatrische Rezepturen ab dem Säuglingsalter eingesetzt werden.
Weißes Vaselin	Weißes Vaselin kann in pädiatrischen Rezepturen ab Geburt eingesetzt werden. Es ist als Grundlage in Fertigarzneimitteln enthalten, die ab Geburt zugelassen sind (z. B. SanaCutan® Basiscreme oder WALA® Rosatum Heilsalbe).
Wollwachsalkoholsalbe Zusammensetzung: Weißes Vaselin, Cetylstearylalkohol, Wollwachsalkohole	Wollwachsalkoholsalbe kann in pädiatrischen Rezepturen ab Geburt eingesetzt werden. Die Bestandteile Cetylstearylalkohol und Wollwachsalkohole können örtlich begrenzte Hautreizungen (z. B. Kontaktdermatitis) hervorrufen. Es sollte ein entsprechender Hinweis aufgebracht werden: *Enthält Cetylstearylalkohol und Wollwachsalkohole. Cetylstearylalkohol und Wollwachsalkohole können örtlich begrenzte Hautreizungen (z. B. Kontaktdermatitis) hervorrufen.* [5, 31]

Ergänzung zu Antibiotika-Lieferengpässen aus aktuellem Anlass

Rezeptur- und Defekturarzneimittel dienen dazu, Versorgungslücken zu schließen, die durch industriell hergestellte Fertigarzneimittel nicht abgedeckt sind. In Zeiten zunehmender internationaler Krisen zeigt sich derzeit die Vulnerabilität globalisierter Liefer- und Handelsketten, was dazu führt, dass vermehrt Produkte, die über Jahrzehnte als industriell hergestellte Fertigarzneimittel im Handel waren, auf einmal nicht mehr in ausreichendem Maße zur Verfügung stehen – insbesondere auch im Bereich der pädiatrischen Zubereitungen. Während der Entstehung dieses Werkes forderte die deutsche Gesundheitspolitik die Apotheken immer nachdrücklicher auf, insbesondere Versorgungslücken im Bereich der Kinderarzneimittel durch entsprechende Eigenherstellungen zu schließen. Betroffen sind vor allem Schmerz- und Fiebermittel, für die im Monographie-Teil des Formulariums paediatricum entsprechende geprüfte Standardvorschriften aufgenommen wurden. Kurz vor Drucklegung dieser Rezeptursammlung kam es zudem zu einer massiven Unterversorgung mit bestimmten Antibiotika-Säften (aktuell vor allem Amoxicillin, Azithromycin und Cefuroxim). Wie schon in vergleichbaren Fällen in der Vergangenheit übernehmen Apotheken eine wichtige, verantwortungsvolle und gesamtgesellschaftliche Aufgabe, indem sie durch die Herstellung von Rezepturarzneimitteln die Versorgung gewährleisten – zum Wohle des einzelnen Patienten und der gesamten Bevölkerung. Dementsprechend entstand sehr kurzfristig großes Interesse an standardisierten und validierten Formulierungen für Antibiotika-Säfte, die in der Apotheke hergestellt werden können. Wenngleich die Lieferbarkeit bestimmter Präparate in jüngster Vergangenheit großen Schwankungen unterlag, gehen die Autoren davon aus, dass die Leser dieses Werkes auch Hilfsstellungen für die Herstellung von pädiatrischen Antibiotika-Zubereitungen erwarten. Um diesem Anspruch zu genügen, erfolgte eine umfassende Recherche, die jedoch ein Dilemma offenbarte: Einerseits existieren validierte Formulierungen und Herstellungsvorschriften, die jedoch ausschließlich auf der Verarbeitung von Wirkstoff-Reinsubstanzen beruhen, die zum Zeitpunkt der Drucklegung über den klassischen Ausgangsstoffhandel für Apotheken nicht bezogen werden können; andererseits gibt es einige Vorschläge zur Herstellung von Kinderrezepturen unter Verwendung von Fertigarzneimitteln (Tabletten) für Erwachsene. Die dabei diskutierten Formulierungen und Herstellungsanweisungen erscheinen auf der Basis theoretischer Abwägungen zwar plausibel, wurden bislang aber hinsichtlich ihrer Stabilität nicht näher untersucht und können daher seitens der Autoren dieses Werkes nicht vorbehaltlos offiziell empfohlen werden. Insofern scheiterte die Aufnahme der entsprechenden Herstellungsvorschriften in den Monographie-Teil dieses Werkes notwendigerweise schon aus formalen Gründen. Um den Apotheken – für den Fall, dass die entsprechenden Ausgangsstoffe verfügbar werden – die geprüften Herstellungsvorschriften bzw. die an sich plausiblen, wenngleich nicht laboranalytisch überprüften Formulierungsüberlegungen zugänglich zu machen, sind diese nachfolgend zusammenfassend dargestellt. Sie dienen dazu, dem akuten Informationsbedürfnis der Apotheken Rechnung zu tragen und diese in die Lage zu versetzen auf Basis eigenverantwortlich abgewogener Entscheidungen eine adäquate Versorgung junger Patienten zumindest dann sicherzustellen, wenn diese unverzichtbar und auf anderem Wege nicht zu erreichen ist.

Amoxicillin-Trockensaft 125 mg/5 ml

Zusammensetzung

	Ausgangsstoff	Solleinwaage	Korrektur-faktor
1	Amoxicillin-Trihydrat	2,500 g	✓
2	Dimeticon	0,0210 g	
3	Saccharose	60,70 g	
4	Natriumcitrat	0,4667 g	
5	Xanthangummi	0,0333 g	
6	Blutorangen-Trockenaroma (gepulvert)	0,2666 g	
7	Vanille-Trockenaroma (gepulvert)	0,0148 g	
8	Bananen-Trockenaroma (gepulvert)	0,0888 g	
9	Aerosil	0,2888 g	

Herstellung

Herstellungsparameter/Herstellungsschritte

1. Etwa 5 % der benötigten Saccharose-Menge und das Dimeticon in einen Mischer (z. B. Pulvermischdose) geben und ca. 2 Minuten lang mischen.
2. Etwa 10 % der benötigten Saccharose-Menge, alle Aromen sowie das Hochdisperse Siliciumdioxid hinzufügen und weitere ca. 5 Minuten mischen.
3. Die Pulvermischung wird gemahlen und gesiebt (250 µm).
4. In einem separaten Ansatz werden die übrige Saccharose und das Amoxicillin-Trihydrat gemischt und anschließend gesiebt (250 µm).
5. Die beiden Pulvermischungen werden vereint und solange gemischt, bis eine homogene Mischung entstanden ist. Zur abschließenden Homogenisierung kräftig schütteln.

Abfüllung: Die Pulvermischung wird unmittelbar nach der Herstellung in eine für die Rekonstitution ausreichend große Braunglasflasche mit geeigneter Volumenmarkierung abgefüllt.

Bei der Rekonstitution werden 64,38 g Pulver mit Gereinigtem Wasser auf ein Gesamtvolumen von 100 ml aufgefüllt.

Amoxicillin-Saft 125 mg/5 ml | 250 mg/5 ml

Zusammensetzung

Ausgangsstoff		Solleinwaage		Korrektur-faktor
		125 mg/5 ml	250 mg/5 ml	
1	Amoxicillin 500 mg Tabletten	5 St.	10 St.	
2	Süßorangenschalenöl	q. s.	q. s.	
3	Grundlage für Suspensionen zum Einnehmen (NRF S.52.)	ad 100,00 ml	ad 100,00 ml	

Herstellung

Herstellungsparameter/Herstellungsschritte

1. Die Anzahl der laut Zusammensetzung benötigten Tabletten aus dem Blister drücken und gemeinsam wiegen. Anschließend die benötigten Tabletten plus ein bis zwei weitere in einer rauen Reibschale zu feinem Pulver verreiben.
2. Das der laut Zusammensetzung benötigten Tablettenanzahl entsprechende Masseäquivalent des fein verriebenen Pulvers in eine mit Pistill tarierte Fantaschale einwiegen.
3. Etwa die gleiche Menge Grundlage für Suspensionen zum Einnehmen (NRF S.52.) sowie das Süßorangenschalenöl zugeben und das Amoxicillin-Pulver unter mehrmaligem Abschaben damit anreiben.
4. Die restliche Menge Grundlage für Suspensionen zum Einnehmen (NRF S.52.) portionsweise zugeben und unter häufigem Abschaben mit dem Ansatz verrühren.
5. Die Suspension unmittelbar nach der Zubereitung in eine Braunglasflasche mit geeigneter Volumenmarkierung abfüllen und gegebenenfalls mit Grundlage für Suspensionen zum Einnehmen (NRF S.52.) bis zur Markierung auffüllen. Zur abschließenden Homogenisierung kräftig schütteln.

Abfüllung: s. Herstellung.

Azithromycin-Saft 200 mg/5 ml

Zusammensetzung

Ausgangsstoff		Solleinwaage	Korrekturfaktor
1	Azithromycin 500 mg Tabletten	8 St.	
2	Süßorangenschalenöl	q. s.	
3	Grundlage für Suspensionen zum Einnehmen (NRF S.52.)	ad 100,00 ml	

Herstellung

Herstellungsparameter/Herstellungsschritte

1. Die Anzahl der laut Zusammensetzung benötigten Tabletten aus dem Blister drücken und gemeinsam wiegen. Anschließend die benötigten Tabletten plus ein bis zwei weitere in einer rauen Reibschale zu einem feinen Pulver verreiben.
2. Das der laut Zusammensetzung benötigten Tablettenanzahl entsprechende Masseäquivalent des fein verriebenen Pulvers in eine mit Pistill tarierte Fantaschale einwiegen.
3. Etwa die gleiche Menge Grundlage für Suspensionen zum Einnehmen (NRF S.52.) sowie das Süßorangenschalenöl zugeben und das Azithromycin-Pulver unter mehrmaligem Abschaben damit anreiben.
4. Die restliche Menge Grundlage für Suspensionen zum Einnehmen (NRF S.52.) portionsweise zugeben und unter häufigem Abschaben mit dem Ansatz verrühren.
5. Die Suspension unmittelbar nach der Zubereitung in eine Braunglasflasche mit geeigneter Volumenmarkierung abfüllen und gegebenenfalls mit Grundlage für Suspensionen zum Einnehmen (NRF S.52.) bis zur Markierung auffüllen. Zur abschließenden Homogenisierung kräftig schütteln.

Abfüllung: s. Herstellung.

Cefuroxim-Saft 125 mg/5 ml

Zusammensetzung

Ausgangsstoff		Solleinwaage	Korrekturfaktor
1	Cefuroximaxetil	3,0071 g	✓
2	Sorbitol-Lösung 70 % (nicht kristallisierend)	40,0 ml	
3	Saccharin	2,00 g	
4	Gereinigtes Wasser	ad 100,0 ml	

Herstellung

Herstellungsparameter/Herstellungsschritte

1. Die Sorbitol-Lösung 70 % (nicht kristallisierend) und etwa 20 % des benötigten Gereinigten Wassers werden in eine mit Pistill tarierte Fantaschale vorgelegt und gemischt.
2. Das Cefuroximaxetil auf einer geeigneten Wägeunterlage nach Nullstellung der Waage abwiegen und in die Fantaschale überführen.
3. Das Cefuroximaxetil unter mehrmaligem Abschaben mit der vorgelegten Sorbitol-Wasser-Mischung anreiben.
4. Das Saccharin zuwiegen und im Ansatz lösen.
5. Die Suspension in eine Braunglasflasche mit geeigneter Volumenmarkierung überführen und mit Gereinigtem Wasser bis zur Markierung auffüllen. Zur abschließenden Homogenisierung kräftig schütteln.

Abfüllung: s. Herstellung.

Cefuroxim-Saft 125 mg/5 ml

Zusammensetzung

Ausgangsstoff		Solleinwaage	Korrekturfaktor
1	Cefuroxim 500 mg Tabletten	5 St.	
2	Süßorangenschalenöl	q.s.	
3	Grundlage für Suspensionen zum Einnehmen (NRF S.52.)	ad 100,00 ml	

Herstellung

1. Die Anzahl der laut Zusammensetzung benötigten Tabletten aus dem Blister drücken und gemeinsam wiegen. Anschließend die benötigten Tabletten plus ein bis zwei weitere in einer rauen Reibschale zu einem feinen Pulver verreiben.
2. Das der laut Zusammensetzung benötigten Tablettenanzahl entsprechende Masseäquivalent des fein verriebenen Pulvers in eine mit Pistill tarierte Fantaschale einwiegen.
3. Etwa die gleiche Menge Grundlage für Suspensionen zum Einnehmen (NRF S.52.) sowie das Süßorangenschalenöl zugeben und das Cefuroxim-Pulver unter mehrmaligem Abschaben damit anreiben.
4. Die restliche Menge Grundlage für Suspensionen zum Einnehmen (NRF S.52.) portionsweise zugeben und unter häufigem Abschaben mit dem Ansatz verrühren.
5. Die Suspension unmittelbar nach der Zubereitung in eine Braunglasflasche mit geeigneter Volumenmarkierung abfüllen und gegebenenfalls mit Grundlage für Suspensionen zum Einnehmen (NRF S.52.) bis zur Markierung auffüllen. Zur abschließenden Homogenisierung kräftig schütteln.

Abfüllung: s. Herstellung.

Literatur

Allgemeine Quellen

ABDA – Bundesvereinigung Deutscher Apothekerverbände (Hrsg). Deutscher Arzneimittel-Codex/Neues Rezeptur-Formularium (DAC/NRF) und Online-Rezepturhinweise. Avoxa – Mediengruppe Deutscher Apotheker, Deutscher Apotheker Verlag, Eschborn, Stuttgart 2022

Agence Fédérale des Médicaments et des Produits de Santé (AFMPS, Hrsg). Formulaire Thérapeutique Magistral Belge (FTM). Brüssel 2022

Ankermann T, Fölster-Holst R. Arzneimitteltherapie und Ernährung im Kindesalter. Wissenschaftliche Verlagsgesellschaft, Stuttgart 1998

Apotheke des Universitätsklinikums Heidelberg. Herstellvorschrift Levothyroxin-Suspension. Heidelberg 2016

Arzneimittelkommission der Deutschen Apotheker (AMK). Information der AMK über Bedenkliche Rezepturarzneimittel. Stand: Mai 2018

Bährle-Rapp M. Springer Lexikon Kosmetik und Körperpflege. Springer Verlag, Berlin 2012

Barnscheid L. Kindgerechte Arzneizubereitungen mit diuretischen Wirkstoffen. Dissertation zur Erlangung des Doktorgrades der Mathematisch-Naturwissenschaftlichen Fakultät der Heinrich-Heine-Universität, Düsseldorf 2007

Bar-Shalom D, Rose K (Hrsg). Pediatric Formulations. Springer Verlag, New York 2014

Bundesverband Deutscher Krankenhausapotheker (ADKA e. V.). Herstellungsvorschriften aus Krankenhausapotheken – Formularium hospitale. 1. Aufl., 6. Akt.lfg., Deutscher Apotheker Verlag, Stuttgart 2005

Chiesi GmbH. Rezepturen mit Asche Basis® – Kompatibilitätstabelle. 10. Aufl., Hamburg 2014

Cyran W (Begr), Rotta C (Hrsg). Apothekenbetriebsordnung – Kommentar. 5. Aufl. inkl. 4. Akt.lfg., Deutscher Apotheker Verlag, Stuttgart 2022

Daniels R, Ziegler AS (Bearb). Thoma/Daniels Apothekenrezeptur und -defektur. 1. Aufl. inkl. 10. Akt.lfg., Deutscher Apotheker Verlag, Stuttgart 2022

Deutsches Arzneibuch 2022. Amtliche Ausgabe. Deutscher Apotheker Verlag, Avoxa – Mediengruppe Deutscher Apotheker, Stuttgart, Eschborn 2022

Europäisches Arzneibuch. Amtliche deutsche Ausgabe. Grundwerk 2020 inkl. 7. Nachtrag, Deutscher Apotheker Verlag, Avoxa – Mediengruppe Deutscher Apotheker, Stuttgart, Eschborn 2022

European Medicines Agency (EMA), Committee for Medicinal Products for Human Use (CHMP). Reflection Paper: Formulations of Choice for the paediatric Population (EMEA/CHMP/PEG/194810/2005). London 2006

European Paediatric Formulation Initiative (EuPFI). STEP Database (Safety and Toxicity of Excipients for Paediatrics). www.eupfi.org (letzter Zugriff 10.01.2023)

Ewering I. Kinderrezepturen. Deutscher Apotheker Verlag, Stuttgart 2016

Fagron Compoundig Kompass. Fagron GmbH & Co. KG, Glinde 2022

Fagron SyrSpend® SF Kompatibilitätstabelle. Fagron GmbH & Co. KG, Glinde 2022

Fahr A. Voigt Pharmazeutische Technologie. 13. Aufl., Deutscher Apotheker Verlag, Stuttgart 2021

Food and Drug Administration (FDA, USA). Databases of Code of Federal Regulations. Title 21 Food and Drugs: Parts 1 to 1499, Silver Spring 2022

Food and Drug Administration (FDA, USA). Evaluations of the Joint FAO/WHO Expert Committee on Food Additives (JECFA). Silver Spring 2022

Gebler H (Begr), Banerjea N (Bearb). Synonym-Verzeichnis. 19. Aufl., Deutscher Apotheker Verlag, Stuttgart 2022

Geisslinger G, Menzel S, Gudermann T et al. Mutschler Arzneimittelwirkungen. 11. Aufl., Wissenschaftliche Verlagsgesellschaft, Stuttgart 2020

Gloor M, Thoma K, Fluhr J. Dermatologische Externatherapie. Springer-Verlag, Berlin 2000

Haffner S, Schultz OE, Schmid W (Begr), Braun R (Bearb). Normdosen gebräuchlicher Arzneistoffe und Drogen. 27. Aufl., Wissenschaftliche Verlagsgesellschaft, Stuttgart 2022

Ichthyol-Gesellschaft. Folia Ichthyolica. Ichthyol-Gesellschaft – Cordes, Hermanni & Co. (GmbH & Co.) KG, Hamburg 2022

InfectoPharm. Kompendium Rezepturen. InfectoPharm Arzneimittel und Consilium GmbH, Heppenheim 2022

Jackson M, Lowey A. Handbook of Etemporaneous Preparation. Pharmaceutical Press, London 2010

Jaffan-Kolb L, Erdmann H (Bearb), Harnack GA, Janssen F (Begr). Pädiatrische Dosistabellen – Dosierung kinderärztlich verordneter Arzneimittel. 16. Aufl., Wissenschaftliche Verlagsgesellschaft, Stuttgart 2021

Kircher W. Arzneiformen richtig anwenden. 4. Aufl., Deutscher Apotheker Verlag, Stuttgart 2016

Kirchhoff A, Fehr-Bigger M, Mourdry R, Guyer S. Midazolam-Nasenspray 25 mg/ml. Krankenhauspharmazie, 31 (7): 336–337, 2010

Koninklijke Nederlandse Maatschappij ter bevordering der Pharmacie (KNMP, Hrsg). Formularium der Nederlandse Apothekers (FNA). Den Haag 2013

Lauer-Taxe®. Webapo-Infosystem, LAUER-FISCHER GmbH, Fürth

Müller-Goymann C, Schubert R et al. Bauer/Frömming/Führer Pharmazeutische Technologie. 11. Aufl., Wissenschaftliche Verlagsgesellschaft, Stuttgart 2022

Niedner R, Ziegenmeyer J. Dermatika. Wissenschaftliche Verlagsgesellschaft, Stuttgart 1992

Österreichische Apothekerkammer (Hrsg). Juniormed – Altersgerechte magistrale Arzneimittel. http://juniormed.at/pdf/JUNIORMED_Kompendium.pdf (letzter Zugriff 10.01.2023)

Österreichische Apothekerkammer (Hrsg). Neues Formularium Austriacum (NFA). Pharma-Time Verlags GmbH, Wien

Österreichisches Arzneibuch (ÖAB). Amtliche Ausgabe. Verlag Österreich, Wien 2020

Paediatric Formulary Committee. BNF for Children 2022–2023 (British National Formulary), Pharmaceutical Press, London 2022

Pharmazeutisches Laboratorium des NRF (Hrsg). Tabellen für die Rezeptur. 11. und 12. Aufl., Govi (Imprint) in der Avoxa – Mediengruppe Deutscher Apotheker, Eschborn 2020 und 2021

Renner J. Fakten. Arzneimittel in der Pädiatrie. Thieme Verlag, Stuttgart 2006

Universitätsklinikum Erlangen – Kinder- und Jugendklinik. Kinderformularium. www.kinderformularium.de (letzter Zugriff 30.10.2022)

WEPA Apothekenbedarf. TOPITEC® TOUCH Rezepturhandbuch. WEPA Apothekenbedarf GmbH & Co KG, Hillscheid 2017

Werfel S, Boeck K, Abeck D, Ring J. Besonderheiten der topischen Behandlung im Kindesalter. Hautarzt, 49: 170–175, 1998

Ziegler AS (Hrsg). Rezeptur-Retter – Problemrezepturen erkennen – Rezepturprobleme vermeiden. Deutscher Apotheker Verlag, Stuttgart 2018

Ziegler AS (Hrsg). Ziegler Rezepturbibliothek® – ZRB. Deutscher Apotheker Verlag, Stuttgart 2022

Ziegler AS. aporello Grundlagen in der Rezeptur. Deutscher Apotheker Verlag, Stuttgart 2015

Ziegler AS. aporello Hilfsstoffe in der Rezeptur. Deutscher Apotheker Verlag, Stuttgart 2015

Ziegler AS. aporello Wirkstoffe in der Rezeptur. 2. Aufl., Deutscher Apotheker Verlag, Stuttgart 2015

Ziegler AS. Plausibilitäts-Check Rezeptur. 6. Aufl., Deutscher Apotheker Verlag, Stuttgart 2022

Quellen zu Bewertung der Hilfsstoffe

[1] Bundesinstitut für Arzneimittel und Medizinprodukte. Besonderheitenliste des BfArM. Hinweise zu Benzalkoniumchlorid. Stand: 19.10.2017

[2] Bundesinstitut für Arzneimittel und Medizinprodukte. Besonderheitenliste des BfArM. Hinweise zu Benzylalkohol. Stand: 09.10.2017

[3] Bundesinstitut für Arzneimittel und Medizinprodukte. Besonderheitenliste des BfArM. Hinweise zu Butylhydroxyanisol, Butylhydroxytoluol. Stand: 03.2016

[4] European Food Safety Authority (efsa). Opinion on Certain Additives for Use in Foods for Infants and Young Children in Good Health and in Foods for Special Medical Purposes for Infants and Young Children. Verkündet: 21.03.1997, ergänzt: 13.06.1997

[5] Bundesinstitut für Arzneimittel und Medizinprodukte. Besonderheitenliste des BfArM. Hinweise zu Cetylstearylalkohol. Stand: 03.2016
[6] ABDA – Bundesvereinigung Deutscher Apothekerverbände (Hrsg). NRF-Rezepturhinweis zu Dexpanthenol. Stand: 16.01.2020
[7] The European Medicines Agency (EMA), Committee for Human Medicinal Products (CHMP). EMA Guideline Excipients in the label and package leaflet of medicinal products for human use. EMA/CHMP/43486/2018 Corr. 1, 20.09.2018
[8] The European Medicines Agency (EMA), Committee for Human Medicinal Products (CHMP). Questions and Answers on Ethanol in the context of the revision of the guideline on Excipients in the label and package leaflet of medicinal products for human use (CPMP/463/00). EMA/CPMP/507988/2013, 23.01.2014
[9] Bundesinstitut für Arzneimittel und Medizinprodukte. Besonderheitenliste des BfArM. Hinweise zu Ethanol. Stand: 01.06.2022
[10] Bundesinstitut für Arzneimittel und Medizinprodukte. Besonderheitenliste des BfArM. Hinweise zu Glycerol. Stand: 03.2016
[11] ABDA – Bundesvereinigung Deutscher Apothekerverbände (Hrsg). Deutscher Arzneimittel-Codex/Neues Rezeptur-Formularium (DAC/NRF): NRF-Stammzubereitung S.52. Grundlage für Suspensionen zum Einnehmen. Stand: 01.2018
[12] Kommission der Europäischen Gemeinschaften. Bericht der Kommission über die Aufnahme von Lebensmittelzusatzstoffen in der Europäischen Union. Brüssel 01.10.2001
[13] Bundesinstitut für Arzneimittel und Medizinprodukte. Besonderheitenliste des BfArM. Hinweise zu Sorbinsäure und Sorbaten. Stand: 03.2016
[14] Bundesinstitut für Arzneimittel und Medizinprodukte. Besonderheitenliste des BfArM. Hinweise zu Macrogolglycerolricinoleat und Macrogolglycerolhydroxystearat. Stand: 03.2016
[15] ABDA – Bundesvereinigung Deutscher Apothekerverbände (Hrsg). NRF-Rezepturhinweis zu Kapseln. Stand: 30.06.2022
[16] ABDA – Bundesvereinigung Deutscher Apothekerverbände (Hrsg). NRF-Rezepturhinweis zu Milchsäure und Natriumlactat. Stand: 22.06.2022
[17] ABDA – Bundesvereinigung Deutscher Apothekerverbände (Hrsg). NRF-Rezepturhinweis zu Kapseln für die pädiatrische Anwendung. Stand: 28.05.2020
[18] ABDA – Bundesvereinigung Deutscher Apothekerverbände (Hrsg). NRF-Rezepturhinweis zu Benzoesäure und Natriumbenzoat. Stand: 14.11.2022
[19] Bundesinstitut für Arzneimittel und Medizinprodukte. Besonderheitenliste des BfArM. Hinweise zu Natriumverbindungen. Stand: 08.10.2019
[20] ABDA – Bundesvereinigung Deutscher Apothekerverbände (Hrsg). Rezepturtipp: Konservierungsstoffe in pädiatrischen Zubereitungen. Stand: 21/2020

[21] The European Medicines Agency (EMA), Committee for Human Medicinal Products (CHMP), Reflection paper on the use of methyl- and propylparaben as excipients in human medicinal products for oral use. EMA/CHMP/SWP/272921/2012, 22.10.2015

[22] Bundesinstitut für Arzneimittel und Medizinprodukte. Besonderheitenliste des BfArM. Parahydroxybenzoesäure und deren Ester (Parabene). Stand: 03.2016

[23] ABDA – Bundesvereinigung Deutscher Apothekerverbände (Hrsg). Deutscher Arzneimittel-Codex/Neues Rezeptur-Formularium (DAC/NRF): NRF 11.55. 2-Propanolhaltiger Salicylsäure-Hautspiritus 1–10 %. Stand: 01.2013

[24] ABDA – Bundesvereinigung Deutscher Apothekerverbände (Hrsg). NRF-Rezepturhinweis zu Propylenglycol. Stand: 07.10.2022

[25] The European Medicines Agency (EMA), Committee for Human Medicinal Products (CHMP). Propylene glycol used as an excipient. EMA/CHMP/704195/2013, 09.10.2017

[26] Bundesinstitut für Arzneimittel und Medizinprodukte. Besonderheitenliste des BfArM. Hinweise zu Propylenglycol. Stand: 09.10.2017

[27] ABDA – Bundesvereinigung Deutscher Apothekerverbände (Hrsg). NRF-Rezepturhinweis zu Saccharose. Stand: 02.12.2021

[28] ABDA – Bundesvereinigung Deutscher Apothekerverbände (Hrsg). NRF-Rezepturhinweis zu Sorbitol. Stand: 09.12.2022

[29] Bundesinstitut für Arzneimittel und Medizinprodukte. Besonderheitenliste des BfArM. Hinweise zu Sorbitol. Stand: 09.10.2017

[30] United States Food and Drug Administration (FDA). Food additives permitted for direct addition to food for human consumption: Sucralose. Federal Register/Vol. 64, No. 155

[31] Bundesinstitut für Arzneimittel und Medizinprodukte. Besonderheitenliste des BfArM. Hinweise zu Wollwachs und Wollwachsalkoholen. Stand: 03.2016

[32] Bundesinstitut für Arzneimittel und Medizinprodukte. Besonderheitenliste des BfArM. Hinweise zu Stearylalkohol. Stand: 03.2016

[33] Bundesinstitut für Arzneimittel und Medizinprodukte. Besonderheitenliste des BfArM. Hinweise zu Erdnussöl (alle Erdnussprodukte, die Erdnussprotein enthalten). Stand: 03.2016

Bildnachweis

Abb. 2.1 Vorlage Dr. Andreas Ziegler

Abb. 2.2 Vorlage Dr. Andreas Ziegler, modifiziert nach Barnscheid L, 2007

Foto Nadine Metzger: Thomas Kienzle

Foto Dagmar Fischer: PHOENIX

Sachregister

ANH

Die Herausgeber

Dr. rer. nat. Andreas S. Ziegler

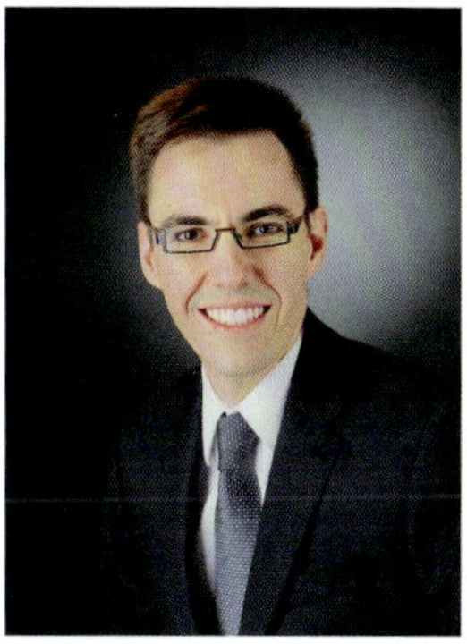

Andreas S. Ziegler studierte Pharmazie an der Friedrich-Alexander-Universität Erlangen-Nürnberg mit anschließender Promotion am dortigen Lehrstuhl für Pharmazeutische Technologie und Biopharmazie. Seit 2005 ist er Referent und Wissenschaftsjournalist mit den Schwerpunkten Arzneimittelherstellung, Life Science und Wissenschaftskommunikation. Seit 2007 ist er Fachapotheker für Pharmazeutische Technologie und hat einen Lehrauftrag für das Fach Pharmazeutische Technologie an der Friedrich-Alexander-Universität Erlangen-Nürnberg. Er ist Autor zahlreicher Bücher, die im Deutschen Apotheker Verlag erschienen sind, sowie Mitarbeiter des Cyran-Rotta Apothekenbetriebsordnung Kommentars. Er ist Sprecher des Ausschusses zur Digitalisierung und Innovation der pharmazeutischen Berufsausübung (DIPhaB) der Bayerischen Landesapothekerkammer.

Dipl.-Pharm. Nadine M. Metzger

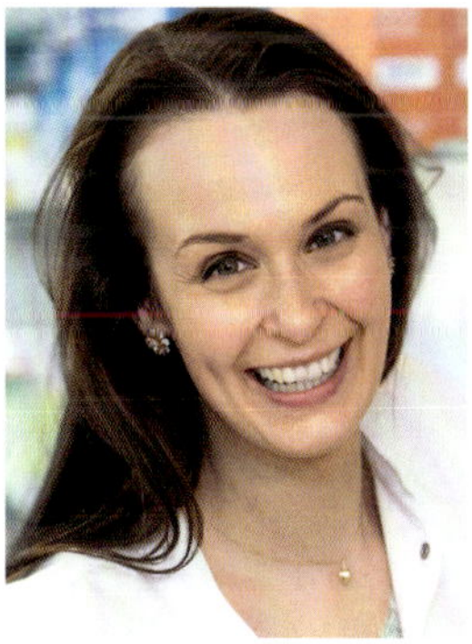

Nadine M. Metzger studierte Pharmazie an der Eberhard-Karls-Universität Tübingen und fertigte am dortigen Lehrstuhl für Pharmazeutische und Medizinische Chemie eine Diplomarbeit an. Nach mehrjähriger Tätigkeit in der öffentlichen Apotheke erweiterte sie ihr Profil und begleitet heute neben ihrer Anstellung in einer Apotheke auch eine Programmplaner-Stelle beim Deutschen Apotheker Verlag im Lektorat Pharmazie. Sie ist Fachapothekerin für Allgemeinpharmazie und Referentin in der Aus- und Fortbildung sowie Prüferin für den 3. Prüfungsabschnitt und die PTA-Abschlussprüfung. Seit 2017 leitet sie stellvertretend die Fachgruppe Allgemeinpharmazie der DPhG und vertritt seit 2020 die Offizinpharmazie im Vorstand der DPhG.

Prof. Dr. rer. nat. Dagmar Fischer

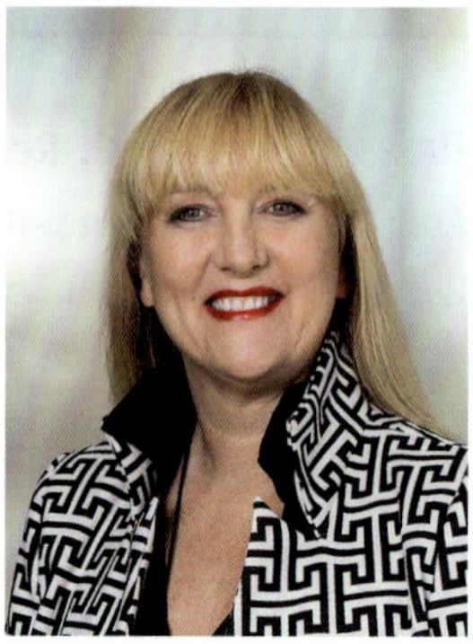

Dagmar Fischer absolvierte das Studium der Pharmazie an der Julius-Maximilians-Universität Würzburg. Promotion und Habilitation erfolgten an der Philipps-Universität Marburg. Es folgte ein Forschungsaufenthalt in den USA am Texas Tech University Health Sciences Center in Amarillo. Anschließend war sie Leiterin der Präklinischen Forschung und Entwicklung bei der Antisense Pharma GmbH. Von 2008 bis 2020 war sie Professorin für Pharmazeutische Technologie und Biopharmazie an der Friedrich-Schiller-Universität Jena. Seit 2020 ist sie Lehrstuhlinhaberin an der Friedrich-Alexander-Universität Erlangen-Nürnberg. Sie ist Mitglied zahlreicher Beiräte und Vorstände in Akademie und Industrie sowie ordentliches Mitglied in der Akademie gemeinnütziger Wissenschaften zu Erfurt.

Die Mitarbeiter

Prof. Dr. rer. nat. Peter Langguth

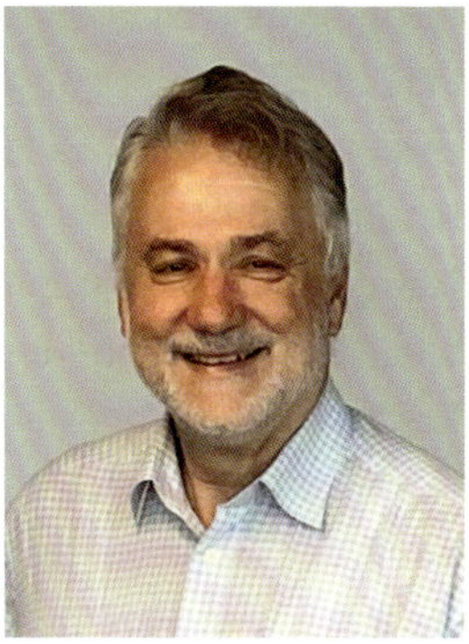

Peter Langguth leitet seit 1998 die Abteilung Pharmazeutische Technologie und Biopharmazie am Institut für Pharmazeutische und Biomedizinische Wissenschaften an der Johannes Gutenberg-Universität Mainz. Vorherige Stationen seiner akademischen Bildung und industriellen Tätigkeiten waren in Frankfurt, Palo Alto (USA), Gainesville (USA), Zürich (Schweiz), Ann Arbor (USA) und Mölndal (Schweden). Er ist Fachapotheker für Pharmazeutische Technologie. Von 1997 bis 2014 war er Leiter der Fachgruppe „Biopharmazie und Pharmakokinetik" der Arbeitsgemeinschaft für Pharmazeutische Verfahrenstechnik (APV) und seit 2001 leitet er die Fachgruppe „Pharmazeutische Technologie und Biopharmazie" der DPhG. Er ist auch Mitglied der Biopharmaceutics Classification Focus Group der Fédération Internationale Pharmaceutique (FIP).

Dr. rer. nat. Norbert Ohem

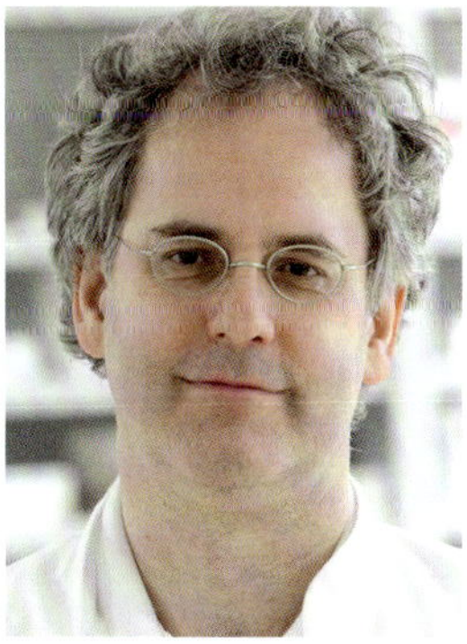

Norbert Ohem studierte Pharmazie an der Albert-Ludwigs-Universität in Freiburg. Erste Berufserfahrung sammelte er in der Krankenhausapotheke des Gemeinschaftskrankenhauses Herdecke/Ruhr. Die Promotion zum Dr. rer. nat. mit Assistententätigkeit im Fach Pharmazeutische Biologie erfolgte an der Philipps-Universität Marburg. Seit 1992 ist er in der Krankenhausapotheke der Klinikum Frankfurt (Oder) GmbH tätig. Er absolvierte eine Weiterbildung zum Fachapotheker für Klinische Pharmazie. Derzeit ist er Leiter der Arzneimittelherstellung und stellvertretender Apothekenleiter.

Dr. rer. nat. Stefan Seyferth

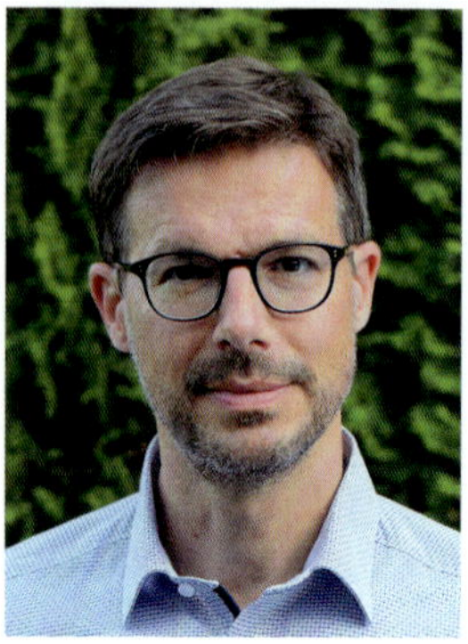

Stefan Seyferth studierte Pharmazie an der Friedrich-Alexander-Universität Erlangen-Nürnberg. Von 1999 bis 2003 promovierte er am dortigen Lehrstuhl für pharmazeutische Technologie. Von 2003 bis 2004 war er bei Boehringer Ingelheim, Biberach an der Riß, im Bereich Produktion von Biopharmazeutika tätig. Seit 2004 ist er Akademischer Rat/Oberrat (2013) am Lehrstuhl für Pharmazeutische Technologie und Biopharmazie der Friedrich-Alexander-Universität Erlangen-Nürnberg und in der Lehre verantwortlich für die Vorlesung „Grundlagen der Arzneiformenlehre" und das Praktikum „Arzneiformenlehre". Seit 2008 ist er Fachapotheker für Pharmazeutische Technologie und als Referent sowie als Weiterbildungsbevollmächtigter in der Weiterbildung zum Fachapotheker für die Bayerische Landesapothekerkammer tätig. Er ist Autor verschiedener Artikel zum Thema Rezeptur beim Deutschen Apotheker Verlag sowie Buchautor.